鼻腔鼻窦恶性肿瘤
精准放射治疗靶区勾画

Delineation of Target Volume for Precise Radiotherapy in Malignant Tumors of
Nasal Cavity and Paranasal Sinuses

主　审　王胜资

主　编　王孝深

副主编　朱　奕　宋新貌　陈　波

编者及其单位（以姓氏笔画为序）

王　天	复旦大学附属眼耳鼻喉科医院放疗科	杨　钢	复旦大学附属眼耳鼻喉科医院放疗科
王　丽	复旦大学附属眼耳鼻喉科医院放疗科	吴润叶	中国医学科学院肿瘤医院放疗科
王　杰	复旦大学附属眼耳鼻喉科医院放疗科	邹丽芬	复旦大学附属眼耳鼻喉科医院放疗科
王伟芳	复旦大学附属眼耳鼻喉科医院放疗科	宋新貌	复旦大学附属眼耳鼻喉科医院放疗科
王孝深	复旦大学附属眼耳鼻喉科医院放疗科	陈　波	中国医学科学院肿瘤医院放疗科
王胜资	复旦大学附属眼耳鼻喉科医院放疗科	陈　浮	复旦大学附属眼耳鼻喉科医院放疗科
田　姝	复旦大学附属眼耳鼻喉科医院放疗科	赵　阳	复旦大学附属眼耳鼻喉科医院放疗科
朱　奕	复旦大学附属眼耳鼻喉科医院放疗科	翟长文	复旦大学附属眼耳鼻喉科医院病理科
李　骥	复旦大学附属眼耳鼻喉科医院放疗科	潘宇澄	复旦大学附属眼耳鼻喉科医院放射科
李瑞辰	复旦大学附属眼耳鼻喉科医院放疗科	燕　丽	复旦大学附属眼耳鼻喉科医院放疗科

秘　书　周贝妮　复旦大学附属眼耳鼻喉科医院放疗科

人民卫生出版社
·北京·

版权所有，侵权必究！

图书在版编目（CIP）数据

鼻腔鼻窦恶性肿瘤精准放射治疗靶区勾画 / 王孝深
主编 . —北京：人民卫生出版社，2024.6
ISBN 978-7-117-36216-0

Ⅰ．①鼻… Ⅱ．①王… Ⅲ．①鼻肿瘤-放射疗法②鼻
窦疾病-肿瘤-放射疗法 Ⅳ．①R739.620.5

中国国家版本馆 CIP 数据核字（2024）第 073720 号

人卫智网 www.ipmph.com	医学教育、学术、考试、健康，	
	购书智慧智能综合服务平台	
人卫官网 www.pmph.com	人卫官方资讯发布平台	

鼻腔鼻窦恶性肿瘤精准放射治疗靶区勾画
Biqiang Bidou Exing Zhongliu
Jingzhun Fangshe Zhiliao Baqu Gouhua

主　　编：王孝深
出版发行：人民卫生出版社（中继线 010-59780011）
地　　址：北京市朝阳区潘家园南里 19 号
邮　　编：100021
E - mail：pmph @ pmph.com
购书热线：010-59787592　010-59787584　010-65264830
印　　刷：北京盛通印刷股份有限公司
经　　销：新华书店
开　　本：889×1194　1/16　　印张：14.5
字　　数：468 千字
版　　次：2024 年 6 月第 1 版
印　　次：2024 年 7 月第 1 次印刷
标准书号：ISBN 978-7-117-36216-0
定　　价：179.00 元
打击盗版举报电话：010-59787491　E-mail：WQ @ pmph.com
质量问题联系电话：010-59787234　E-mail：zhiliang @ pmph.com
数字融合服务电话：4001118166　　E-mail：zengzhi @ pmph.com

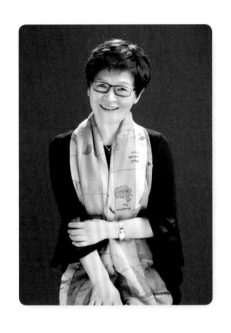

王胜资

博士，主任医师

教授，博士研究生导师

中华医学会肿瘤放射治疗学分会委员、鼻咽癌学组委员，中国抗癌协会肿瘤放射治疗专业委员会、鼻咽癌专家委员会委员（第2～5届），中国医师协会放射肿瘤治疗医师分会委员会常委（第1～2届），中国肿瘤临床学会（CSCO）头颈肿瘤专家委员会常务委员，上海医学会肿瘤放射治疗专科分会副主任委员（第5～7届），上海市抗癌协会头颈肿瘤专业委员会及鼻咽癌专业委员会副主任委员（第1～3届）。

擅长头颈部肿瘤的放化疗。

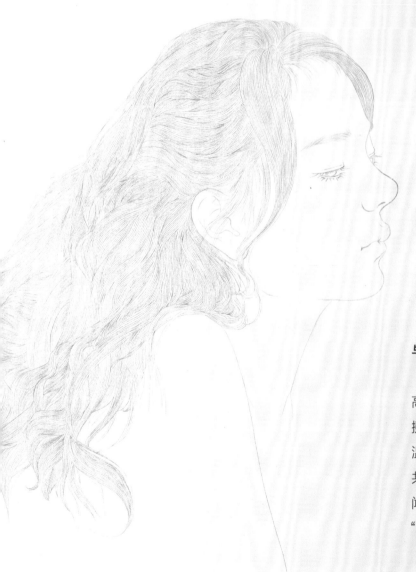

与美丽同行

高高地，与头一起昂起
挺挺地，犹如美丽的山崤
温润的气息，沁入心肺
共鸣的音符令人醉迷
闻香识君终成友
"鼻"恭"鼻"敬须有鼻

王胜资

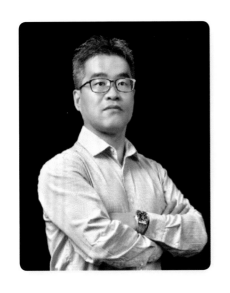

王孝深

博士，主任医师

博士研究生导师

上海市抗癌协会鼻咽癌专业委员会副主任委员，中国老年医学会肿瘤康复分会肿瘤影像与康复治疗专家委员会副主任委员，中国抗癌协会 鼻咽癌专业委员会、中国医师协会 头颈肿瘤专业委员会、中国临床肿瘤学会 鼻咽癌专家委员会、中国医药教育协会 头颈肿瘤专委会、中国抗癌协会 鼻咽癌整合康复专委会常务委员，中国肿瘤临床学会及中国抗癌协会头颈肿瘤专家委员会委员，国家癌症中心国家肿瘤质控中心鼻咽癌和喉癌质控专委会委员，上海市抗癌协会理事，国家卫健委肿瘤精准放疗专项技能培训专家，上海市放射治疗专业医疗事故技术鉴定专家，《中华放射肿瘤学杂志》编委会通信编委。

获上海市住院医师规范化培训"优秀带教老师"称号，2013年教育部科学技术进步奖二等奖，2013年上海市科学技术进步奖三等奖，2016年荣获中国抗癌协会科技奖三等奖，获复旦大学附属肿瘤医院"十大杰出医务青年"荣誉，2016年美国放射肿瘤学会年会（ASTRO）"最佳国际论文摘要奖"，2019年度江苏省科学技术奖三等奖。第一或者通信作者身份发表SCI论文30篇，参编书籍5部，应邀在*Nature Reviews Clinical Oncology*杂志发表关于头颈部肿瘤精确放疗经验的论文，编写第三版美国放疗教科书*Clinical Radiation Oncology*第18章。主编《鼻咽癌精确放疗的靶区勾画——依据、原则与细节》。

擅长头颈部肿瘤的精准放疗、化疗、分子靶向治疗与免疫治疗。

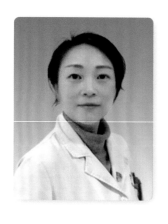

朱 奕 博士，副主任医师，硕士研究生导师

兼任中国抗癌协会鼻咽癌专家委员会委员、上海市医师协会肿瘤放射治疗专业委员会委员、中国医药教育协会头颈肿瘤专业委员会委员、中国人体健康科技促进会鼻咽癌专业委员会委员及上海市抗癌协会放射治疗专业委员会青年委员。

擅长鼻咽癌、喉癌、下咽癌、口咽癌、鼻腔鼻窦肿瘤、耳肿瘤、眼肿瘤等头颈部恶性肿瘤的放化疗。

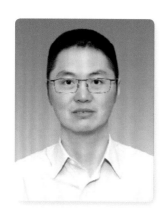

宋新貌 博士，副主任医师

兼任中国医师协会放射肿瘤治疗医师分会鼻咽癌组及淋巴瘤组委员，上海医学会放射治疗专科分会及淋巴瘤分会青年委员。以通信/第一作者在 *Cell Death & Disease*、*Radiotherapy and Oncology* 等杂志发表论文 30 余篇。担任 *Frontiers in Pharmacology* 杂志书评编辑，*Oral Oncology*、*European Radiology* 等杂志审稿人。

擅长头颈部肿瘤的放化疗。

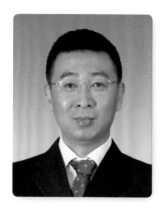

陈 波 博士，主任医师，硕士研究生导师

兼任北京癌症防治学会肝胆胰腺肿瘤工作委员会原发性放射治疗专业委员会副主任委员，北京肿瘤防治研究会放疗专委会常委，中华放射肿瘤学会第九届青年委员。任《中华肿瘤防治杂志》青年编委，《肝癌电子杂志》和《中华放射肿瘤学杂志》编委。近 5 年内以第一作者或通信作者发表 SCI 文章 12 篇，最高影响因子 17.425（*Hepatology*），授权国家发明专利 2 项。

擅长腹部肿瘤的诊治与放射治疗，尤其对淋巴瘤和消化道肿瘤有深入研究和丰富临床经验。

随着影像技术的发展,精准放疗技术及外科技术均已取得了令人瞩目的进步,对于头颈部的大多数肿瘤,其局部控制率、区域控制率和总生存率都有了不同程度的提高。但相对于鼻咽癌,鼻腔鼻窦恶性肿瘤发病率较低且病理种类繁多,由于大多数医师对鼻腔鼻窦恶性肿瘤的认识不足,局控失败仍然是鼻腔鼻窦恶性肿瘤治疗失败的主要原因。

据 WHO 的组织病理学分类,鼻腔鼻窦恶性肿瘤病理种类多达 50 余种。其中有多种属于头颈部肿瘤中的小众肿瘤,已发表的临床研究中病例数都相对较少。各种病理类型的鼻腔鼻窦恶性肿瘤都有其各自独特的临床生物学特点。浏览目前已出版的头颈部恶性肿瘤放疗靶区勾画相关的书籍及文献后发现,缺乏专门针对鼻腔鼻窦恶性肿瘤不同病理类型来分类阐述的专著,无法满足临床实践的需要。鉴于此,我们坚持实用性、先进性及规范化的编写原则,基于笔者所在的复旦大学附属眼耳鼻喉科医院多学科团队的临床经验,借鉴国内外的先进经验和先进技术,以图文并茂的方式,聚焦相对常见的鼻腔鼻窦恶性肿瘤,组织编写本书。本书的特点如下。

1. 涵盖了七大类相对常见的鼻腔鼻窦恶性肿瘤。

2. 详细阐述鼻腔鼻窦的解剖学特点、鼻腔鼻窦恶性肿瘤病理学特点及各个病种分期的研究进展,并结合近年对恶性肿瘤神经侵犯的临床重要意义的认识,详细阐述鼻腔鼻窦的神经网络分布及其在肿瘤侵袭发展中的作用和特点。

3. 分别针对不同病理类型的鼻腔鼻窦恶性肿瘤,聚焦国内外研究进展,帮助临床医师从肿瘤的生物学行为去理解调强放疗靶区勾画的思路及意义。

4. 本书以实操为目的,采用临床治疗体位条件下的靶区勾画显示,除文字描述外,每个案例均有大量的代表性层面图片,临床实用性极强。

本书是复旦大学附属眼耳鼻喉科医院头颈部肿瘤多学科团队同仁长期努力工作、经验积累的结果。衷心感谢医院和头颈部肿瘤多学科团队同仁长期以来对放疗科工作的支持和帮助。衷心感谢我们的患者,他们来自全国各地,他们以托付生命的勇气成就了我们的成长和经验的积累。以我们的经验促进临床进步,更好地服务患者正是我们编写此书的初衷。

需要指出的是,由于我们认识的局限性,本书的内容不是规范,也非标准,仅供临床实践参考。本书的内容需根据临床研究的进展不断完善和修改,恳请医学同仁给予指正和建议。

王胜资　王孝深
2024 年 5 月

鼻腔鼻窦恶性肿瘤
精准放射治疗靶区 勾画

Delineation of Target Volume for Precise Radiotherapy in Malignant Tumors of
Nasal Cavity and Paranasal Sinuses

目 录

鼻腔鼻窦恶性肿瘤
精准放射治疗靶区 勾画

Delineation of Target Volume for Precise Radiotherapy in Malignant Tumors of
Nasal Cavity and Paranasal Sinuses

基础篇 第一部分

第一章 鼻腔鼻窦的解剖学和影像学特点

第一节 鼻腔的解剖学特点

鼻腔(nasal cavity)位于颅前窝下方,为前后开放的狭长腔隙,前界为前鼻孔,后界为后鼻孔。鼻中隔将鼻腔分为左右两侧,每侧鼻腔包括鼻前庭和固有鼻腔。鼻中隔由筛骨垂直板、犁骨及鼻中隔软骨构成,常偏向一侧。鼻中隔前下部有一易出血区(Little区),此区血管丰富且位置表浅,受外伤或干燥空气刺激,血管易破裂出血,大多数鼻出血均发生于此。

一、鼻前庭

鼻腔前下方、鼻翼内面较宽大部分为鼻前庭。鼻前庭为鼻腔的入口,侧面是鼻翼,内侧是鼻中隔。鼻大翼软骨的弧形隆起为鼻前庭的支架。鼻前庭皮肤为复层鳞状上皮,生有鼻毛,富有皮脂腺和汗腺,是疖肿好发部位之一。鼻前庭对鼻的呼吸功能有重要调节作用,可过滤、净化空气。鼻阈位于鼻前庭与固有鼻腔交界处的外侧部分,与鼻阈相对应的内侧鼻中隔和外下方的鼻腔底部共同围成鼻内孔。鼻内孔较前鼻孔狭小,为鼻腔最狭窄处,对鼻的呼吸功能有重要影响。鼻阈是皮肤与鼻黏膜的分界处,鼻阈表面的复层鳞状上皮逐渐移行为假复层纤毛柱状上皮。

二、固有鼻腔

固有鼻腔起于鼻内孔,经后鼻孔通鼻咽。后鼻孔上缘由蝶骨体及犁骨翼组成,下缘为腭骨后缘,外侧缘为翼突内侧板,中间由犁骨后缘分为左、右侧后鼻孔。固有鼻腔有四个壁,即内侧壁、外侧壁、顶壁和底壁。

1. **内侧壁** 内侧壁即为鼻中隔,由位于后上部的骨部和前下部的软骨部组成。骨部为筛骨垂直板和犁骨,软骨部为鼻中隔软骨和下侧鼻软骨内侧角。

2. **外侧壁** 外侧壁由鼻骨、上颌骨额突、泪骨、上颌窦内侧壁、筛骨、腭骨垂直板、下鼻甲和蝶骨翼突内侧板等构成。

(1)鼻甲:侧壁上有突向鼻腔的三个骨性鼻甲,分别为上鼻甲、中鼻甲和下鼻甲。上鼻甲和中鼻甲是筛骨的一部分,下鼻甲为一独立骨片。各鼻甲与鼻中隔之间的狭长腔隙为总鼻道,其中上、中鼻甲与鼻中隔之间的腔隙为嗅裂。鼻甲和鼻道大大增加了鼻黏膜的面积,有利于加温湿润吸入的空气。上鼻甲位于鼻腔外侧壁后上方,为各鼻甲中最小者。上鼻甲内后上方有一凹陷,为蝶筛隐窝,蝶窦开口于此。中鼻甲前段垂直向下,为垂直部,向上起自前颅底的筛骨水平板。中鼻甲后段逐渐外卷,与鼻腔底几乎平行,为水平部。水平部逐渐下降,向外延续至中鼻甲基板。中鼻甲基板横贯筛窦止于纸样板,为前、后组筛窦分界,可减少前组鼻窦的炎症向后组鼻窦扩散。中鼻甲后端附着处的后上方,离后鼻孔上缘的上后方约12mm处为蝶腭孔,其内有蝶腭神经及血管,向外通翼腭窝,是鼻腔肿瘤向外侵犯的重要途径。下鼻甲为独立呈水平状卷曲的薄骨。下鼻甲的上缘附着于上颌骨内侧壁和腭骨垂直板的鼻甲嵴上,下鼻甲上缘中部的泪突与泪骨相连,并与上颌骨腭突后面的骨槽共同形成鼻泪管。下鼻甲前端距前鼻孔约2cm,后端距咽鼓管咽口约1cm。下鼻甲肿大时可引起鼻塞,堵塞咽鼓管鼻咽开口引起耳部症状。

(2)鼻道:各鼻甲的外下方均有一裂隙样空间,为上、中和下鼻道。上鼻道较狭小,其外侧壁上有后组筛窦的开口。中鼻道外侧壁为前组筛窦内侧壁,解剖结构复杂。中鼻道外侧壁上有两个隆起,后上者为筛泡,筛泡前下方一弧形嵴状隆起为钩突。在筛泡和钩突之间有一半月形裂隙,为半月裂。半月裂向前下和后上延伸并扩大呈漏斗状沟槽为筛漏斗。筛漏斗向内经半月裂、中鼻道与鼻腔相通,前上端为额隐窝,额窦引流口开放于此,其后为前组筛窦开口,最后为上颌窦开口。中鼻甲、中鼻道及其附近区域解剖结构称为窦口鼻道复合体,包括半月裂、中鼻道引流通道、前筛复合体、额隐窝和筛泡上隐窝以及筛漏斗等。窦口鼻道复合体解剖发生异常,如钩突、中鼻甲、筛泡肥大等均会影响前组鼻窦的通气和引流,导致鼻窦炎的发生。下鼻道位于下鼻甲下外侧和鼻腔外侧壁之间。下鼻道呈穹窿状,下鼻道前上方有泪囊的鼻泪管开口,位于下鼻甲附着处之下,距前鼻孔约3~3.5cm。因此,鼻腔炎症可引起泪道炎及结膜炎。下鼻道外侧壁后部近鼻咽部有扩张的鼻后侧静脉丛,为鼻咽静脉丛,是鼻腔后部出血的重要来源。

3. **顶壁**　鼻腔顶壁为狭小穹窿形,前段倾斜上升,为额骨鼻部及鼻骨的背侧面。中段呈水平状,为分隔前颅底与鼻腔的筛骨水平板,即筛板。后段倾斜向下,主要由蝶窦前壁构成。

4. **底壁**　鼻腔底壁较宽,为硬腭的鼻腔面,与口腔相隔。前 3/4 为上颌骨腭突,后 1/4 为腭骨水平部。筛板上有较多细小的筛孔,鼻腔嗅区黏膜的嗅丝经筛孔、硬脑膜到达颅内的嗅球。筛板薄且脆,外伤或手术时易发生损伤,导致脑脊液鼻漏。鼻腔恶性肿瘤亦可向上通过筛板侵及颅内。

三、鼻腔黏膜

鼻腔黏膜分为呼吸区黏膜和嗅区黏膜。鼻腔前 1/3 自前向后的黏膜上皮为鳞状上皮、移行上皮、假复层柱状上皮,鼻腔后 2/3 为假复层纤毛柱状上皮。

1. **呼吸区黏膜**　呼吸区黏膜占鼻腔绝大部分,为假复层纤毛柱状上皮,主要由柱状纤毛细胞、柱状细胞、杯状细胞和基底细胞组成。每个纤毛细胞表面有纤毛 200 根左右,鼻腔黏膜的纤毛向鼻咽部摆动,鼻窦内的纤毛向鼻窦开口摆动,可将鼻腔鼻窦的有害物质及分泌物运送到咽部。呼吸区黏膜正常情况下呈红色,表面光滑湿润。鼻腔黏膜下层有丰富黏液腺和浆液腺,能产生大量分泌物,对鼻黏膜的保护有重要作用。

2. **嗅区黏膜**　嗅区黏膜仅占鼻腔上部的一小部分,分布于鼻腔顶、上鼻甲内侧面及与其对应的鼻中隔部分,一般呈苍白或淡黄色。嗅区黏膜较呼吸道黏膜厚,为无纤毛假复层柱状上皮,是由嗅细胞、支持细胞和基底细胞构成的特异性感觉上皮。嗅细胞为双极神经细胞,有周围突和中央突。周围突的末端呈球形膨大,名嗅泡,突出于嗅黏膜表面。嗅泡表面有嗅毛,具有感受嗅觉功能。嗅细胞的中央突在黏膜下汇集成嗅丝,穿过筛骨水平板的筛孔和硬脑膜进入颅内止于嗅球。鼻腔鼻窦肿瘤累及嗅觉通路可导致嗅觉减退或丧失。

四、鼻腔的动脉

鼻腔的动脉主要来自颈内动脉的分支眼动脉和颈外动脉的分支上颌动脉。眼动脉自视神经管颅口前 5mm 从颈内动脉分出,走行在视神经管的下外方,入眶后分出筛前动脉、筛后动脉分别经筛前孔及筛后孔入筛窦、鼻腔。筛前动脉供应鼻腔外侧壁的前上部、鼻中隔的前上部、额窦及前组筛窦。筛后动脉供应鼻腔外侧壁的后上部、鼻中隔的后上部及后组筛窦,并与蝶腭动脉吻合成丛。上颌动脉在翼腭窝内分出鼻部的分支蝶腭动脉、眶下动脉及腭大动脉供应鼻腔。蝶腭动脉是供应鼻腔血供的主要动脉。蝶腭动脉经蝶腭孔入鼻腔后分为内侧支和外侧支。内侧支(又名鼻腭动脉)经鼻窦开口的前下方分成鼻后中隔动脉,分布于鼻中隔后部和下部。外侧支分成鼻后外侧动脉,供应鼻腔外侧壁后部、下部和鼻腔底。

五、鼻腔的静脉

鼻腔前部、后部和下部的静脉汇入颈内、外静脉,鼻腔上部静脉经眼静脉汇入海绵窦。鼻腔上部的淋巴管较少。鼻腔前 1/3 的淋巴管与外鼻淋巴管相连,汇入耳前淋巴结、腮腺淋巴结和下颌下淋巴结。鼻腔后 2/3 的淋巴管及鼻窦的淋巴管汇入咽后筋膜内的咽后淋巴结和舌骨大角附近的颈深淋巴结上群。因此,鼻部恶性肿瘤可循上述淋巴引流途径发生转移。

六、鼻腔的神经

鼻腔的神经包括三类，为嗅神经、感觉神经和自主神经。

1. **嗅神经**　嗅神经分布于嗅区黏膜。

2. **感觉神经**　感觉神经为三叉神经的眼神经和上颌神经的分支。眼神经分出鼻睫神经，继而分出筛前神经和筛后神经，与同名动脉伴行，进入鼻腔分布于鼻中隔和鼻腔外侧壁前上部。上颌神经分出蝶腭神经，经蝶腭孔进入鼻腔后分成鼻后上外侧支和鼻后上内侧支，分布于鼻腔外侧壁后部、鼻腔顶和鼻中隔。

3. **自主神经**　自主神经分为交感神经和副交感神经，交感神经主管鼻黏膜血管收缩，副交感神经主管鼻黏膜血管扩张和腺体分泌。交感神经来自颈内动脉交感神经丛组成的岩深神经，副交感神经来自面神经分出的岩浅大神经。岩浅大神经在翼管内形成翼管神经，经蝶腭神经节后进入鼻腔[1-6]。

第二节　鼻窦的解剖学特点

一、筛窦

筛窦位于鼻腔外上方筛骨内，如筛骨的两翼，左右各一，为一前窄后宽、上窄下宽的长立方体。筛窦位于鼻腔外侧壁上部与眼眶之间、蝶窦之前、前颅底之下。筛窦由气化程度不同的若干含气小房构成，筛窦气房的大小、排列及范围两侧常不对称，变异较多。筛房间的骨隔极薄而易碎。临床上常以中鼻甲基板将筛窦分为前、后两组。前组筛窦开口于中鼻道，后组筛窦开口于上鼻道，两组筛窦的气房互不相通。前组筛窦引流至下颌下淋巴结，后组筛窦引流至咽后淋巴结。

1. **前界**　筛窦的前界为额骨的筛切迹、鼻骨迹和上颌骨额突。筛窦前方与额窦相接而不相通。

2. **后界**　筛窦的后壁常与蝶窦前壁的外侧部分相接。筛窦后界外上方与视神经孔相隔。

3. **顶壁**　筛窦顶壁为颅前窝底壁。筛窦顶壁外侧与额骨眶板相连。筛窦顶壁内侧与筛骨水平板外侧相连，由中鼻甲附着处将它们分界。鼻腔顶壁的筛骨水平板与筛窦的顶壁共同组成前颅底的中央部分。

4. **下壁**　筛窦的下壁为中鼻道外侧壁结构，如筛泡、钩突及筛漏斗等。筛窦的外侧壁与眼眶内容物相隔。筛骨纸样板构成外侧壁的大部分，呈正长方形，前缘与泪骨相连，后缘与蝶骨相连，上缘连接额骨眶板，下缘与上颌骨眶壁相连。筛骨纸样板极薄，筛窦肿瘤易经此侵入眶内。筛窦的内壁是鼻腔外侧壁上部，附有中鼻甲和上鼻甲。筛窦静脉可流入眼静脉而汇入海绵窦[1-3,7,8]。

二、上颌窦

上颌窦（maxillary sinus）位于上颌骨体内，为鼻窦中最大者。上颌窦呈不规则的三角锥体形，锥底为鼻腔外侧壁，锥尖指向上颌骨颧突。上颌窦窦腔容积个体差异甚大，可为 2~30mL，平均 15mL。

1. **前壁**　上颌窦前壁向外下倾斜，眶下缘之下 12mm 正对瞳孔有一孔为眶下孔，内有眶下神经及眶下血管通过。

2. **后外壁**　上颌窦后外壁与翼腭窝及颞下窝毗邻。颞下窝位于上颌骨升支内侧、咽上缩肌和翼外板外侧。故翼外板可看作是翼腭窝和颞下窝的分隔。颞下窝包含咽旁间隙和咬肌间隙，包含翼外肌、上颌动脉及其分支、翼静脉丛和上颌静脉、下颌神经及其分支。上颌窦肿瘤破坏后外壁时可侵犯翼外肌，导致下颌骨运动受限，引起张口困难。翼腭窝位于上颌窦后壁与翼突之间，为一狭窄骨性间隙，其内有三叉神经上颌神经、翼管神经、蝶腭神经和神经节、腭大神经、腭小神经和上颌动脉。翼腭窝向后上经圆孔与颅中窝相通，向后下经翼管与破裂孔相通，向前上经眶下裂与眼眶相通，向外经翼上颌裂与颞下窝相通，向内上经蝶腭孔与蝶筛隐窝及鼻腔相通，向下移行于腭大管，经腭大孔、腭小孔与口腔相通。鼻腔鼻窦恶性肿瘤可经翼腭窝向周围扩散。

3. **内侧壁** 上颌窦内侧壁为鼻腔外侧壁，即中鼻道和下鼻道外侧壁的大部分。距下鼻甲前端 1~2cm 的下鼻甲外侧壁骨质较薄，是经下鼻道进行上颌窦穿刺的最佳进针部位。由于鼻泪管开口距前鼻孔 3~3.5cm，故行下鼻道上颌窦开窗时应控制进针部位，不要损伤鼻泪管鼻道开口。上颌窦开口位于上颌窦内侧壁前上部，开口于中鼻道的半月裂孔。钩突的后缘指向上颌窦开口处，是临床影像和内镜检查定位的标志。由于上颌窦开口接近其顶部，因而不利于窦腔引流。

4. **上壁** 上颌窦上壁为眼眶的底壁，眶下神经和血管穿过此壁内的眶下管经眶下孔至尖牙窝。上颌窦恶性肿瘤侵犯眶下神经可引起同侧面颊部麻木疼痛。

5. **底壁** 上颌窦底壁为硬腭外侧份和上颌骨牙槽突，常低于鼻腔底部，为上颌窦各壁中最厚者。上列的第 2 前磨牙及第 1 磨牙、第 2 磨牙的根部通常与窦腔仅有一层菲薄骨质相隔，因此磨牙根感染容易侵入窦内，引起牙源性上颌窦炎。此外，由于支配上颌牙的神经位于上颌窦底，上颌窦炎可引起牙的症状。上颌窦恶性肿瘤侵犯牙根或牙槽神经，可引起牙齿酸痛。上颌窦淋巴引流至Ⅱ区淋巴结[1-3,7,9]。

三、蝶窦

蝶窦位于蝶骨体内，位于鼻腔最后上方。蝶窦左右各一，成人两侧蝶窦的形状与大小常不对称，容量约为 6~8mL。蝶窦窦腔大小及骨壁厚薄个体差异较大，窦腔越大，骨壁越薄。蝶窦位于颅底深部，上面邻蝶鞍、脑垂体、视交叉，侧面邻视神经、颈内动脉、海绵窦及其内容物，下方为鼻咽顶壁。

1. **前壁** 蝶窦前壁稍向下倾斜，形成鼻腔顶的后段及筛窦后壁。蝶窦开口位于前壁上方近鼻中隔处，引流入鼻腔蝶筛隐窝的后部。

2. **后壁** 蝶窦后壁较厚，毗邻枕骨斜坡。

3. **顶壁** 蝶窦的顶壁是颅中窝的一部分，上有蝶鞍，承托垂体。垂体窝两侧被海绵窦包裹。蝶鞍两侧浅沟为颈动脉沟，沟后端的孔为破裂孔。破裂孔后外侧壁有颈动脉管内口。蝶鞍两侧由前向后外依次有圆孔、卵圆孔和棘孔。三叉神经的上颌神经和下颌神经分支分别通过圆孔及卵圆孔。蝶窦上壁前方有视交叉，视神经孔位于上壁和外壁的交界处。

4. **下壁** 蝶窦的下壁为后鼻孔上缘及鼻咽顶部。蝶窦下壁外侧的翼突根部有一骨管为翼管。翼管从破裂孔沿着蝶骨底向前行进，开口于翼腭窝。翼管神经及翼管动脉走行于其中，翼管神经包含岩大神经、岩深神经以及颈动脉关联的自主神经纤维。翼管动脉与颈外动脉之间也存在吻合，翼管是颈动脉水平部的重要标志。腭鞘管位于蝶窦底壁翼管内侧的骨管，其内有上颌神经咽支和上颌动脉咽支。蝶窦内侧壁为骨性中隔，常偏向一侧。

5. **外侧壁** 蝶窦外侧壁为颅中窝底的一部分，与海绵窦、颈内动脉、眼动脉以及第Ⅱ对脑神经～第Ⅵ对脑神经等的关系极为密切。视神经管由蝶骨小翼和蝶骨体构成，位于蝶窦外上壁内，其内有视神经、眼动脉通过。眶上裂位于蝶骨小翼与蝶骨大翼之间的眶尖，其内有三叉神经眼支、动眼神经、滑车神经、展神经及眼上静脉通过。临床上经蝶窦入路可行垂体、海绵窦等手术。蝶窦黏膜静脉一部分流入眼静脉，一部分汇入海绵窦。蝶窦淋巴引流至咽后淋巴结[1-3,10]。

四、额窦

额窦位于额骨内、外两层骨板之间筛窦的前上方，左右各一。额窦的大小及形状通常不对称，但基本是三角锥体形。眶的内上角为额窦底部，骨质最薄，急性额窦炎时此处压痛明显。额窦开口位于额窦底部的后内方，常为窦底最低点，经额筛隐窝通中鼻道。

1. **前壁** 额窦前壁为额骨外板，骨质较厚，位于前额部中央。

2. **后壁** 额窦后壁即为颅前窝前壁。额窦后壁一般较薄，额窦黏膜静脉与硬脑膜及蛛网膜的静脉相通，故额窦感染可侵入颅内。额窦黏膜的静脉常通过后壁与硬脑膜静脉相通，额窦炎时有发生颅内感染可能。

3. **底壁** 额窦底壁外侧 3/4 为眼眶顶部，底壁内侧 1/4 为前组筛房顶。额窦底壁较薄，筛窦肿瘤易经底壁侵入额窦。原发于额窦的肿瘤罕见。额窦淋巴引流至下颌下淋巴结[1-3,8]。

第三节　鼻腔鼻窦的影像学特点

鼻腔鼻窦的影像学特点如图 1-3-1~ 图 1-3-15。

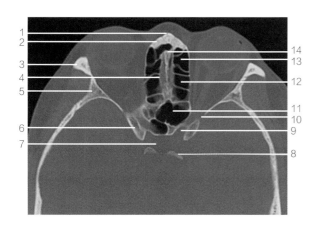

图 1-3-1　横断位 CT（骨窗）

1. 鼻骨；2. 上颌骨颧突；3. 颧骨眶突；4. 筛骨筛板；5. 蝶骨大翼；6. 前床突；7. 垂体；8. 鞍背；9. 视神经管；10. 眶上裂；11. 蝶窦；12. 筛窦；13. 额窦；14. 筛骨鸡冠。

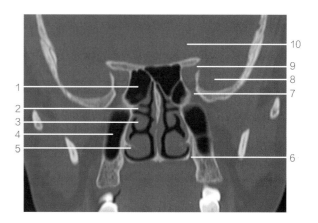

图 1-3-2　冠状位 CT（骨窗）

1. 蝶窦；2. 上鼻甲；3. 中鼻甲；4. 上颌窦；5. 下鼻甲；6. 腭大管；7. 眶下裂；8. 颅中窝；9. 眶上裂；10. 颅前窝。

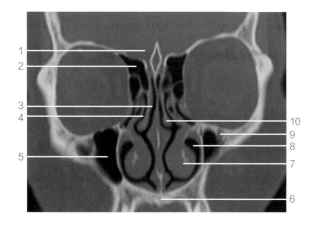

图 1-3-3　冠状位 CT（骨窗）

1. 颅前窝；2. 额窦；3. 总鼻道；4. 中鼻道；5. 上颌窦；6. 硬腭；7. 下鼻甲；8. 下鼻道；9. 眶下孔；10. 中鼻甲。

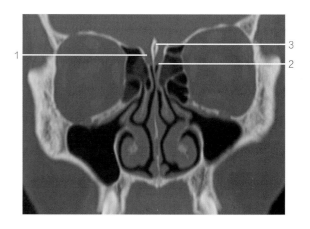

图 1-3-4　冠状位 CT（骨窗）

1. 嗅裂；2. 筛骨筛板；3. 鸡冠。

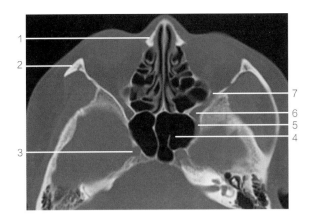

图1-3-5 横断位CT（骨窗）

1. 上颌骨颧突；2. 颧骨眶突；3. 颈内动脉；4. 蝶窦；5. 圆孔；6. 翼腭窝；7. 眶下裂。

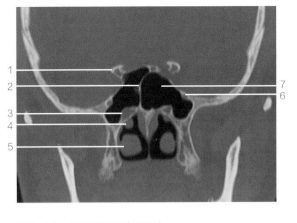

图1-3-6 冠状位CT（骨窗）

1. 前床突；2. 蝶窦骨性中隔；3. 翼腭窝和翼管；4. 中鼻甲；5. 下鼻甲；6. 圆孔；7. 蝶窦。

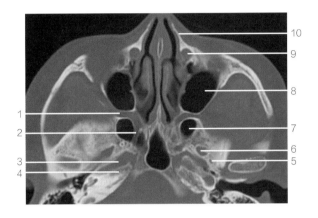

图1-3-7 横断位CT（骨窗）

1. 翼腭窝；2. 翼管；3. 颈内动脉管水平段；4. 岩尖；5. 棘孔；6. 卵圆孔；7. 蝶窦；8. 上颌窦；9. 鼻泪管；10. 上颌骨额突。

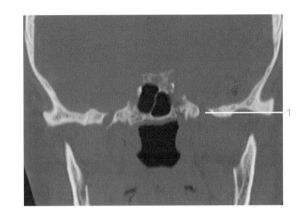

图1-3-8 冠状位CT（骨窗）

1. 卵圆孔。

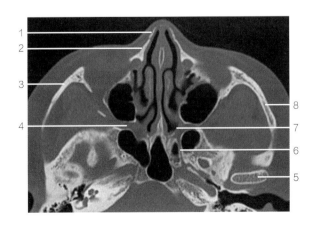

图1-3-9 横断位CT（骨窗）

1. 鼻骨；2. 上颌骨额突；3. 上颌骨颧突；4. 翼腭窝；5. 下颌骨髁状突；6. 翼管；7. 蝶腭孔；8. 颧弓。

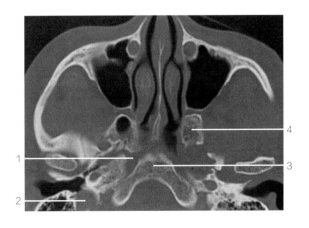

图1-3-10 横断位CT（骨窗）

1. 破裂孔；2. 颈静脉窝；3. 枕骨斜坡；4. 翼突。

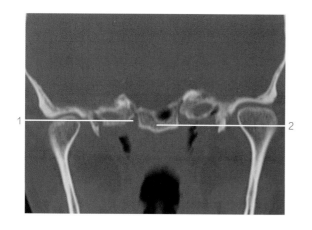

图1-3-11 冠状位CT（骨窗）

1. 破裂孔；2. 斜坡。

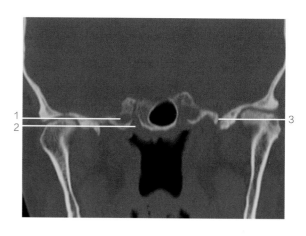

图1-3-12 冠状位CT（骨窗）

1. 颈内动脉管水平段；2. 破裂孔；3. 棘孔。

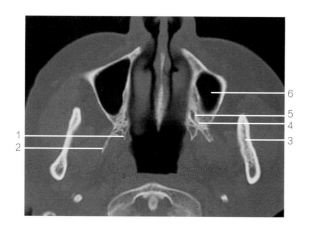

图1-3-13 横断位CT（骨窗）

1. 翼突内侧板；2. 翼突外侧板；3. 下颌骨；4. 腭小孔；5. 腭大孔；6. 上颌窦。

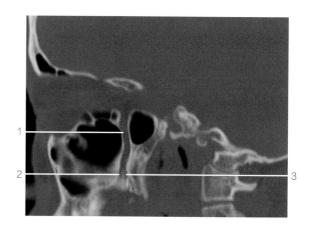

图1-3-14 矢状位CT（骨窗）

1. 翼腭窝；2. 腭大孔；3. 腭小孔。

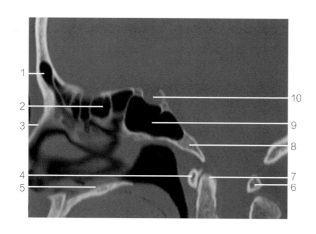

图1-3-15 矢状位CT（骨窗）

1. 额窦；2. 筛窦；3. 鼻骨；4. 寰椎前弓；5. 硬腭；6. 寰椎后弓；7. 枢椎齿状突；8. 斜坡；9. 蝶窦；10. 垂体窝。

（王杰）

参考文献

［1］黄选兆,汪吉宝,孔维佳.实用耳鼻咽喉头颈外科学［M］.北京:人民卫生出版社,2007.

［2］王振常.头颈部影像学:耳鼻咽喉头颈外科卷［M］.北京:人民卫生出版社,2014.

［3］孔维佳,周梁.耳鼻咽喉头颈外科学［M］.北京:人民卫生出版社,2015.

［4］潘斯基,格斯特.LWW解剖学精要图谱:头部和颈部［M］.北京:北京科学技术出版社,2017.

［5］王德辉,王德云,于华鹏,等.欧洲鼻腔鼻窦解剖术语意见书(一)［J］.中国眼耳鼻喉科杂志,2017,17(02):110-112.

［6］NICOLAI P, FERRARI M, MAROLDI R, et al. Endoscopic transnasal anatomy of the skull base and adjacent areas: a lab dissection and radiological atlas［M］. New York: Thieme, 2020.

［7］王德辉,王德云,于华鹏,等.欧洲鼻腔鼻窦解剖术语意见书(二)［J］.中国眼耳鼻喉科杂志,2017,17(03):153-156.

［8］王德辉,王德云,于华鹏,等.欧洲鼻腔鼻窦解剖术语意见书(三)［J］.中国眼耳鼻喉科杂志,2017,17(04):231-234.

［9］王德辉,王德云,于华鹏,等.欧洲鼻腔鼻窦解剖术语意见书(五)［J］.中国眼耳鼻喉科杂志,2017,17(06):388-391.

［10］王德辉,王德云,于华鹏,等.欧洲鼻腔鼻窦解剖术语意见书(四)［J］.中国眼耳鼻喉科杂志,2017,17(05):305-308.

第二章　鼻腔鼻窦恶性肿瘤病理学特点

第一节　鼻腔鼻窦恶性肿瘤病理种类

鼻腔鼻窦恶性肿瘤仅占全身恶性肿瘤的 0.5%~2%，约占头颈部肿瘤的 5%。其全球年发病率为 1/10 万人。平均发病年龄为 50~60 岁，男性发病率约为女性的 2 倍。鼻腔鼻窦恶性肿瘤最常见的发生部位是鼻腔（40%~50%）和上颌窦（30%~45%），发生在筛窦、额窦和蝶窦的较少见。鼻腔鼻窦恶性肿瘤病理类型复杂，依据 WHO 鼻腔鼻窦肿瘤的组织学分类及发病率，以鳞状细胞癌为主（50% 左右），其后依次为腺癌、唾液腺型癌（黏液表皮样癌、腺样囊性癌等）、神经内分泌癌、非霍奇金淋巴瘤、嗅神经母细胞瘤、黑色素瘤、横纹肌肉瘤和淋巴瘤（髓外浆细胞瘤）等[1-6]。2022 年版 WHO 的骨与软组织肿瘤分类在国内外被广泛应用，详细的分类如表 2-1-1[7]。

表 2-1-1　2017 年版 WHO 的组织学分类

组织学分类	亚类	肿瘤学国际疾病分类编码（ICD-O）*
恶性上皮性肿瘤	鳞状细胞癌	8070/3
	疣状癌	8051/3
	乳头状鳞状细胞癌	8052/3
	基底细胞样鳞状细胞癌	8083/3
	梭形细胞癌	8074/3
	腺鳞癌	8560/3
	棘层松解性鳞状细胞癌	8075/3
	淋巴上皮癌	8082/3
	鼻腔鼻窦未分化癌	8020/3
腺癌	肠型腺癌	8144/3
	非肠型腺癌	8140/3
唾液腺型癌	腺样囊性癌	8200/3
	腺泡细胞癌	8550/3
	黏液表皮样癌	8430/3
	上皮 - 肌上皮癌	8562/3
	透明细胞癌	8310/3
	肌上皮癌	8982/3
	癌在多形性腺瘤中	8941/3
	多形性低度恶性腺癌	8525/3
神经内分泌癌	小细胞神经内分泌癌	8041/3
	大细胞神经内分泌癌	8013/3

组织学分类	亚类	肿瘤学国际疾病分类编码（ICD-O）*
恶性软组织肿瘤	纤维肉瘤	8810/3
	多形性未分化肉瘤	8802/3
	平滑肌肉瘤	8890/3
	横纹肌肉瘤	8900/3
	血管肉瘤	9120/3
	恶性外周神经鞘瘤	9540/3
	双表型鼻腔鼻窦肉瘤	9045/3
	滑膜肉瘤	9040/3
交界性和潜在低度恶性的肿瘤	纤维瘤病	8821/1
	炎性肌纤维母细胞瘤	8825/1
	血管外皮细胞瘤（鼻腔鼻窦型血管外皮细胞瘤）	9150/1
	孤立性纤维性肿瘤	8815/1
骨和软骨恶性肿瘤	软骨肉瘤	9220/3
	间叶性软骨肉瘤	9240/3
	骨肉瘤	9180/3
	脊索瘤	9370/3
淋巴造血系统肿瘤	鼻型结外 NK/T 细胞淋巴瘤	9179/3
	弥漫性大 B 细胞淋巴瘤	9680/3
	髓外浆细胞瘤	9734/3
	髓外髓细胞肉瘤	9930/3
	组织细胞肉瘤	9755/3
	朗格汉斯细胞组织细胞增生症	9751/1
神经外胚层肿瘤	Ewing 肉瘤	9260/3
	原始神经外胚层肿瘤	9364/3
	嗅神经母细胞瘤	9522/3
	黏膜黑色素瘤	8720/3
生殖细胞肿瘤	未成熟性畸胎瘤	9080/3
	畸胎瘤恶变	9084/3
	鼻腔鼻窦卵黄囊瘤（内胚窦瘤）	9071/3
	鼻腔鼻窦畸胎癌肉瘤	

注：*肿瘤的名称为医学系统化命名（systematized nomenclature of medicine）。生物学行为编码："/1" 代表交界性或生物学行为未定的瘤，"/3" 代表恶性肿瘤。

第二节　各病理类型肿瘤的发病特点

一、鳞状细胞癌

【好发部位及发病率】发病率约占头颈部鳞状细胞癌（squamous cell carcinoma）的3%，国内报道以鼻腔来源最多见（54.9%），上颌窦次之（38.8%）。国外报道以上颌窦来源最多见，鼻腔次之。鼻前庭的鳞状细胞癌应被认为是皮肤的恶性肿瘤而非鼻腔黏膜上皮的恶性肿瘤[8,9]。

【临床特征】男性多见。临床症状包括鼻塞、鼻出血、鼻溢液、疼痛、嗅觉丧失，鼻腔、面颊或腭部的肿块和肿胀，不可治愈的鼻腔疼痛和溃疡。病情进展可以出现突眼、复视和流泪[10,11]。

二、腺样囊性癌

【好发部位及发病率】原发于鼻腔鼻窦的腺样囊性癌（adenoid cystic carcinoma，ACC）十分少见，约占头颈部肿瘤1%，占鼻腔鼻窦恶性肿瘤的5%。肿瘤最常见于上颌窦，其次为鼻腔，也可以位于鼻咽部。

【临床特征】多见于40~50岁，男性略多。临床表现无特异性，主要表现为鼻塞、鼻出血、面颊部肿胀、上腭部肿物、头痛、视力下降、鼻腔肿物及牙痛等。腺样囊性癌生长速度较缓慢，患者带瘤生存时间可较长，多数患者可获得较长的生存期[12]。

三、神经内分泌癌

【好发部位及发病率】神经内分泌肿瘤的发病部位很广，最常见于肺、胃肠道、胸腺、乳腺、卵巢等。原发于鼻腔鼻窦的神经内分泌癌（neuroendocrine carcinoma）十分少见，占鼻腔、鼻窦恶性肿瘤的2.5%~4%。肿瘤最常见部位依次为鼻腔、筛窦、上颌窦、蝶窦，额窦较少见，部分肿瘤可累及眼眶及颅底，预后较差。

【临床特征】患者年龄分布范围广，但以中老年，尤其男性多见。病程较短，发展较快，绝大多数为小细胞癌且进展较快。肿瘤常同时累及多个部位，几乎所有病例都累及鼻腔、筛窦、上颌窦，蝶窦及额窦也较易被侵犯。肿瘤侵袭性较强，可浸润至眼眶及颅底，患者预后差。临床表现无特异性，患者常有鼻塞、涕中带血、流脓涕、嗅觉减退等，可有头痛、流泪、视力减退和复视等症状[13-16]。

四、嗅神经母细胞瘤

【好发部位及发病率】嗅神经母细胞瘤（olfactory neuroblastoma）好发于嗅黏膜区，肿瘤好发于鼻腔顶部筛板区，鼻中隔的中部及上鼻甲的上表面，偶尔可位于颅内（颅前窝）伴筛板上表面受累。在罕见情况下肿瘤仅位于颅内而无鼻腔内肿瘤。临床上较少见，发病率约为0.4/100万，肿瘤占所有鼻腔、鼻窦肿瘤的2%~3%。

【临床特征】嗅神经母细胞瘤是由未成熟的嗅神经发展而来，患者发病年龄为2~90岁，高峰发病年龄段为10~20岁和50~60岁，无性别差异。临床上起病较隐匿，肿瘤生长速度较缓慢，病程较长，表现为单侧鼻塞（70%）及鼻出血（46%），此外有时还可表现为头痛、嗅觉丧失、视物不清及过度流泪等[17,18]。

五、横纹肌肉瘤

【好发部位及发病率】头颈部是横纹肌肉瘤（rhabdomyosarcoma）的好发部位，以原发于鼻腔、鼻窦及鼻咽部的横纹肌肉瘤较多见，其中14%发生于鼻腔，10%发生于鼻窦。原发于鼻腔、鼻窦及鼻咽部的横纹肌肉瘤以胚胎性横纹肌肉瘤最多见，而多形型横纹肌肉瘤及腺泡状横纹肌肉瘤较少见。胚胎性横纹肌肉瘤的患者多为儿童及年轻人，多形型横纹肌肉瘤及腺泡状横纹肌肉瘤多见于成人。

【临床特征】胚胎性横纹肌肉瘤常广泛累及鼻腔、鼻窦，并可浸润周围的组织（如眼眶、颅骨等）。临床上表现为鼻塞、流涕、涕中带血、嗅觉减退、咽部不适、视力下降、眼球突出、复视、面部胀痛及麻木等。患者病程约为 2 天 ~20 年，大多数为 1 个月 ~ 半年。梭形细胞横纹肌肉瘤及腺泡状横纹肌肉瘤的临床表现与胚胎性横纹肌肉瘤相似，其中梭形细胞横纹肌肉瘤的病程约为 2 周 ~4 个月，腺泡状横纹肌肉瘤的病程为 3 周 ~6 个月[19, 20]。

六、黑色素瘤

【好发部位及发病率】鼻腔鼻窦黑色素瘤（malignant melanoma）是起源于鼻腔鼻窦黏膜中黑色素细胞的肿瘤。鼻腔鼻窦黏膜黑色素瘤很少见，约占鼻腔鼻窦肿瘤的 4%，占头颈部黏膜黑色素瘤的 66%。大多数位于鼻腔外侧壁，部分位于中鼻甲和下鼻甲。最常发生于上颌窦，其次分别为筛窦、额窦和蝶窦。

【临床特征】年龄分布广泛，发病高峰在 70 岁，无明显的性别差异。早期症状主要包括鼻塞、流涕、鼻出血和面部疼痛感，晚期可能会出现眼球突出、复视等症状。黑色素瘤恶性程度高，易早期发生淋巴和血行转移，已发生转移的患者 5 年生存率不足 21.2%。由于早期生长隐匿，缺乏特异性的临床症状，早期诊断比较困难，又靠近颅底及眼眶等重要结构，预后极差[21]。

七、鼻型结外 NK/T 细胞淋巴瘤

【好发部位及发病率】鼻型结外 NK/T 细胞淋巴瘤（extranodal NK/T-cell lymphoma, nasal type, ENKTL）是一种少见的结外原发性非霍奇金淋巴瘤，具有高度侵袭性，亚洲地区发病率高于欧美国家，发病率占全身淋巴瘤的 2%~10%，约占外周 T 细胞淋巴瘤的 1/3。患者多为男性成人，平均发病年龄为 53 岁，男女比约为 3：1，常发生于鼻腔，尤其是下鼻甲及鼻中隔处，并可广泛浸润鼻腔周围组织。肿瘤也可发生于鼻腔以外的部位，如腭部、皮肤、软组织、胃肠道、睾丸、肾脏等处。

【临床特征】患者临床上常表现为鼻塞、鼻分泌物增多、鼻出血、面部肿胀、耳鸣、听力下降、疼痛、发热，以及鼻中隔、上腭穿孔等，局部进展可造成面部中线结构破坏，可有淋巴结肿大。侵犯眼眶可造成眼球突出及视力受损[22, 23]。

第三节　各病理类型恶性肿瘤的分子病理诊断进展

一、鳞状细胞癌

鼻腔鳞状细胞癌（squamous cell carcinoma）根据形态及有无角化主要分为角化性鳞状细胞癌、非角化性鳞状细胞癌及梭形细胞鳞状细胞癌[3-5]。角化性鳞状细胞癌（keratinizingsquamous cell carcinoma, KSCC）呈片状、巢状、岛状或单细胞排列，显示不同程度的角化。根据肿瘤分化程度分为高分化、中分化、低分化[7]。KSCC 与高危人乳头状瘤病毒（HR HPV）相关性很小。非角化性鳞状细胞癌（non-keratinizing squamous cell carcinoma, NKSCC）是一种较为独特的鼻肿瘤。其组织学特征是肿瘤细胞没有角化或者极少角化，排列呈乳头状、巢状、小叶或带状，肿瘤性促纤维结缔组织增生反应小。肿瘤细胞形态较单一，核深染圆形，核仁突出。NKSCC 中高危型 HPV 的检出率高达 60%。SCC 弥漫表达鳞状细胞标记物，如 p40、p63、34βE12 和 CK5/6。梭形细胞鳞状细胞癌（spindle cell squamous cell carcinoma）罕见，病理特征是恶性梭形肿瘤细胞或多形性肿瘤细胞弥漫表达 CKpan、CK5/6、p40、p63、Vimentin，表面可见不同程度不典型增生和 / 或癌变的鳞状细胞。得益于分子病理学近年来的发展，通过检测患者肿瘤中特征性标记物的表达水平，可以更好地指导鳞状细胞癌患者的治疗，更有效地预测患者的预后。2017 年，世界卫生组织更新了头颈部肿瘤的分类，新收录了 NUT 癌、HPV 相关的多表型鼻窦癌和 SMARCB1/INI1 缺失性鼻腔鼻窦癌[1-4, 24]。NUT 癌是由大小一致的肿瘤细胞排列呈片状、巢状，突然出现角化是其显著特征；瘤细胞核染色质呈泡状，核仁突出；肿瘤表达高度特异性且有诊断意义的免疫组化 NUT 蛋白及

上皮性标记物(CK-pan、p40、p63)。HPV 相关的多表型鼻窦癌(HPV-related multiphenotypic sinonasal carcinoma, HMSC)是一种特发于鼻腔鼻窦的癌,其同时具有唾液腺型癌和鳞状细胞癌的组织学和免疫表型特征,常见坏死及较多核分裂;HMSC 有高危 HPV 感染,33 型最常见;HMSC 预后好;HMSC 较为特异性表达 p16 并且可以在肿瘤中检测到高危型 HPV 感染以及表达 CKpan、S100、SOX10、calponin、p63、CD117。SMARCB1/INI1 缺失性鼻腔鼻窦癌属于鼻腔鼻窦未分化癌亚型,瘤细胞呈基底样、横纹肌样、浆细胞样的形态,多排列呈团巢状,部分病例可见腺管结构;免疫组化以细胞核 INI1 表达缺失和上皮标志物弥漫阳性为特征,预后很差[25]。

二、腺样囊性癌

腺样囊性癌(adenoid cystic carcinoma, ACC)大体上可呈息肉样、结节状或不规则形等,表面可呈淡红色、灰白色及浅褐色。肿瘤常呈弥漫性浸润性生长,侵袭性强,常为致死性。镜下肿瘤由腺上皮细胞和肌上皮细胞组成,结构多样,依据生长方式大致可分为筛状型、管状型、实性型。筛状结构最容易识别,肿瘤细胞巢内充满嗜碱性基质;管状结构由具有真管腔的双层小管组成;实性结构是没有管腔形成的肿瘤细胞团。实性型侵袭力强且易远处转移,预后最差。肿瘤易侵犯周围神经。腺上皮细胞表达免疫标记 CK7、CD117,肌上皮细胞表达免疫标记 vimentin、SMA、P63、SOX-10、S-100。肿瘤最常见的基因组改变是 t(6;9)染色体易位或更罕见的 t(8;9)易位,导致 MYB 或 MYBL1 致癌基因与转录因子基因 NFIB 融合。由于基因融合或其他机制导致的 MYB/MYBL1 激活在 80% 的 ACCs 中被发现,可能是有用的潜在治疗靶点。ACCs 的全外显子组测序显示肿瘤突变多样性和低的外显子体细胞突变率,其基因突变涉及多种途径,包括成纤维细胞生长因子、胰岛素样生长因子、PI3K 和 NOTCH 信号通路(PIK3CA、FOXO3、INSRR、NOTCH1 和 NOTCH2)。此外,组蛋白去乙酰化酶 HDAC 等分子途径的作用也获得关注。表皮生长因子受体(epithelial growth factor receptor, EGFR)家族蛋白在 ACC 组织中的高表达也受到关注。EGFR 阳性的转移 ACC 患者,靶向药物或可作为辅助疗法添加到治疗方案中[12]。

三、神经内分泌癌

鼻腔鼻窦神经内分泌癌(neuroendocrine carcinoma)是具有神经内分泌分化的高度恶性肿瘤,可以分为小细胞神经内分泌癌和大细胞神经内分泌癌。鼻腔鼻窦神经内分泌癌在组织学上与肺和头颈部其他部位的神经内分泌癌相同[14]。小细胞神经内分泌癌呈巢状、缎带状、条索状、类器官样、片状、小梁状生长,肿瘤由小到中等大小的圆形、卵圆形细胞组成,细胞核深染,染色质细颗粒状,核仁不清晰,细胞质稀少。大细胞神经内分泌癌呈器官样结构、栅栏状和 / 或小梁状,由中至大细胞组成,细胞质丰富,染色质粗糙,常有一个突出的核仁。神经内分泌癌具有高侵袭性,常侵犯神经和淋巴、血管,常见粉刺样坏死,核分裂易见(>10 个核分裂 /2mm² 或 10 个 HPF)。电镜下胞质内见神经内分泌颗粒,有确诊意义。神经内分泌癌对 CAM5.2、AE1/AE3、EMA 等细胞角蛋白表现为核周阳性,且表达至少一种神经内分泌标记物(Syn、CgA、INSM1)。可同时伴有促肾上腺皮质激素(adrenocorticotropic hormone, ACTH)、自然杀伤淋巴细胞单抗(Leu)阳性反应。

四、嗅神经母细胞瘤

鼻腔嗅神经母细胞瘤(olfactory neuroblastoma)的病理诊断主要依据如下。

1. 肿瘤发生于嗅黏膜区,即鼻腔顶部、鼻中隔的中部及上鼻甲的上表面。

2. 肿瘤位于黏膜下,呈巢状、分叶状,少数呈片状结构,肿瘤巢中神经原纤维基质多少不等,间隔以丰富的血管纤维间质,血管有时增生明显,呈血管瘤样,甚至肾小球样。

3. 低级别时,肿瘤呈小叶和巢状排列,细胞小而一致,均匀分布,核呈圆形或卵圆形,染色质粗细不等、呈盐与胡椒征,核仁小或无,无坏死,核分裂少或无,Homer-Wright 菊形团比 F1exner-Wintersteiner 菊形团较为常见。随着核多形性增大,神经原纤维基质减少甚至缺乏,肿瘤坏死,核分裂增多,高级别 ONB 的诊断较具挑战性。由于预后结果存在差异,所以提倡使用 Hyams 分级系统进行肿瘤分级。

4. 嗅神经母细胞瘤中还可以有一些特殊表现:黏液细胞、腺样、鳞状、神经节细胞、含黑色素的细胞或横纹肌母细胞分化。

5. 肿瘤与嗅上皮的关系密切，部分病例中可看到原位嗅神经母细胞瘤表现：肿瘤可向黏膜表面呈乳头状生长、嗅上皮从不典型增生至恶变的过程。

6. 免疫组化检查有助于诊断。肿瘤细胞 CKpan（-/+），Vimentin 阴性且表达多种神经内分泌的标记：Syn、CD56、NSE、CgA、神经丝蛋白（neurofilament protein, NFP）、Ⅲ类 β 微管蛋白及相关蛋白；S-100 显示肿瘤细胞巢周支持细胞（+）；GFAP 显示神经毡样背景阳性。Mhawech 等应用 RT-PCR 技术研究证实未成熟的嗅细胞可表达 hASH1，诊断明确的嗅神经母细胞瘤也可表达 hASH1，而发生于鼻腔的其他低分化肿瘤不表达 hASH1，故认为 hASH1 可作为嗅神经母细胞瘤与鼻腔内其他低分化肿瘤的一个有效的鉴别诊断指标[26]。

五、横纹肌肉瘤

横纹肌肉瘤（rhabdomyosarcoma）是一种向骨骼肌分化的恶性软组织肿瘤，包括胚胎性、腺泡状、多形性和梭形细胞型 4 个亚型。病变大体呈息肉样，表面光滑，常侵犯邻近结构。胚胎性横纹肌肉瘤是头颈部最为常见的亚型，常发生于婴幼儿，由实性片状排列的圆形至短梭形的横纹肌母细胞样细胞组成，胞质稀少或丰富嗜酸性，细胞核深染、偏位，染色质较粗，核仁明显。腺泡状横纹肌肉瘤较易发生于青壮年，镜下表现为圆形、小到中等大小的巢团状排列的肿瘤细胞间见纤维血管性间隔，这些肿瘤巢中心的瘤细胞失黏附、松散分布。梭形细胞横纹肌肉瘤排列呈束状、流水状，细胞核细长，胞质丰富、呈嗜酸性，呈梭形或多边形。原发于鼻腔鼻窦的横纹肌肉瘤的其他组织学亚型比较少见。横纹肌肉瘤特异性的免疫标志是 Desmin、MyoD1、myogenin，有时可表达 SMA、NSE。

横纹肌肉瘤常表现为高度的非整倍体水平，大多数横纹肌肉瘤为 4 倍体，并可有其他的结构畸变。横纹肌肉瘤常与嵌合型非整倍体相关。BUB1B 基因结构突变可以产生嵌合型非整倍体，染色变化主要变现为 3 号、8 号和 13 号染色体数目减少，这种现象容易诱发横纹肌肉瘤。大多数胚胎性横纹肌肉瘤具有 11 号染色体短臂（11q15.5）杂合性缺失，提示具有抑癌基因失活。在散发性胚胎性横纹肌肉瘤具有 RAS 家族成员的突变失活，其在胚胎性横纹肌肉瘤的发生过程中起协同作用。腺泡状横纹肌肉瘤（70%~80%）中有 t（2；13）（q35；q14）异位，造成了定位于 2q35 的 PAX3 的 5' 端与定位于 13q14 的 FKHR 基因 3' 端的融合。与单独的 PAX3 蛋白相比，由易位所产生的 PAX3-FKHR 融合蛋白更有力地转录激活因子，可能促进了肿瘤的发生。

六、黑色素瘤

黑色素瘤（malignant melanoma）是一种起源于黏膜黑色素细胞的恶性肿瘤。肿瘤大体呈息肉样，灰褐色至灰黑色，常出现表面溃疡。肿瘤排列呈片状、团巢状，可出现帕哲样（pagetoid）和 / 或表面扩散，瘤细胞形态多变，可呈上皮样、梭形、浆细胞样和横纹肌样、小圆细胞样等，常见明显增大的红核仁。有色素型的黑色素瘤较容易诊断，但多达 50% 的病变为无色素性，诊断较为困难，需要免疫组化协助诊断：瘤细胞表达 MelanA、HMB45、MITF、S-100、SOX10。

鼻腔鼻窦黏膜黑色素瘤在基因上与皮肤黑色素瘤不同，可发生 NRAS 或 KIT 突变，以及 CCND1（cyclin D1）扩增，BRAF 突变率低于皮肤黑色素瘤。对高度怀疑有黑色素瘤的患者，一般不主张术前活检，易引起肿瘤扩散；如果不能完整切除，可考虑组织活检，待活检确诊后，尽快行进一步治疗。

七、鼻型结外 NK/T 细胞淋巴瘤

鼻型结外 NK/T 细胞淋巴瘤（ENKTL）是一种结外淋巴瘤，具有细胞毒性表型，与 EBV 普遍相关。其形态特征为黏膜上皮下异型淋巴细胞弥散性增生，广泛浸润、破坏性生长，常围绕小血管生长、浸润和破坏血管壁，最终导致片状、地图状坏死。因肿瘤易广泛坏死，存活细胞很少，在极少数情况下，可能需要多次活组织检查来确定肿瘤。镜下肿瘤细胞大小不一，细胞核不规则折叠，染色质颗粒状，核仁小。瘤细胞表达免疫组化标记 CD3、CD56、细胞毒标记物（perforin、TIA-1 及颗粒酶 B）及 EBV 编码的小 RNA（EBER），一般不表达 CD4、CD5、CD8。

部分病例表达 CD30。瘤细胞一般无 T 细胞受体（T cell receptor, TCR）基因重排。

目前 NK/T 细胞淋巴瘤的发病机制尚不明确。研究者认为表观遗传学改变如 DNA 甲基化、组蛋白修饰以及非编码 RNA 作用是 NK/T 细胞淋巴瘤的发病因素之一。基因表达水平的改变（包括 DNA 甲基化 / 染色体构象变化）能够导致表观遗传学的改变。近年来通过比较基因组杂交和杂合性丢失技术，发现 ENKTL 存在多种分子生物学和细胞遗传学异常。90% 病例出现 6 号染色体长臂缺失（6q–），其中 6q21 区域缺失的发生频率最高，导致 HACE1、FOXO3、AIM1、PRMD1、ATG5 等抑癌基因表达下调（表 2-3-1）。约 63% 的病例存在抑癌基因 TP53 突变，尤其是进展期病例，TP53 基因突变所致 DNA 损伤修复功能异常，可能导致 ENKTL 的二次打击事件，而非驱动突变。深入研究发现，ENKTL 的基因表达谱和相关信号通路调控异常有关，包括 Janus 激酶 / 信号转导和转录激活（JAK/STAT）、血小板源性生长因子（platelet-derived growth factor, PDGFR）、AURORA 激酶和核因子（NF）-κB 等信号路径[23]。

表 2-3-1　突变基因及检出率

突变基因	检出率	突变基因	检出率	突变基因	检出率
DDX3X	20%	JAK3	5%~35%	STAT3	6%~27%
STAT5B	2%~6%	BCOR	21%	MLL2	7%~18%
TP53	12%~13%	KRAS	6%	ASXL3	4%
ARIDIA	6%	EP300	4%		

第四节　各病理类型肿瘤的临床生物学特点

一、鳞状细胞癌

鳞状细胞癌（squamous cell carcinoma）发生于鼻腔者与上颌窦者相比易于早发现，预后较好。颈部淋巴结转移或局部复发虽然少见，但是一旦发生，病情进展迅速。局部病变如进一步发展往往提示预后差。鼻腔鳞状细胞癌 5 年生存率约为 60%，上颌窦癌确诊时往往已是局部晚期，预后差。预后与分化程度和原发位置相关，预后高分化 > 中分化 > 低分化 > 未分化；鼻腔 > 上颌窦 > 筛窦 > 额窦 > 蝶窦。上颌窦鳞状细胞癌 5 年生存约为 42%[10, 11, 26]。

二、腺样囊性癌

鼻腔鼻窦腺样囊性癌（adenoid cystic carcinoma, ACC）具有嗜神经性的特点，易沿神经浸润性生长。上颌神经、下颌神经、翼管神经最易受累，肿瘤可沿上述途径广泛侵蚀鼻颅底。在肿瘤侵犯终末阶段，肿瘤细胞可到达三叉神经半月节、翼腭神经节及海绵窦。Tarsitano 等认为上述途径可作为"中继站"引导向心性（向颅内）及离心性（向体表）的神经浸润。翼腭窝由于可通过圆孔、翼管、翼上颌裂等孔道，沟通眶及颅内重要结构，被认为是 ACC 嗜神经侵犯过程中的关键结构。颅内侵犯虽常见，但周围神经亦可受累。鼻腔鼻窦 ACC 不常发生颈转移。头颈部 ACC 具有较高复发倾向。Seong 等观察到鼻腔鼻窦 ACC 术后复发率达 53.3%。尽管如此，由于其缓慢生长的特性，相当一部分晚期患者能够实现相对长时间的带瘤生存，复发与转移常发生较晚。有报道称 ACC 的 5 年生存率可达 75%~80%，而 15~20 年生存率仅 10%~30%。神经浸润常被认为与不良预后相关。Danta 等总结文献后认为，神经浸润与头颈部 ACC 局部复发相关。Thompson 等报道发生神经浸润的鼻腔鼻窦 ACC 患者的死亡率明显高于无神经浸润者（74.4%：82%，P<0.000 1）[12]。

三、神经内分泌癌

鼻腔神经内分泌癌（SNEC）在临床和生物学表现均无明显特异性。多数 SNEC 患者以进行性鼻塞或涕中带血为主要症状，病程发展快，特别是小细胞癌，进展较快，短期内可出现邻近组织受累，一般见于鼻腔、上颌窦，也可发生于筛窦、蝶窦，并累及颜面部、眼眶，向颅内、颈部、肺部、肝脏、骨等转移。同时，SNEC 还可能具有上皮和神经内分泌双向分化趋势，可以有腺癌和神经内分泌癌两种混合表现，也可有鳞状细胞癌和神经内分泌癌的两种特征。从文献报道分析来看，SNEC 多属于小细胞癌，极少为类癌。由于细胞分化程度的差异，可表现出明显不同的生物学行为，小细胞未分化型神经内分泌癌恶性程度高，局部侵袭力强，早期易扩散转移，短期内可出现邻近结构受累及远处转移。而类癌为低度恶性，局部及周围的破坏性较弱，短期内很少发生转移。神经内的病理分型与生物学行为和预后密切相关[13-16]。

四、嗅神经母细胞瘤

鼻腔嗅神经母细胞瘤（olfactory neuroblastoma）为恶性，多数肿瘤有局部侵袭性。对于嗅神经母细胞瘤，治疗方法主要为彻底手术切除联合放疗，化疗仅适用于不能完整被切除的、复发或已有转移的患者。患者预后与临床分期、组织学分级、增殖指数和多倍体等相关，低级别的肿瘤（Ⅰ级、Ⅱ级）比高级别的肿瘤（Ⅲ级、Ⅳ级）有更好的 5 年生存率。高增殖指数和高比率的多倍体复发转移率提高。大多数鼻腔鼻窦嗅神经母细胞瘤有局部累及邻近组织器官（眼眶、颅底），10%~25% 会有颈部淋巴结转移，最常见的远处转移部位为肺和骨[17, 18, 27]。

五、横纹肌肉瘤

根据 2022 年 WHO 骨与软组织肿瘤分类，横纹肌肉瘤分为胚胎性横纹肌肉瘤、多形性横纹肌肉瘤、梭形细胞横纹肌肉瘤和腺泡状横纹肌肉瘤。原发于鼻腔鼻窦的横纹肌肉瘤绝大多数为胚胎性横纹肌肉瘤。发生于成人的横纹肌肉瘤较少见，主要为多形性横纹肌肉瘤，约占成人软组织肉瘤的 3%。在儿童青少年中，以胚胎性和腺泡状横纹肌肉瘤多见。胚胎性横纹肌肉瘤为高度恶性肿瘤，侵袭性较强，常以血行转移为主，有时也通过淋巴转移。发病年龄越小预后越好。多形性横纹肌肉瘤恶性程度高，侵袭性较强，预后较差，治疗仍以手术切除肿瘤为主，术后可以辅以放化疗，目前尚无可靠的病理形态学指标能准确地预测患者预后。腺泡状横纹肌肉瘤比胚胎性横纹肌肉瘤更加具有侵袭性，预后比胚胎性横纹肌肉瘤更差。治疗方法与非原发于鼻腔鼻窦的胚胎性横纹肌肉瘤相同[19, 20]。

六、黑色素瘤

鼻窦黏膜黑色素瘤（malignant melanoma）是一种罕见的、高度侵袭性恶性肿瘤，预后很差。既往研究表明，黑色素瘤患者的性别与总生存率无明显差异，原发于鼻腔的 MM 患者比位于鼻窦的患者有更好的总生存率（OS），色素沉着已被证明与良好的预后相关。已报道的五年总生存率不超过 30%，平均生存期不超过 28 个月，五年无病生存率平均约为 26%。治疗失败的最常见原因是远处转移，其次是局部复发。远处转移最常见的部位是肺，其次是肝脏、骨骼和大脑。对预后有不良影响的因素有肿瘤厚度 >4mm（无病生存）、阳性边缘（局部复发）和骨侵犯（远处转移）。目前手术治疗为首选，术后综合治疗是关键。靶向治疗和免疫治疗的发展给 SMMM 晚期及复发患者提供了生存获益。由于 SMMM 的发病罕见，尚缺乏特异性、前瞻性临床试验数据[21]。

七、NK/T 细胞淋巴瘤

鼻型结外 NK/T 细胞淋巴瘤（extranodal-natural killer/T-cell lymphoma, nasal type, ENKTL）与 EBV 感染密切相关，临床上常表现为鼻腔及面部中线部位进行性毁损性病变，具有侵袭性强、恶性程度高的特点。目前临床上 EBKTL 分期仍较多按照 Ann Arbor 分期系统。该分期系统最初应用于 HL，后推广应用于 NHL，但对原发结外或结外病变为主的 NHL 分期及预后预测和指导方面的价值存在一定局限性。2011 年恶性淋巴瘤国际会议制订了基于 PET/CT 检查的 Lugano 分期系统，并于 2013 年进行了修订。诊断时多为 Ⅰ~Ⅱ 期病变，主要位于上呼吸道和消化道。原发肿瘤部位是临床特征和治疗选择的重要因素。鼻腔原发 NLTCL 年轻男性多见、一般状态好、Ⅰ~Ⅱ 期患者多、邻近器官受累、B 症状多、国际预后指数低、对放疗敏感[22,23]。

（李骥　翟长文）

参考文献

［1］HAAS M, HANSEN E E, LEWIS J S, et al. Is it time for a molecular-based classification system for sinonasal squamous cell carcinoma?［J］. Am J Surg Pathol. 2022, 46（7）: 873-877.

［2］YOULDEN D R, CRAMB S M, PETERS S, et al. International comparisons of the incidence and mortality of sinonasal cancer［J］. Cancer Epidemiol, 2013, 37（6）: 770-779.

［3］THOMPSON L. World Health Organization classification of tumors: pathology and genetics of head and neck tumors［J］. Ear Nose Throat J, 2006, 85（2）: 74.

［4］BARNES L, EVESON J W, REICHART P, et al. World Health Organization classification of tumours pathology and genetics head and neck tumours［M］. Lyon: IARC Press, 2005.

［5］巴恩斯. 头颈部肿瘤病理学和遗传学［M］. 刘红刚, 高岩, 译. 北京: 人民卫生出版社, 2006.

［6］BARNES L, BRANDWEIN M, SOM P M. Surgical pathology of the head and neck［M］. 2nd ed. New York: Marcel Dekker Inc, 2001.

［7］EI-NAGGAR A K, CHAN J K C, GRANDIS J R, et al. WHO Classification of Head and Neck Tumours［M］. Lyon: IARC, 2017.

［8］CRISSMAN J D, SARK W A. Squamous neoplasia of the upper aerodigestive tract. Intra epithelial and invasive squamous cell carcinoma//PILCH B Z. Head and neck surgical pathology. Philadelphia: Lippincott Williams & Wilkins, 2001: 34-52.

［9］WENIG B M. Tumors of the upper respiratory tract. Par A: Nasal cavity. paranasal sinuses and nasopharynx // FLETCHER C D M. Diagnostic histopathology of tumors. London: Churchill Livingstone, 2000.

［10］SANGHVI S, KHAN M N, PATEL N R, et al. Epidemiology of sinonasal squamous cell carcinoma: A comprehensive analysis of 4994 patients［J］. Laryngoscope, 2014, 124（1）: 76-83.

［11］QUAN H, YAN L, ZHANG H, et al. Development and validation of a nomogram for prognosis of sinonasal squamous cell carcinoma［J］. Int Forum Allergy Rhinol, 2019, 9（9）: 1030-1040.

［12］杨婧艺, 王德辉. 鼻腔鼻窦腺样囊性癌治疗进展［J］. 中国眼耳鼻喉科杂志, 2019, 19（4）: 287-292.

［13］陈莹华, 陈良嗣, 张红春, 等. 鼻腔、颞骨神经内分泌癌的生物学特征及诊治［J］. 现代肿瘤学杂志, 2013, 21（2）: 49-52.

［14］罗巧明, 李金奇, 邵少慰, 等. 鼻腔鼻窦和鼻咽部低分化神经内分泌癌临床病理分析［J］. 临床耳鼻咽喉头颈外科杂志, 2015, 29（15）: 1377-1379.

［15］彭金林, 李笑秋, 刘柱, 等. 31 例鼻腔鼻窦神经内分泌癌临床分析［J］. 临床耳鼻咽喉头颈外科杂志, 2022, 36（1）: 32-35.

［16］江超武, 纳玉萍, 郭敏, 等. 鼻腔鼻窦神经内分泌癌诊治与预后分析［J］. 昆明医科大学学报, 2013（8）: 125-128.

［17］刘福达. 嗅神经母细胞瘤的临床病例分析［J］. 临床和实验杂志, 2013, 12（18）: 1489-1490.

［18］金春化, 李文良, 翟琼莉, 等. 成人嗅神经母细胞瘤的临床策略探讨［J］. 中国临床肿瘤学杂志, 2015, 42（17）: 871-873.

［19］任伟, 阎婧, 殷海涛, 等. 局部晚期鼻腔鼻窦横纹肌肉瘤的多模式治疗经验［J］. 临床肿瘤学杂志, 2011, 16（9）: 826-828.

［20］李笑秋, 彭金林, 刘柱, 等. 35 例成人鼻腔鼻窦横纹肌肉瘤临床分析［J］. 临床耳鼻咽喉头颈外科杂志, 2020, 34（3）: 223-226.

［21］秦秦, 贺新娣, 王英. 52 例鼻腔鼻窦恶性黑色素瘤预后及其影响因素［J］. 河南医学研究, 2021, 30（9）: 1559-1563.

［22］丁志燕, 黄彩虹, 杨家佳, 等. 鼻腔自然杀伤/T 细胞淋巴瘤患者的临床病理分析［J］. 肿瘤研究与临床杂志, 2018, 30（3）: 193-196.

［23］郭霞,高举.结外 NK/T 淋巴细胞瘤鼻型的诊治进展.中华实用儿科临床杂志［J］,2019,8(34):1136-1139.

［24］吕翔,张湘燕.鼻腔、鼻窦及鼻咽部病理学［M］.贵阳:贵州科技出版社,2017.

［25］邵立伟,李杰,宋志刚,等.SMARCB1/INI1 缺失性鼻腔鼻窦癌临床病理［J］.诊断病理学杂志,2020,12(27):849-853.

［26］QUAN H,YAN L,ZHANG H,et al. Development and validation of a nomogram for prognosis of sinonasal squamous cell carcinoma［J］. Int Forum Allergy Rhinol,2019,9(9):947-1082.

［27］温琛,姜健.嗅神经母细胞瘤的研究进展［J］.临床医学与研究杂志,2021,6(7):196-198.

第三章　鼻腔鼻窦恶性肿瘤临床分期研究进展

第一节　鼻腔鼻窦鳞状细胞癌临床分期研究进展

鼻腔及鼻窦的病变可相互影响,临床上往往难以辨别瘤体起源部位,其恶性肿瘤发病率约占全部头颈肿瘤的3%[1]。笔者所在科室2011年统计的200例鼻腔鼻窦恶性肿瘤的资料显示,在鼻腔鼻窦各种恶性肿瘤中,以发病部位计,发生率鼻腔>上颌窦>筛窦>蝶窦。从病理学角度分析,以鳞状细胞癌发病率最高,约占全部病例的54.5%,鼻窦鳞状细胞癌(主要是上颌窦鳞状细胞癌)多于鼻腔鳞状细胞癌[1]。对鼻腔、鼻窦恶性肿瘤分期要基于体格检查和辅助检查,包括眼眶、鼻腔、口腔以及鼻咽、脑神经相关的体检,鼻内镜及相关部位的CT/MRI影像学检查也是必需的,其中对蚀骨性破坏的判断,CT优于MRI,但MRI能更好地判断实体瘤的范围及与阻塞性炎症的区别,以及颅内的侵犯范围。远处转移的判断需要依靠适当的影像学检查。PET/CT对原发病灶评估的用处仍需探讨,但有助于远处及区域淋巴结转移的评估。

1977年鼻腔鼻窦癌分期第一次被纳入美国癌症联合委员会(American Joint Committee on Cancer, AJCC)分期系统。目前临床应用最广泛的是第8版AJCC分期系统(表3-1-1~表3-1-4)。该分期指南适用于所有形式的癌症,包括小唾液腺来源的癌,但不包含其他非上皮性肿瘤,如淋巴组织、软组织、骨骼和软骨(即淋巴瘤和肉瘤)的肿瘤。从分期系统可以看出,鼻腔、筛窦和上颌窦癌T分期是两个不同的标准,从而更严谨地按照发病部位不同来区分疾病的严重程度。上颌窦癌发病率高于鼻腔、筛窦癌。该分期系统,第7版较之第6版的变化是将T_4的病变细化为T_{4a}、T_{4b},Ⅳ期病变随之细化为ⅣA期、ⅣB期、ⅣC期。细分后,可供临床医师按分期对晚期患者选择更合适的治疗方案。而第8版与第7版之间T分期基本没有改变。为了分期所需,鼻筛复合体被分为两个部位——鼻腔和筛窦。筛窦进一步细分为两个子部位——左和右(以鼻中隔为界)。鼻腔分为四个亚部位——鼻中隔、底、侧壁和鼻孔边缘至皮肤黏膜交界处。虽然对鼻腔鼻窦鳞状细胞癌(sinonasal squamous cell carcinoma, SNSCC)分期的描述越来越多,但是因为总发病率低,很难分开探讨,且过去鼻腔、鼻窦鳞状细胞癌是作为一个疾病进行研究,所以鼻腔、鼻窦鳞状细胞癌仍然缺乏不同分期的流行病学和行为特征的数据[2,3]。可喜的是,大数据时代让通过对数据库中小样本量的疾病进行大样本量汇总分析成为可能。应用SEER数据库进行鼻腔、鼻窦鳞状细胞癌分析逐渐增多[1,4,5]。在一项对SEER数据库1 050例鼻腔鳞状细胞癌的分析研究显示,T_1期病例最多(56.6%),其次为T_4患者,占比达19.3%。不论是T分期、N分期还是总分期,均能较好地反映患者生存率的变化,且T分期越高的患者颈淋巴结转移发生率也越高,这也与临床实际相符。另一项针对上颌窦癌的SEER数

表 3-1-1　上颌窦癌 AJCC 第 8 版分期

分期	病变范围
Tx	原发肿瘤不能评价
Tis	原位癌
T_1	肿瘤局限于上颌窦黏膜,有/无骨侵犯
T_2	肿瘤侵蚀或破坏骨质,包括硬腭和/或中鼻道,除外上颌窦后壁或翼状板
T_3	肿瘤侵犯下列任何结构:上颌窦后壁骨、皮下组织、眶底或眶内壁、翼腭窝、筛窦
T_{4a}	肿瘤侵犯眶内容物、面颊部皮肤、翼板、颞下窝、筛板、蝶窦或额窦
T_{4b}	侵犯眶尖、硬脑膜、大脑、颅中窝、脑神经(V2除外)、鼻咽或斜坡

表 3-1-2　鼻腔及筛窦 AJCC 第 8 版分期

分期	病变范围
Tx	原发肿瘤不能评价
Tis	原位癌
T_1	肿瘤局限在任一亚区,有/无骨侵犯
T_2	肿瘤侵犯一个区域内二个亚区或侵犯至鼻窦复合体一个相邻区域,有/无骨侵犯
T_3	肿瘤侵犯眶内壁或眶底、上颌窦、上腭或筛板
T_{4a}	肿瘤侵犯下列任何结构:眶内容物、鼻或面颊部皮肤、微侵犯至颅前窝、翼板、蝶窦或额窦
T_{4b}	侵犯眶尖、硬脑膜、大脑、颅中窝、脑神经(V2 除外)、鼻咽或斜坡

表 3-1-3　淋巴结转移 AJCC 第 8 版分期

分期	病变范围
N_X	区域淋巴结不能评估
N_0	无区域淋巴结转移
N_1	同侧单个淋巴结转移,淋巴结直径≤3cm,ENE(−)
N_2	同侧单个淋巴结转移,3cm<淋巴结直径≤6cm,或同侧多个淋巴结转移、淋巴结直径≤6cm,或双侧或对侧淋巴结转移、淋巴结直径≤6cm,且 ENE(−)
N_{2a}	同侧单个淋巴结转移,3cm<淋巴结直径≤6cm,ENE(−)
N_{2b}	同侧多个淋巴结转移、淋巴结直径≤6cm,ENE(−)
N_{2c}	双侧或对侧淋巴结转移、淋巴结直径≤6cm,ENE(−)
N_3	
N_{3a}	淋巴结转移,淋巴结直径 >6cm
N_{3b}	任何大小淋巴结,但有明显包膜侵犯[ENE(+)]

表 3-1-4　AJCC 第 8 版鼻腔鼻窦癌临床分期

分级	分期	分级	分期
Ⅰ期	$T_1N_0M_0$	ⅣA 期	$T_{4a}N_{0-2}M_0$、$T_{1-3}N_2M_0$
Ⅱ期	$T_2N_0M_0$	ⅣB 期	$T_{4b}N_{0-2}M_0$、$T_{1-4a}N_3M_0$
Ⅲ期	$T_3N_0M_0$、$T_{1-3}N_1M_0$	ⅣC 期	任何 T、任何 N、M_1

据库研究显示,64.3% 的患者就诊时已经为Ⅳ期,疾病特异性 5 年生存率仅为 23.4%,T_{1-4} 期患者淋巴结转移率分别为 7.6%、22.2%、18.5%、12.2%,T_{1-3} 期患者就诊时没有发现远处转移。和鼻腔鳞状细胞癌有显著差异的是,上颌窦癌 T_3 及 T_4 期患者占比为 82.4%,说明上颌窦癌发病更加隐匿、早期症状无显著性。T_{1-4} 分期患者的疾病特异性 5 年生存率分别为 42.3%、17.2%、28.8% 和 18.9%,T_{1-4} 患者的生存率没有出现下降趋势,且淋巴转移率也没有升高趋势,提示 AJCC 第 7 版分期 T 分期对预后的评估可能不准确。笔者所在科室于 2019 年再次对 SEER 数据库中鼻腔、鼻窦鳞状细胞癌进行了分析,发现 TNM 临床分期对预后预测存在不足,T_3 及 T_{4a}、Ⅲ期及Ⅳa 期生存曲线重合[6]。这都提示该分期有待进一步优化。

　　鼻腔鼻窦癌的 N 分期分为三期。在 AJCC 第 8 版中,N 分期和其他头颈部肿瘤一样引入了淋巴结结外侵犯(extranodal extension,ENE)的概念,从而变化较大。根据 AJCC/UICC 的不确定性病变按较低级别归类的不确定原则,临床 ENE(+)需严格把握诊断标准,如皮肤侵犯、肌肉和/或周边组织浸润,或脑神经、臂丛神经、交感神经、躯干或膈神经侵犯伴功能障碍。如果没有强有力的影像学、症状和/或体征、病理学证据,不能轻易判定为 ENE(+)。外科 Robbins 分区将中线淋巴结归类为同侧淋巴结,纵隔淋巴结转移归类为区域淋巴结转移(Ⅶ区)。

虽然鼻腔、筛窦癌出现区域淋巴结转移较少见，但侵犯脸颊、上牙槽或上腭软组织等相邻结构的局部晚期上颌窦癌需警惕区域淋巴结转移。须结合临床检查、影像学检查等进行仔细判别。

对完整切除并进行病理检查的原发部位和/或区域淋巴结标本可以应用病理检查 pT 和/或 pN 进行备注。放疗或化疗后切除的标本需要使用 yp（post neoadjuvant therapy classification）进行区分。但是，病理分期不能取代临床分期作为主要的分期方案。择区性颈淋巴结清扫通常应包括 10 个及以上淋巴结，根治或改良根治颈部清扫通常应包括 15 个及以上淋巴结。较少数量的阴性的淋巴结病理检查，仍被认为是 pN_0。为了精确地判断 ENE 是否存在，应对切除的全部淋巴结进行病理判读，美国病理学会对 ENE 的定义是存在于淋巴结内的、通过淋巴结包膜进入周围结缔组织、有或没有相关的基质反应的转移性肿瘤。病理学分期中 ENE（+）的定义是 ENEmi（显微镜下 ENE<2mm）或 ENEma（显微镜下 ENE>2mm）。但是，临床应用中，病理学分期并不要求必须有 ENEmi 或 ENEma，而多用于收集数据，以供未来研究分析。

由于蝶窦癌、额窦癌发病率低，该分期系统并没有包含两者，目前也没有被普遍认可的起源于上述两种部位的癌的分期标准。临床上通常将额窦癌、蝶窦癌归类为 T_4 期筛窦癌。

不同病理类型的肿瘤（鳞状细胞癌、腺癌、腺样囊性癌等）共用一个分期系统，是否能精准地判断预后，仍是个疑问。我们列举两个较为特殊的癌分类的鼻腔鼻窦恶性肿瘤进行单独的说明。虽然二者临床上均采用 AJCC 第 8 版分期系统，但独特的生物学行为可能使分期系统不能有效地判断其预后。第一种是腺样囊性癌（adenoid cystic carcinoma，ACC），其发病率约占头颈肿瘤的 1%[7]，它容易局部复发和远处转移，肺是其最常见的转移部位。沿神经侵袭性生长是其最显著的特征。近几十年来，几位作者提出了不同的分级系统来强调组织亚型作为 ACC 预后指标的作用。这种分级系统可以根据肿瘤中实性成分的比例来区分预后不良的患者。不同学者划分级别的实性成分比例不同。2015 年 Van Weert 等提出[8]，不考虑存在比例，任何的实性成分均为不良预后因素，能有效识别伴侵袭性行为和不良预后的肿瘤亚群。这个简化的评分（实体形态的存在与缺失）系统具有高度重现性和重要的预测价值。该病淋巴结转移不常见，由于其惰性生长的特性，即便肺转移的患者仍能获得较长的生存期，所以 N 分期、肺部的远处转移 M 分期是否在该病理类型中进行调整仍有待进一步研究。第二种特殊的病理类型是鼻腔、鼻窦神经内分泌癌（sinonasal neuroendocrine carcinoma，SNEC），NCCN 指南指出对于 SNEC，全身治疗应成为整体治疗的一部分，考虑进行临床试验并转诊至专门治疗这些疾病的主要医学中心。由此可以看出，该病理类型是区别于一般鳞状细胞癌的，它是高度侵袭性肿瘤，具有局部浸润和远处转移倾向，预后较差。WHO 头颈肿瘤分类中将 SNEC 分为类癌、非典型性类癌、小细胞癌（神经内分泌型），其中小细胞癌再细分为小细胞 NEC 及大细胞 NEC，其中大细胞 NEC 罕见。研究表明，相对于 TNM 分期，组织学类型和肿瘤细胞分化程度对该病的预后影响更大，分化程度不同的 SNEC 所需的治疗强度完全不同[9,10]。而涉及本病分期相关的研究几乎没有，所以，是否需要将该病单独进行分期，仍有待进一步探讨。

第二节　鼻腔鼻窦嗅神经母细胞瘤临床分期研究进展

鼻腔鼻窦嗅神经母细胞瘤（esthesioneuroblastoma，ENB）是鼻腔鼻窦恶性肿瘤中第二高发的一种病理类型[11,12]，占鼻腔鼻窦恶性肿瘤的 3%~6%[11,12]，它被认为是一种起源于鼻腔顶部的嗅神经上皮，并有向筛窦侵犯倾向的恶性肿瘤。目前广泛使用的是改良的 Kadish 分期（也称 Foote 分期），亦可使用 Dulguerov 分期。该类肿瘤还有病理 Hyams 分级来协同判别肿瘤的恶性程度。一个有效且精准的分期系统中各期别患者的预后生存情况应能够区分开、且能较好地预测预后，但多个研究均显示嗅神经母细胞瘤各种分期系统都不够完善、无法达到上述要求。Joshi[13] 等对美国国家癌症数据库中 2004—2015 年间的 883 例嗅神经母细胞瘤患者进行分析，发现改良 Kadish A~D 患者 5 年生存率分别为 86.3%、89.6%、81.8% 和 60%，10 年的 OS 则分别为 67.2%、82.7%、61.5 和 29.5%。Dulguerov 分期 T_{1-4} 期的 5 年生存率则为 87.7%、84.3%、72.3% 和 77.9%。上述两种分期系统各期别生存曲线出现交叉，不能很好地预测预后。在改良的 Kadish 分期中，肿瘤侵犯至鼻窦以外的结构或区域被定义为 C 期。这样的定义结果导致大量有不同侵犯程度和不同肿瘤负荷的患者均被划入 C 期，预后差异较大。而只要存在淋巴结或远处转移即被划入 D 期，这些患者淋巴结大小、发生部位、是否单独或并发远处转移等因素均未被列出，预后的偏差亦较大。既往研究显示，肿块侵犯眼眶、转移淋巴结大小均是影响预后的不良因素[14-16]。有研究尝试将淋巴结大小、肿块侵犯的具体情况进行归类，优化为新的 TNM 分期，结果显示各期别之间生存曲线彼此分开，且能较好地预测预后[17]。但该研究仅为一家单位的小样本量回顾性研究，是否能应用于临床实际，仍需要多中心、大样本量的前瞻性研究。

Hyams 病理分级系统亦可用来评估鼻腔鼻窦嗅神经母细胞瘤的预后。一项纳入了 33 项研究的 Meta 分析显示[18]，Hyams Ⅱ级和Ⅳ级患者的无复发生存率（RFS）和 OS 存在显著差异，而 Hyams Ⅰ级和Ⅱ级的 RFS 和 OS 差异无统计学意义。Hyams Ⅲ ~ Ⅳ级病例相比Ⅱ级，有更明显的淋巴结及远处转移倾向。该项研究将低、高级别和 Kadish Ⅰ期和Ⅱ期及Ⅲ期和Ⅳ期患者分别进行分组，发现低级别（Hyams Ⅰ ~ Ⅱ级）、高分期（Kadish Ⅲ ~ Ⅳ期）组和高级别（Hyams Ⅲ ~ Ⅳ级）、低分期（Kadish Ⅰ ~ Ⅱ期）组之间 OS 没有显著差异，其他各组之间 OS 均有差别，且放疗仅对 Hyams Ⅲ ~ Ⅳ级有效。故将病理分级纳入分期系统，有助于选择更合适的治疗手段以及预测患者的生存（表 3-2-1~ 表 3-2-3）。

综上所述，目前嗅神经母细胞瘤的分期系统均不能很好地协助临床医师判断预后，亟须大样本量、多中心的研究推进分期系统的演进，以为临床服务。

表 3-2-1　改良的 Kadish 分期

分期	病变范围	分期	病变范围
A	局限于单侧鼻腔	C	侵犯鼻腔鼻窦之外结构
B	侵犯鼻腔和鼻窦	D	区域或远处转移

表 3-2-2　鼻腔鼻窦嗅神经母细胞瘤 TNM 分期

分期		病变范围
原发肿瘤	T_1	肿瘤侵犯鼻腔和 / 或鼻窦（蝶窦除外），未累及筛窦最上部
	T_2	肿瘤侵犯鼻腔 / 或鼻窦（包括蝶窦），累及或破坏筛板
	T_3	肿瘤侵犯眼眶，或突入颅前窝，未累及脑膜
	T_4	肿瘤侵犯脑组织
淋巴结	N_0	无颈部淋巴结转移
	N_1	任何形式的颈部淋巴结转移
远处转移	M_0	无远处转移
	M_1	伴远处转移

表 3-2-3　鼻腔鼻窦嗅神经母细胞瘤 Hyams 病理分级

病理特点	Ⅰ级	Ⅱ级	Ⅲ级	Ⅳ级
结构	分叶状	分叶状	多变	多变
纤维基质	较多	有	很少	无
有丝分裂	无	有	明显	显著
坏死	无	无	可有	常见
核多形性	无	中等	明显	显著
菊形团	Homer-Wright	Homer-Wright	Flexner-Wintersteiner	Flexner-Wintersteiner

第三节　鼻腔鼻窦横纹肌肉瘤临床分期研究进展

横纹肌肉瘤（rhabdomyosarcoma，RMS）是一种软组织恶性肿瘤，起源于原始间充质细胞，有横纹肌分化倾向。好发于儿童及青少年。2022年WHO公布的软组织与骨肿瘤分类中，将RMS分成胚胎性、腺泡状、多形性和硬化性。横纹肌肉瘤是头颈最常见的肉瘤，以鼻腔和上颌窦较为高发。横纹肌肉瘤分期目前有两大系统：国际儿科肿瘤研究协会根据治疗前影像学制订的临床分期系统（表3-3-1）和美国横纹肌肉瘤研究组（Intergroup Rhabdomyosarcoma Study Group，IRS）分期系统。2022版中国肿瘤整合诊治指南（CACA）儿童（含青少年）横纹肌肉瘤中根据病理亚型、术后病理分期和术前临床分期，将RMS分为低危、中危和高危3组（表3-3-3），进行分层并不断优化治疗方案，进一步改善预后。IRS分期系统自1972年一直广泛应用于临床。该分期系统根据手术切除的范围及术后病理镜下结果进行分期（表3-3-2）。其中，头颈部位预后不良的位置指脑膜旁区域（包括鼻咽、鼻腔、鼻窦、颞下窝、翼腭窝及中耳），原因是解剖复杂、周围重要器官多，很难行根治性手术，所以被归类为预后不良位置。临床中再根据病理亚型、术后病理分期和术前临床分期，将RMS分为低危、中危和高危3组（表3-3-3），进行分层并不断优化治疗方案，进一步改善预后。而根据NCCN指南，成人的头颈部横纹肌肉瘤AJCC/UICC第8版开始，采用头颈部软组织肿瘤分期标准（表3-3-4），这是第一次将软组织肿瘤根据解剖部位进行单独分期，第8版将作为起点和研究工具，以为新的分期提供更细化的基于解剖部位的数据。

表 3-3-1　横纹肌肉瘤治疗前 TNM 临床分期系统

分期	原发部位	肿瘤浸润	肿瘤最大径 /cm	淋巴结	远处转移
I	预后良好的原发部位	T_1 或 T_2	≤5 或 >5	N_0、N_1、Nx	M_0
II	预后不良的原发部位	T_1 或 T_2	≤5	N_0、Nx	M_0
III	预后不良的原发部位	T_1 或 T_2	≤5 >5	N_1 N_0、N_1、Nx	M_0
IV	预后良好和不良的原发部位	T_1 或 T_2	≤5 或 >5	N_0、N_1	M_1

注：预后良好的原发部位包括眼眶、头颈（除外脑膜旁区域）、胆道、非肾脏、膀胱和前列腺区泌尿生殖道。预后不良的原发部位包括膀胱和前列腺、肢体、脑膜、背部腹膜后、盆腔、会阴部及肛周、胃肠道和肝脏。
　　T分期：T_1.肿瘤局限于原发解剖部位；T_2.肿瘤超出原发解剖部位，侵犯邻近器官或组织。
　　N分期：N_0.无区域淋巴结转移；N_1.有区域淋巴结转移；Nx.区域淋巴结转移不详。
　　M分期：M_0.无远处转移；M_1.有远处转移。

表 3-3-2　IRS 术后 - 病理分期系统

分期	临床特征
I	局限性病变，肿瘤完全切除，且病理证实已完全切除，无区域淋巴结转移（除头颈部病灶外，需要淋巴结活检或切除以证实无区域淋巴结受累）
Ia	肿瘤局限于原发肌肉或原发器官
Ib	肿瘤侵犯至原发肌肉或器官以外的邻近组织，如穿过筋膜层
II	肉眼所见肿瘤完全切除，肿瘤具有局部浸润或区域淋巴结转移
IIa	肉眼所见肿瘤完全切除，但镜下有残留，区域淋巴结无转移
IIb	肉眼所见肿瘤完全切除，镜下无残留，但区域淋巴结转移
IIc	肉眼所见肿瘤完全切除，镜下有残留，区域淋巴结有转移

分期	临床特征
Ⅲ	肿瘤未完全切除或仅活检取样,肉眼有明显残留肿瘤
Ⅲa	仅做活检取样
Ⅲb	肉眼所见肿瘤大部分被切除,但肉眼有明显残留肿瘤
Ⅳ	有远处转移:肺、肝、骨、骨髓、脑、远处肌肉或淋巴结转移(脑脊液细胞学检查阳性,胸腔积液或腹腔积液以及胸膜或腹膜有瘤灶种植)

表 3-3-3　2022 版中国肿瘤整合诊治指南儿童(含青少年)RMS 危险度分级

危险度分级	病理亚型	TNM 分期	IRS 分级
低危	胚胎性	1	Ⅰ ~ Ⅲ
低危	胚胎性	2~3	Ⅰ ~ Ⅱ
中危	胚胎性、多形性	2~3	Ⅲ
中危	腺泡状、多形性	1~3	Ⅰ ~ Ⅲ
高危	胚胎性、多形性、腺泡状	4	Ⅳ

表 3-3-4　软组织肿瘤分期

分期	病变范围
T(原发肿瘤)	
Tx	原发肿瘤无法评估
T_0	无原发肿瘤证据
T_1	肿瘤最大径≤2cm
T_2	2cm< 肿瘤最大径≤4cm
T_3	肿瘤最大径 >4cm
T_{4a}	肿瘤侵及眼眶、颅底或硬脑膜、中央室、面部骨骼和 / 或翼状肌
T_{4b}	肿瘤侵及脑实质,包裹颈动脉,侵及椎前肌或沿周围神经侵犯中枢神经
N(区域淋巴及转移)	
Nx	区域淋巴结无法确定
N_0	无区域淋巴结转移
N_1	有区域淋巴结转移
M(远处转移)	
M_0	无远处转移
M_1	有远处转移

但上述分期系统是否能很好地预测该疾病的预后,仍然存在争议。例如,针对肿瘤大小是否影响预后不同的研究结论不同[19-23],淋巴结转移是否是预后的不良因素,不同的研究结论也不一样[19-21, 24]。研究显示,发生于鼻腔鼻窦各部位的 RMS 预后没有明显差异[17],由此看来似乎没有将鼻腔鼻窦各部位的 RMS 单独分期的必要,但这也有可能是由于鼻腔、鼻窦按解剖结构划分后,发病例数更低,更难以出现统计学差异导致的。现代显微外科技术、影像诊断技术、术中神经导航和内镜技术已经显著改变了鼻 - 颅底手术的概念。这些改进显著扩展了肿瘤切除的范围。有研究发现[19, 23, 25],接受手术的横纹肌肉瘤病例预后好于未手术患者。本单位研究发现,临床 Ⅰ期病例预后好于其他期别,但亦有研究报道,鼻腔鼻窦病例中临床分期系统不能预测预后[16, 22]。因此,是否需要按照手术的难易程度、解剖部位来优化鼻腔鼻窦 RMS 分期,需要进一步、大样本量的研究。另外,多项研究发现,发病年龄小于 10 岁被认为是一个影响预后的良好因素[26-28]。是否需要将年龄纳入分期系统,也是个疑问。

第四节 头颈部黏膜黑色素瘤临床分期研究进展

黏膜黑色素瘤是一类罕见的恶性肿瘤,其中发生在头颈部的占到55%[29]。头颈部黏膜黑色素瘤(melanoma)主要发生在鼻腔鼻窦,约为72%[30]。黏膜黑色素瘤最早的分期方法是由 Ballantyne 等[31]提出的:Ⅰ期为肿瘤局限于原发部位,没有颈淋巴结及远处转移;Ⅱ期为肿瘤发生了区域性淋巴结转移,不伴有远处转移;Ⅲ期为有远处远转。该分期没有考虑原发肿瘤的大小和侵犯部位,局限性较大。亦有其他学者尝试提出自己的分期系统,但均未能广泛应用于临床[32,33]。第 7 版 AJCC 分期首次提出了头颈部黏膜黑色素瘤的 TNM 分期系统(表 3-4-1),考虑到该疾病恶性程度高,即使病变早期也有较高的复发率和死亡率,该分期没有定义 T_1 和 T_2,局限于黏膜层的即被定义为 T_3 期。AJCC 第 8 版对第 7 版并没有做出修订。有数个研究对该分期系统进行了验证,发现不同 T 分期和总分期患者间的生存曲线存在差异性[34-37]。有研究尝试将鼻腔鼻窦黑色素瘤按照第 6 版 AJCC 分期的鼻腔鼻窦鳞状细胞癌分期对比第 7 版头颈部黏膜黑色瘤分期,发现疾病特异性第 7 版分期更具有优势,能更准确地描述晚期患者的预后。但也有研究提出[34],目前的分期中,肿瘤累及邻近解剖部位(如鼻咽、上腭、蝶窦、筛窦、眼眶等)未予以体现,且多因素分析显示,累及蝶窦是不良预后因素。肿瘤发生部位是否与预后相关,则在不同的研究有不同的结论[34,37,38]。AJCC 第 7 版分期对淋巴结转移的划分只是有或无,现有的研究多提示淋巴结对预后没有影响[30,36,37],但这可能是因为病例资料较少、病种预后均较差引起各研究无法细化淋巴结转移的大小、多少、部位对预后的影响。综上所述,现有的 AJCC 分期仍存在争议,有进一步优化的需求。

表 3-4-1 第 7 版 AJCC 头颈部黏膜黑色素瘤的 TNM 分期系统

分期		病变范围
T 分期	T_3	黏膜病变
	T_{4a}	侵及深部软组织、软骨、骨
	T_{4b}	侵及脑组织、硬脑膜、颅底、后组脑神经(Ⅸ、Ⅹ、Ⅺ、Ⅻ)、咬肌间隙、颈动脉、椎前间隙、纵隔
N 分期	Nx	不确定是否发生淋巴结转移
	N_0	无区域淋巴结转移
	N_1	区域淋巴结转移
M 分期	M_0	无远处转移
	M_1	有远处转移
临床分期	Ⅲ期	$T_3N_0M_0$
	Ⅳa 期	$T_{4a}N_0M_0$、$T_{3-4a}N_1M_0$
	Ⅳb 期	T_{4b}、任何 N、M_0
	Ⅳc 期	任何 T、任何 N、M_1

第五节 鼻腔 NK/T 淋巴瘤临床分期研究进展

鼻腔 NK/T 淋巴瘤属于结外鼻型 NK/T 淋巴瘤的一种具有临床异质性的亚组,其发生与 EB 病毒感染相关。
多年来,该病种并没有独立的分期系统,一直引用 Ann Arbor 分期(表 3-5-1)标准。在该分期中,原发病变侵犯邻近器官不改变临床分期,但在鼻腔 NK/T 细胞淋巴瘤的病例中,原发病灶容易侵及周围组织或器官,其广泛程度是影响预后的重要因素。因此,临床中 Ann Arbor 分期系统是否适合鼻腔 ENKTCL 一直存疑。

表 3-5-1　Ann Arbor 分期

分期	病变范围
Ⅰ期	原发肿瘤有或无邻近器官受侵,但无淋巴结或远处转移
Ⅱ期	合并有区域(膈上)淋巴结受侵
Ⅲ期	合并有膈下淋巴结受侵
Ⅳ期	合并远处结外器官受侵

2014 年 Lugano 分期对该分期进行了优化,具体为:Ⅰ期定义为肿瘤侵及鼻腔或鼻窦,侵及或未侵及邻近的结构或组织器官,而未侵及淋巴结或远处组织器官;如果累及邻近组织或器官则被视为ⅠE 期;Ⅱ期定义为鼻腔或鼻窦受侵犯合并横膈同侧一个或多个淋巴结区域受累。

既往研究表明,局部肿块侵犯范围和区域淋巴结转移是鼻腔 NK/T 细胞淋巴瘤主要的预后因素,且基于Ⅰ期鼻腔鼻窦淋巴瘤病变程度的 T 分期是预后最强的预测因子[39-41]。故中山大学肿瘤防治中心于 2015 年提出了 TNM 分期(表 3-5-2)。通过单中心数据将其与 Ann Arbor 分期进行了对比,发现 TNM 分期对肿瘤负荷和生存风险分层方面较 Ann Arbor 分期更有优势。而且,TNM 分期的应用可能使其他预测指标不再重要,例如年龄[42]。但该分期系统仍需要大规模、多中心的前瞻性研究进行验证。

表 3-5-2　2015 年中山大学肿瘤防治中心提出的 TNM 分期

分期			病变范围		
T 分期	T_1		病灶局限于鼻腔		
	T_2		病灶侵犯上颌窦、前组筛窦、鼻翼、硬腭、鼻咽部		
	T_3		病灶侵犯后组筛窦、颊部、牙槽骨、蝶窦、眼眶下壁或内壁、咽旁间隙、翼状肌		
	T_4		病灶侵犯额窦、眼眶其他部位、翼状肌以外的咬肌间隙、颅底、颅内、脑神经		
N 分期	N_0		没有局部淋巴结转移		
	N_1		单侧淋巴结转移		
	N_2		双侧淋巴结转移		
M 分期	M_0		没有头颈部以外区域的远端受累		
	M_1		有头颈部以外区域的远端受累		
分期	Ⅰ	ⅠA	T_1	N_0	M_0
		ⅠB	T_2	N_0	M_0
	Ⅱ		T_3	N_0	M_0
			T_{1-2}	N_1	M_0
	Ⅲ		T_3	N_1	M_0
			T_{1-3}	N_2	M_0
			T_4	N_{0-2}	M_0
	Ⅳ		任何 T	任何 N	M_1

2015 年，中国淋巴瘤协作组建立了 Nomogram 预后模型[43]，模型纳入了年龄 >60 岁、ECOG 评分 22 分、Ⅱ期、LDH 升高、PTI 五项独立预后因素，对局限期 ENKTCL 的风险有良好的预测能力（表 3-5-3）。通过一致性指数发现，该模型的预测及鉴别能力优于 Lugano 分期、韩国预后指数（Korean Prognostic Index，KPI）、国际预后指数（International Prognostic Index，IPI）及 NK/T 淋巴瘤预后指数（prognostic index of natural killer lymphoma，PINK），包括其衍生出的 Nomogram 简化风险指数（nomogram-revised risk index，NRI）[44]，其有望成为 ENKTCL 患者设计临床试验和选择个体化治疗方案的有效模型。但 NRI 是为需要放疗的早期 NKTCL 患者设计的，而且其中应用的分期系统为 Ann Arbor 分期，是否有更全面的、包含更优越的分期系统的预后指数系统，仍有待进一步研究。2020 年，中国学者基于亚洲和中国的结外鼻型 NK/T 细胞淋巴瘤患者数据，建立了结外鼻型 NK/T 细胞淋巴瘤的分期系统，命名为中国南方肿瘤临床研究协会（Chinese Southwest Oncology Group，CSWOG）和亚洲淋巴瘤协作组（Asian Lymphoma Study Group，ALSG）分期系统，简称 CA 分期（表 3-5-4），该分期系统亦建立于解剖学基础上，能根据解剖结构有效地将患者划分为不同的病期，而且，统计学分析显示，CA 分期优于 Ann Arbor 分期和 PINK 预后指数[45]。该分期系统及 NRI 包含了我国学者在 NKTCL 中独到的见解和全面系统的研究数据，期待其在临床更广泛地得到验证。

表 3-5-3　NK/T 淋巴瘤预后指数

预测因子	标准	分值
年龄	>60 岁	1
分期	Ⅱ期	1
分期	Ⅲ ~ Ⅳ	2
ECOG 评分	≥2	1
LDH	增高	1
PTI（定义为肿瘤超过原发部位，侵犯至邻近解剖结构）	是	1
危险度	低危	0
危险度	中危	1
危险度	中高危	2
危险度	高危	≥3（早期）、3（晚期）
危险度	极高危	≥4（晚期）

表 3-5-4　CA 分期

分期	病变范围
Ⅰ期	病变局限于鼻腔或鼻咽，无局部侵袭，无淋巴结受累
Ⅱ期	非鼻型病变；鼻腔 / 鼻咽病变伴局部侵袭；无淋巴结受累
Ⅲ期	病变伴区域性淋巴结受累
Ⅳ期	累及非区域淋巴结；横膈两侧淋巴结受累；播散性病变

（陈浮）

参考文献

[1] UNSAL A A. , DUBAL P M, PATEL T D, et al. , Squamous cell carcinoma of the nasal cavity: A population-based analysis[J]. Laryngoscope, 2016, 126(3): 560-565.

[2] BHATTACHARYYA N. Cancer of the nasal cavity: survival and factors influencing prognosis[J]. Arch Otolaryngol Head Neck Surg, 2002, 128(9): 1079-1083.

[3] SCURRY W C, GOLDENBERG D, CHEE M Y, et al. Regional recurrence of squamous cell carcinoma of the nasal cavity: a systematic review and meta-analysis[J]. Arch Otolaryngol Head Neck Surg, 2007, 133(8): 796-800.

[4] AHN P H, MITRA N, ALONSO-BASANTA M, et al. Risk of lymph node metastasis and recommendations for elective nodal treatment in squamous cell carcinoma of the nasal cavity and maxillary sinus: a SEER analysis[J]. Acta Oncol, 2016, 55(9-10): 1107-1114.

[5] DUBAL P M, BHOJWANI A, PATEL T D, et al. Squamous cell carcinoma of the maxillary sinus: A population-based analysis[J]. Laryngoscope, 2016, 126(2): 399-404.

[6] QUAN H, YAN L, ZHANG H, et al. Development and validation of a nomogram for prognosis of sinonasal squamous cell carcinoma[J]. Int Forum Allergy Rhinol, 2019, 9(9): 1030-1040.

[7] COCA-PELAZ A, RODRIGO J P, BRADLEY P J, et al. Adenoid cystic carcinoma of the head and neck--An update[J]. Oral Oncol, 2015, 51(7): 652-661.

[8] van WEERT S, VAN DER WAAL I, WITTE B I, et al. Histopathological grading of adenoid cystic carcinoma of the head and neck: analysis of currently used grading systems and proposal for a simplified grading scheme[J]. Oral Oncol, 2015, 51(1): 71-76.

[9] van der LAAN T P, IEPSMA R, WITJES M J, et al. , Meta-analysis of 701 published cases of sinonasal neuroendocrine carcinoma: The importance of differentiation grade in determining treatment strategy[J]. Oral Oncol, 2016, 63: 1-9.

[10] PATEL T D, VAZQUEZ A, DUBAL P M, et al. , Sinonasal neuroendocrine carcinoma: a population-based analysis of incidence and survival[J]. Int Forum Allergy Rhinol, 2015, 5(5): 448-453.

[11] BROICH G, PAGLIARI A, OTTAVIANI F. Esthesioneuroblastoma: a general review of the cases published since the discovery of the tumour in 1924[J]. Anticancer Res, 1997, 17(4A): 2683-2706.

[12] JETHANAMEST D, MORRIS L G, SIKORA A G, et al. Esthesioneuroblastoma: a population-based analysis of survival and prognostic factors[J]. Arch Otolaryngol Head Neck Surg, 2007, 133(3): 276-280.

[13] JOSHI R R, HUSAIN Q, ROMAN B R, et al. Comparing Kadish, TNM, and the modified Dulguerov staging systems for esthesioneuroblastoma[J]. J Surg Oncol, 2019, 119(1): 130-142.

[14] SONG X, WANG J, WANG S, et al. , Prognostic factors and outcomes of multimodality treatment in olfactory neuroblastoma[J]. Oral Oncol, 2020, 103: 104618.

[15] YIN Z Z, LUO J W, GAO L, et al. Spread patterns of lymph nodes and the value of elective neck irradiation for esthesioneuroblastoma[J]. Radiother Oncol, 2015, 117(2): 328-332.

[16] KUAN E C, NASSER H B, CAREY R M, et al. A population-based analysis of nodal metastases in esthesioneuroblastomas of the sinonasal tract[J]. Laryngoscope, 2019, 129(5): 1025-1029.

[17] 孙萌, 一、嗅神经母细胞瘤不同分期系统的预测价值及综合治疗疗效分析 二、鼻咽原发性腺癌的疗效分析及治疗模式探讨[D/OL]. 北京: 北京协和医学院, 2021: https: //kns. cnki. net/kcms2/article/abstract?v=Ma1nt2RbXaidSb3mg2MPozUAGne2HXrLAv88_6lbLoH6dJUu_DLZBtz1HPi_9DaPFRj69grwsaVk-r7mRyz9fA5-QoVxVF6rOKLSp28__Lgf2a4vdaaU_0w2o6uALMe36Csq0OjWndt8LyveLLodTg==&uniplatform=NZKPT&language=CHS.

[18] VUONG H G, NGO T N M, DUNN I F. Consolidating the Hyams grading system in esthesioneuroblastoma-an individual participant data meta-analysis[J]. J Neurooncol, 2021, 153(1): 15-22.

[19] LI W, LU H, WANG D. Therapeutic outcome and prognostic factors in sinonasal rhabdomyosarcoma: a single-institution case series[J]. J Cancer Res Clin Oncol, 2019, 145(11): 2793-2802.

[20] WU Y, LI C, ZHONG Y, et al. Head and neck rhabdomyosarcoma in adults[J]. J Craniofac Surg, 2014, 25(3): 922-925.

［21］UNSAL A A，S Y CHUNG，UNSAL A B，et al. A population-based analysis of survival for sinonasal rhabdomyosarcoma［J］. Otolaryngol Head Neck Surg，2017，157（1）：142-149.

［22］FYRMPAS G，WURM J，ATHANASSIADOU F，et al. Management of paediatric sinonasal rhabdomyosarcoma［J］. J Laryngol Otol，2009，123（9）：990-996.

［23］RANEY R B，MAURER H M，ANDERSON J R，et al. The Intergroup Rhabdomyosarcoma Study Group（IRSG）：Major Lessons From the IRS-I Through IRS-Ⅳ Studies as Background for the Current IRS-V Treatment Protocols［J］. Sarcoma，2001，5（1）：9-15.

［24］SULTAN I，QADDOUMI I，YASER S，et al. Comparing adult and pediatric rhabdomyosarcoma in the surveillance，epidemiology and end results program，1973 to 2005：an analysis of 2，600 patients［J］. J Clin Oncol，2009，27（20）：3391-3397.

［25］LEE R J，LEE K K，LIN T，et al. Rhabdomyosarcoma of the head and neck：impact of demographic and clinicopathologic factors on survival［J］. Oral Surg Oral Med Oral Pathol Oral Radiol，2017，124（3）：271-279.

［26］PAPPO A S，SHAPIRO D N，CRIST W M，et al. Biology and therapy of pediatric rhabdomyosarcoma［J］. J Clin Oncol，1995，13（8）：2123-2139.

［27］Turner，J. H. and J. D. Richmon，Head and neck rhabdomyosarcoma：a critical analysis of population-based incidence and survival data［J］. Otolaryngol Head Neck Surg，2011，145（6）：967-973.

［28］MACHAVOINE R，HELFRE S，BERNIER V，et al. Locoregional control and survival in children，adolescents，and young adults with localized head and neck alveolar rhabdomyosarcoma-the French experience［J］. Front Pediatr，2021，9：p. 783754.

［29］Chang A E，Karnell L H，Menck H R. The National Cancer Data Base report on cutaneous and noncutaneous melanoma：a summary of 84，836 cases from the past decade［J］. The American College of Surgeons Commission on Cancer and the American Cancer Society. Cancer，1998，83（8）：1664-1678.

［30］JETHANAMEST D，VILA P M，SIKORA A G，et al. Predictors of survival in mucosal melanoma of the head and neck［J］. Ann Surg Oncol，2011，18（10）：2748-2756.

［31］BALLANTYNE A J. Malignant melanoma of the skin of the head and neck. An analysis of 405 cases［J］. Am J Surg，1970，120（4）：425-431.

［32］THOMPSON L D，WIENEKE J A，MIETTINEN M. Sinonasal tract and nasopharyngeal melanomas：a clinicopathologic study of 115 cases with a proposed staging system［J］. Am J Surg Pathol，2003，27（5）：594-611.

［33］Prasad M L，Patel S G，Huvos A G，et al. Primary mucosal melanoma of the head and neck：a proposal for microstaging localized，Stage I（lymph node-negative）tumors［J］. Cancer，2004，100（8）：1657-1664.

［34］KOIVUNEN P，BACK L，PUKKILA M，et al. Accuracy of the current TNM classification in predicting survival in patients with sinonasal mucosal melanoma［J］. Laryngoscope，2012，122（8）：1734-1738.

［35］GAL T J，SILVER N，HUANG B. Demographics and treatment trends in sinonasal mucosal melanoma［J］. Laryngoscope，2011，121（9）：2026-2033.

［36］SHUMAN A G，LIGHT E，OLSEN S H，et al. ，Mucosal melanoma of the head and neck：predictors of prognosis［J］. Arch Otolaryngol Head Neck Surg，2011，137（4）：331-337.

［37］MOYA-PLANA A，AUPERIN A，OBONGO R，et al. Oncologic outcomes，prognostic factor analysis and therapeutic algorithm evaluation of head and neck mucosal melanomas in France［J］. Eur J Cancer，2019，123：1-10.

［38］DAUER E H，LEWIS J E，ROHLINGER A L，et al. Sinonasal melanoma：a clinicopathologic review of 61 cases［J］. Otolaryngol Head Neck Surg，2008，138（3）：347-352.

［39］KIM T M，PARK Y H，LEE S Y，et al. Local tumor invasiveness is more predictive of survival than International Prognostic Index in stage Ⅰ（E）/Ⅱ（E）extranodal NK/T-cell lymphoma，nasal type［J］. Blood，2005，106（12）：3785-3790.

［40］LEE J，SUH C，PARK Y H，et al. Extranodal natural killer T-cell lymphoma，nasal-type：a prognostic model from a retrospective multicenter study［J］. J Clin Oncol，2006，24（4）：612-618.

［41］LOGSDON M D，HA C S，KAVADI V S，et al. Lymphoma of the nasal cavity and paranasal sinuses：improved outcome and altered prognostic factors with combined modality therapy［J］. Cancer，1997，80（3）：477-488.

［42］Yan Z，Huang H Q，Wang X X，et al. A TNM Staging System for Nasal NK/T-Cell Lymphoma［J］. PLoS One，2015，10（6）：p. e0130984.

［43］YANG Y，ZHANG Y J，ZHU Y，et al. Prognostic nomogram for overall survival in previously untreated patients with extranodal NK/T-cell lymphoma, nasal-type: a multicenter study[J]. Leukemia, 2015, 29(7): 1571-1577.

[44] CHEN S Y, YANG Y, QI S N, et al. Validation of nomogram-revised risk index and comparison with other models for extranodal nasal-type NK/T-cell lymphoma in the modern chemotherapy era: indication for prognostication and clinical decision-making[J]. Leukemia, 2021, 35(1): 130-142.

[45] HONG H, LI Y, LIM S T, et al. A proposal for a new staging system for extranodal natural killer T-cell lymphoma: a multicenter study from China and Asia Lymphoma Study Group[J]. Leukemia, 2020, 34(8): 2243-2248.

第四章 神经网络分布与肿瘤侵袭特点

第一节 鼻腔鼻窦恶性肿瘤治疗现状概述

头颈部恶性肿瘤在其进展过程中常侵犯周围神经(perineural invasion，PNI)，其侵袭程度与差的治疗预后及治疗后复发密切相关，是一个突出的临床特征。通常，PNI特指组织学上发现肿瘤侵犯神经，而当肿瘤侵犯周围神经，并伴有明显的影像学改变及神经受侵的临床症状时，被称为周围神经肿瘤播散(perineural tumor spread，PNTS)[1]。在术后肿瘤组织学病理特征的描述中，是否伴有肿瘤的神经侵犯是规范化病理报告的一部分。而在影像学诊断报告中，由于约40%的患者并不产生相应的临床症状，同时由于影像识别的困难性，并非所有的影像学报告均能描述是否存在神经侵犯。肿瘤放射治疗医师必须具备良好的解剖学知识及影像学知识，并充分了解相关肿瘤的生物学特征，才能在靶区勾画时正确定义肿瘤的临床靶区，有效控制肿瘤，最大限度地降低肿瘤复发概率。

在头颈部恶性肿瘤中，鼻腔鼻窦恶性肿瘤以病理类型繁多为突出特点，不同组织病理类型的肿瘤呈现出完全不同的临床生物学特点及侵袭神经的能力，而且侵袭神经的发生率也与肿瘤发生的部位相关，头颈部肿瘤发展中神经侵犯现象已受到越来越多的关注[2-4]。目前为止，尚缺乏按病理类型编写的显示显微镜下以及影像学显示神经侵犯程度的鼻腔鼻窦恶性肿瘤实践指南，而肿瘤精确放疗技术的发展要求放射肿瘤医师必须充分认识肿瘤靶区和影像上并未显示的临床靶区，才能在实施放射治疗时既不遗漏肿瘤靶区，同时最大可能地减少对正常组织的放射损伤。鼻腔鼻窦紧邻中枢神经系统和视路，肿瘤的综合治疗策略与患者治疗后生活质量密切相关，放射肿瘤医师只有充分掌握头颈部神经网络的通路及不同肿瘤侵袭的生物学特点，才能实施精确放射治疗。

第二节 鼻腔鼻窦相关的神经分布及其网络联通特点

与鼻腔鼻窦关系最为密切的神经是第Ⅰ(嗅神经)、Ⅱ(视神经)、Ⅲ(动眼神经)、Ⅳ(滑车神经)、Ⅴ(三叉神经)、Ⅵ(展神经)、Ⅶ(面神经)对脑神经[4]，这些脑神经或与鼻腔鼻窦功能相关，或与鼻腔鼻窦紧邻，或穿越过鼻腔鼻窦，在鼻腔鼻窦恶性肿瘤的发展过程中肿瘤可能累及这些脑神经，从而改变肿瘤的扩散途径，导致不同的临床病理过程。在以上脑神经中，又以三叉神经分布最广，并与其他脑神经形成广泛的交通联络，成为鼻腔鼻窦恶性肿瘤扩散中最主要及最常见的神经通路。恶性肿瘤在组织中的浸润扩散与沿神经扩散呈现完全不同的临床生物学行为，后者可能导致影像学上对肿瘤范围估计不足，从而导致治疗失败。以下就鼻腔鼻窦恶性肿瘤临床较为常见、临床过程较为复杂的三叉神经和面神经肿瘤侵犯网络联通特点作一概述，同时为便于对后续章节神经通路勾画的理解及前后对照，一并将三叉神经和面神经的解剖作一简要综述。

一、三叉神经和面神经的解剖综述

(一)三叉神经的解剖

三叉神经(trigeminal nerve)为最粗大的混合性脑神经，是头面部重要的感觉神经，也是咀嚼肌的运动神经。三叉神经的运动纤维从脑桥与脑桥臂交界处出脑，再并入下颌神经，在颅底一同经卵圆孔出颅，分布至咀嚼肌。三叉神经感觉部分的胞体在颞骨岩部尖端由硬脑膜形成的充满脑脊液的Meckel腔内形成三叉神经节(半月神经节)。三叉神经节细胞位于Meckel腔的前外侧壁，其周围突组成三叉神经三大分支(被称为三叉神经的原因)。第1支为眼神经。第2支为上颌神经，仅含躯体感觉纤维，其穿经海绵窦外侧壁，分别经眶上裂及圆孔出颅。上颌神经经圆孔出颅后进入翼腭窝上部,继续前行经眶下裂入眶,向前行进并陆续发出眶下神经、颧神经、上牙槽神经和翼腭神经。第3支为下颌神经,是三叉神经三大分支中最粗大的一支,是既含一般躯体感觉纤维又含特殊躯体运动纤维的混合性神经,其经颅底在海绵窦外从卵圆孔出颅。下颌神经自卵圆孔出颅后陆续分支有耳颞神经、颊神经、舌神经、下牙槽神经、咀嚼肌神经五个分支。三叉神经的中枢突构成了粗大的三叉神经感觉根,由脑桥基底部与脑桥臂交界处入脑,止于三叉神经诸感觉核。三叉神经的三大分支分别支配眼裂以上、眼裂与口裂之间、口裂以下的皮肤及黏膜的感觉及咀嚼肌的运动,并通过交通支导入面神经舌咽神经的副交感纤维支配泪腺分泌、导入舌咽神经的副交感纤维支配腮腺分泌、导入面神经的鼓索接收舌前 2/3 的味觉,下颌神经的舌神经分支控制下颌下腺和舌下腺的分泌。

(二)面神经的解剖

面神经是一混合性神经,其功能以运动为主,也含有感觉纤维及副交感纤维。在脑神经中,面神经的解剖特点是行走于颅骨段最长,并与前庭蜗神经、内耳、中耳及腮腺相毗邻,其路径复杂,在影像上的识别需要丰富的解剖学知识。

面神经混合纤维出脑桥下缘,伴随前庭蜗神经入内耳道,抵鼓室内壁前膨大形成膝神经节,在鼓室内转向后外,于前庭窗上再转向下,穿鼓室后壁骨管,垂直向下出茎乳孔;于软组织内向前上进入腮腺,分上下两主干,再又分5支,呈扇形向前分布于同侧面部各个肌层内。从膝神经节,分出岩大浅神经沿岩骨内侧,继在颈内动脉的岩内段的外侧,经翼管进入翼腭窝。

二、神经间的主要交互联系

翼腭窝(pterygopalatine fossa, PPF)是神经间的重要沟通部位,其有八个通道与周围相交通,其中通过翼管向后与破裂孔相通,通过腭鞘管在后下与鼻咽相交通,通过腭大管及腭小管向下与口腔相交通,通过蝶腭孔向内与鼻腔相交通,向外通过翼上颌裂与颞下窝相交通,在后上通过圆孔与颅中窝相交通,在前方通过眶下裂与眼眶相交通。由于这些通道的存在,神经分支行走其间形成广泛的联系。

神经间的交互联系包括同一神经间的联系和不同神经间的联系。神经间的交互联系是肿瘤沿神经通路侵犯的解剖学基础,这种神经间的交互联系使得肿瘤可以从一个解剖部位扩散至超出临床预期的侵犯范围的远端部位。在头面部,较多的神经交联发生在三叉神经的分支间及三叉神经和面神经之间。

三叉神经眼神经(V1)和上颌神经(V2)在眶上裂处存在交互联系通路;眶下裂与 PPF 相通,在此处,V1 和 V2 形成交互联系;通过眶下裂,眼眶与咬肌间隙连通,病变可通过 V1 或 V2 侵犯 V3;PPF 至咬肌间隙的侧方通路使得病变在 V2 和 V3 间相互侵犯。

三叉神经和面神经在三个部位有直接联系。翼管神经(vidian nerve)由来自颈内动脉周围交感神经丛的岩深神经经破裂孔与起自面神经膝神经节的岩大神经汇合形成,翼管神经和 V2 在翼腭窝处形成一个神经丛。来自面神经的鼓索是在面神经管距茎乳突孔 6mm 处发出,经鼓室,穿岩鼓裂至颞下窝,向前下汇入来自 V3 的舌神经,鼓索内的味觉纤维随着舌神经分布到舌前 2/3 司味觉,鼓索内的副交感纤维随舌神经到下颌下神经节,换神经元后发出的节后纤维分布于下颌下腺及舌下腺,支配腺体的分泌。来自 V3 的耳颞神经在腮腺与面神经交会。

第三节 肿瘤神经侵犯的病理组织学研究进展

PNI 的定义包括肿瘤细胞侵犯、包绕、贯穿周围神经,肿瘤细胞神经干内侵犯是否较其他二种形式的侵犯预后更差尚无定论。肿瘤的显微镜下神经侵犯需借助肿瘤组织活检或手术切除后的组织学检查才能确定,当诊断有困难时,免疫组化 S100 及角蛋白的检测有助于确定。

临床上,区分 PNI 和 PNTS 有重要的意义。PNI 与肿瘤复发相关,但 PNTS 的情形不仅仅在组织学表现,而意味着肿瘤已通过神经管道向外侵袭超越了肿瘤床的范围,预示肿瘤进展,并且往往在影像上显示。PNTS 多沿神经分支呈逆行性、向中枢方向侵袭，但也可顺行发展。肿瘤沿神经通路侵犯可致临床估计不足而导致治疗失败。

导致周围神经侵犯的头颈部恶性肿瘤可见于皮肤来源、黏膜来源及唾液腺来源的恶性肿瘤。鼻腔鼻窦恶性肿瘤神经侵犯在临床常见，其发生并不局限于某一独特组织类型的肿瘤，但在某些病理类型更多发生。PNI 在头颈部鳞状细胞癌中的发生率为 25%~80%，在腺样囊性癌的发生率更高（31%~96%）。临床研究显示，PNI 与局部复发率增加及预后差相关。不良 PNI 临床特征包括：≥2 个显微镜下受侵病灶、受侵神经的最大直径≥0.1mm、"跳跃式"病灶的存在、知名的神经干受侵等。但这些不良的组织学特征是否肿瘤的独立预后影响因素尚存争议。

PNI/PNTS 现象在头颈部恶性肿瘤的发展中广泛存在，但目前为止，对与 PNI 相关的肿瘤微环境及其机制了解并不多。研究发现，它是一个主动的、分子介导的肿瘤组织和神经组织间的互动过程[5]，周围神经及神经中的细胞包括 Schwann 细胞和神经内巨噬细胞与肿瘤介导的 PNI 相关。当出现病理状态时被招募的血源性炎症单核细胞在促进肿瘤的发展及远处转移中发挥着重要作用，Schwann 细胞释放的白细胞趋化因子 2（CCL2，白细胞趋化因子受体 CCR2 的配体）促进了病变部位的血源性炎症单核细胞的招募并可能诱导分化成巨噬细胞。阻断炎症单核细胞的募集有可能成为 PNI 的靶向治疗目标[6]。

第四节　肿瘤神经侵犯的影像学特征

PNTS 在大多数情况下并不产生临床症状，正确的影像学判断对临床医师有极大的帮助。目前最常用的 CT 扫描影像和 MRI 扫描影像对判断肿瘤神经侵犯可以形成优势互补，帮助临床医师进行判断[7,8]，由于 MRI 在软组织显示方面的优势，临床应用更为广泛。临床研究发现，MRI 对肿瘤神经侵犯的察知率在 83%~95%，但 MRI 也无法准确测量肿瘤神经侵犯的程度。多平面影像重组及多个序列结合观察有助于确定，对观察颅底孔道，如肿瘤侵犯卵圆孔和 Meckel 腔时，冠状位能较好显示。影像学对肿瘤神经侵犯的识别与肿瘤发生的部位有关，发生在颅底及鼻腔鼻窦的恶性肿瘤，在影像学上较易察知，而发生在口腔、扁桃体及喉部的肿瘤，则较难在影像学上察知神经受侵。

磁共振加权成像通过成像参数的调整，可使图像突出异常的组织学特征。肿瘤侵犯神经的影像学证据包括直接证据和间接证据。在脑神经通过颅底孔道处如眶上裂（V1）、PPF（V2）、卵圆孔下方（V3）及茎乳孔（Ⅶ）通常存在脂肪垫，在 T_1 加权，由于脂肪的存在，有神经通过的颅底孔道或翼腭窝呈现高信号，而当脂肪信号消失时，提示肿瘤神经侵犯，这属于间接证据。同样在增强 T_1 加权 MRI，肿瘤侵犯神经，呈现沿神经径路的神经肿大、信号增强，这属于直接证据。更多的放射诊断医师倾向于选择不压脂的增强扫描序列来判断是否存在肿瘤神经侵犯。

CT 扫描对判断肿瘤神经侵犯也有帮助。比如 CT 影像在判断肿瘤是否破坏颅底骨质方面有优势，特别是颅底孔道很多，CT 影像上可以显示孔道扩大、孔道周围骨质破坏等特征。同样在 CT 影像，也可显示颅底孔道脂肪垫由于被肿瘤组织侵犯而消失的征象。当海绵窦内神经受侵时，可显示海绵窦壁突起；Meckel 腔内三叉神经受侵时显示 Meckel 腔内有增强信号。

由于失神经（V3）支配后咀嚼肌的萎缩性改变也有助于判断肿瘤是否侵犯神经，不论是 MRI 还是 CT 影像都能较好地显示。在急性期，当肿瘤侵犯 V3 神经时出现肌肉水肿，在 CT 上表现为肌肉肿胀，密度减低，增强扫描有强化，强化程度略高于正常肌肉，一般需要与对侧的正常咀嚼肌比较才能得出准确的诊断，CT 诊断咀嚼肌失神经支配不及 MRI 敏感和准确。在 MRI，由于 T_2 弛豫时间延长，在 T_2WI 上呈高信号，是急性期咀嚼肌失神经支配最重要、最常见的表现，采用脂肪抑制的 T_2WI 显示肌肉水肿更明显。采用脂肪抑制技术可以减少脂肪高信号的干扰，异常增强的病理生理学基础是毛细血管密度增大，血流灌注增加，以及肌肉的细胞外间隙增大。T_2WI 高信号的病理生理学基础是失神经支配的咀嚼肌肌微纤维体积缩小，纤维间隙增大，细胞外水分增多，是细胞外水的比例增大的表现，此种 T_2 延长被视为"水肿样（edema like）"现象。静脉注射造影剂后在 T_1WI 上失神经支配的咀嚼肌明显增强，而正常的肌肉呈现轻度增强。在肌肉失神经支配的慢性期，表现为肌肉萎缩、脂肪填充，主要出现在放疗后或复发的病例。在 CT 及 MRI 上，均表现为肌肉萎缩、肌肉体积缩小、密度减低、伴脂肪浸润，部分咀嚼肌被脂肪密度取代。肌肉萎缩的病理生理学基础为肌微纤维萎缩，肌肉体积因而缩小。脂肪性变是

MRI 的另一表现特征,其病理生理学基础是肌肉不同程度地为脂肪所取代,称之为脂肪取代或脂肪浸润,失神经支配的咀嚼肌在 T_1WI 上呈高信号。一旦出现脂肪性变,提示肌肉的失神经支配病理已发展至末期,不能再恢复。

当影像学上出现肌肉失神经支配的改变时,提示临床医师需仔细搜寻 V3 径路上包括卵圆孔、Meckel 腔、海绵窦有无肿瘤累及和侵犯,如误判为肿瘤侵犯咀嚼肌,将导致靶区勾画不足及治疗失败。但在放射治疗以后的患者,肌肉失神经支配也可为神经的放射损伤所致。

在影像中显示明显神经侵犯的病变,病理学观察病灶通常是连续性的,但在影像中,有时可见肿瘤神经侵犯的"跳跃式"病灶,可能是因为肿瘤负荷的差异而导致病灶在影像上"中断"的假象。到目前为止,尚未发现 PET/CT 在诊断肿瘤神经侵犯方面的优势,可能是病灶过于微小及 PET/CT 在空间定位上缺乏优势。

第五节　鼻腔鼻窦肿瘤个性化靶区勾画的思路

临床上将肿瘤神经侵犯分为需病理组织学鉴定的显微镜下侵犯(PNI)和依据影像学鉴定的大体侵犯(PNTS)。肿瘤发生大体侵犯时可导致神经支配区域的相应症状如局部麻木、疼痛、感觉迟钝、感觉异常等,然而有接近 40% 的患者可无任何症状。因此,作为放射肿瘤医师,除需掌握影像学神经侵犯的特征外,还需充分了解肿瘤的临床生物学特点,才能正确判断肿瘤的临床靶区,实施精确放疗。

一、鼻腔鼻窦恶性肿瘤神经侵犯在放射治疗中的意义

(一)显微镜下神经侵犯的处理

对于头颈部 SCC,术后辅助放疗在显微镜下神经侵犯病例中应用的获益目前证据尚不够充分,临床上对于较局限 PNI 的肿瘤,根据具体情况决定是否实施辅助放疗;而对于广泛性的显微镜下神经受侵,则实施术后辅助放疗是必须的。EORTC22931 Ⅲ期临床试验结果显示,术后同步放疗和顺铂化疗改善了局控率,另一项类似Ⅲ期临床试验 RTOG9501 显示,同步顺铂的术后放化疗在切缘阳性和 / 或转移淋巴结包膜外侵犯的患者中获益更明显[9]。根据国际指南,目前暂不推荐化疗在显微镜下神经侵犯病例常规应用,在广泛性显微镜下 PNI 或同时存在其他术后高危因素时可考虑应用[2]。

对于头颈部 ACC,肿瘤神经侵犯是较为突出的临床特征。较多的临床回顾性资料表明,术后辅助放疗降低了肿瘤复发率[10],但肿瘤显微镜下 PNI 对预后的意义仍然存在争议。

(二)影像学神经侵犯的处理

对 PNTS 的确定具有重要的临床意义,它不但可指导外科医师彻底切除肿瘤,还可提示术后辅助治疗(如放疗)的必要性。对于已呈现神经侵犯临床症状的患者及影像上已察知存在神经侵犯的情况(PNTS),目前临床上比较一致的处理是实施彻底的手术切除加术后辅助放疗。术前需准确评估肿瘤范围,争取包括受侵犯神经的阴性切缘在肿瘤控制中非常重要。

临床研究显示,在腺样囊性癌,当组织学上发现"知名"神经被侵犯或肿瘤累及颅底时,预示极差的预后,与未出现相应情形的病例相比,5 年生存率分别为 12.5% 和 90%,但是更长时间的生存率与肿瘤体积、TNM 分期、组织学亚型及 p53 的表达相关[11, 12]。

二、肿瘤侵袭神经的常见路径

在鼻腔鼻窦恶性肿瘤中,最常受累并使临床侵袭发展过程复杂化的脑神经是三叉神经和面神经。三叉神经是脑神经中最粗大的神经,其分支及走行径路也最复杂,面神经在其行程途中发出的分支与三叉神经间形成交通,成为肿瘤交叉侵袭发展的途径。

在鼻腔鼻窦恶性肿瘤中最常见的是鼻腔和上颌窦鳞状细胞癌,在肿瘤的发展过程中,视肿瘤发生的部位可破坏周围窦壁向外扩展侵犯相应神经。当鼻腔鼻窦肿瘤侵犯眼眶及眶周特别是眶上孔和眶上裂时,V1 分支范

围需谨慎考虑,并随肿瘤累及范围的扩大须同时考虑 V2 和 V3 的通路范围,包括 PPF、海绵窦及 Meckel 腔。当上颌窦癌向下破坏硬腭向口腔侵犯,可累及 V2 分支,肿瘤通过腭大孔和腭小孔侵犯翼腭窝(PPF);肿瘤向后破坏上颌窦后壁或经鼻腔向后外侧侵犯 PPF,在此处进一步经圆孔侵犯海绵窦并经海绵窦侧壁侵犯 Meckel 腔内的三叉神经半月节(Gasserian ganglion);经翼管通向颅底破裂孔;肿瘤进一步发展,可经来自Ⅶ神经的岩大浅神经侵犯膝神经节(geniculate ganglion);当肿瘤向前破坏上颌窦前壁侵犯面部皮肤时,患者可出现面部感觉异常或面麻症状,为肿瘤累及眶下神经所致,此时肿瘤可沿眶下神经向 PPF 侵袭发展。肿瘤向前下发展至面颊部侧方时,可累及 V3,从颏孔进、下颌孔出,经下牙槽神经卵圆孔途径侵犯 Meckel 腔;当肿瘤累及口底时,因为鼓索与舌神经的联系,肿瘤可能沿鼓索侵犯面神经的膝神经节。

三、神经分支走向影像学定位

(一)靶区确定原则

定位 CT 扫描层厚以 3mm 为宜,当肿瘤累及皮肤时,须在累及区域表面加用 Bolus。靶区勾画不全带来肿瘤复发风险,靶区勾画过大则带来不必要的正常组织损伤,导致放疗毒性增加。在确定靶区勾画范围时,需充分考虑肿瘤的生物学特性,评估除肿瘤床之外肿瘤经颅底的神经血管孔道、神经通路及神经间的交集等因素播散的可能途径和范围。考虑神经侵犯时存在跳跃式现象,沿神经纵向至少需 2cm 的临床靶区扩放。

临床靶区的勾画需结合肿瘤侵犯的具体部位。当鼻腔鼻窦肿瘤累及眼眶底壁和前壁时,需考虑眶下神经;当肿瘤侵犯眼眶内时,需关注眶尖、眶上裂、海绵窦及相伴行的 V1 和滑车神经等;当肿瘤向下侵犯腭部时,需关注翼腭管及 PPF;肿瘤累及筛窦或眼眶内侧壁时,需关注 V1 行径;肿瘤侵犯上颌窦时,V2 受累是多发状况;当肿瘤累及后鼻孔、PPF,尤其是上颌窦后外侧壁受侵破坏时,需关注 V2、V3 可能同时受累。

(二)三叉神经分支走向影像学定位

神经的走行一般伴随着神经血管鞘或经过一些颅骨孔道,一些细小的神经在影像上不可见,勾画仅展示神经径路。

1. 三叉神经眼支(V1)影像定位图(以从近端往远端的方式勾画标示)

图 4-5-1 示三叉神经从脑桥与脑桥臂交界处出脑。

图 4-5-2 示三叉神经感觉部分位于颞骨岩部尖端由硬脑膜形成的 Meckel 腔内的胞体形成三叉神经节,其周围突组成 V1、V2、V3 三大分支。

图 4-5-3~ 图 4-5-8 示 V1 的感觉纤维自三叉神经节发出后,穿行海绵窦外侧壁,位于伴行的动眼神经、滑车神经的下方,继而经眶上裂入眶,在眶上裂附近发出额神经、泪腺神经及鼻睫神经等分支分布于眶、眼球、泪腺、结膜、硬脑膜、部分鼻黏膜、额顶部及上睑和鼻背部的皮肤。

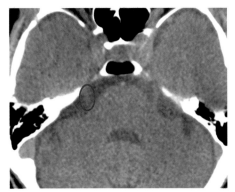
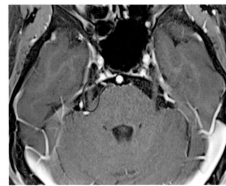

图 4-5-1　三叉神经脑池段

A. 横断位 CT 平扫;

B. 横断位 MRI T₁WI 增强扫描。

A | B

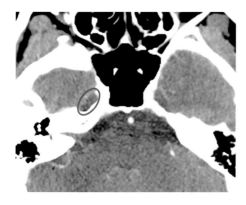
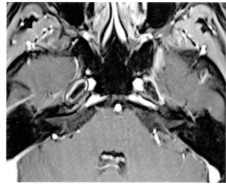

图 4-5-2　三叉神经节位于
Meckel 腔

A. 横断位 CT 增强扫描；

B. 横断位 MRI T₁WI 增强扫描。

A | B

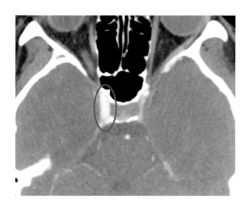
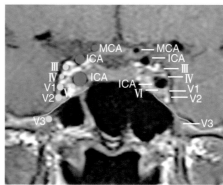

图 4-5-3　V1、V2 穿经海绵窦
外侧壁向前，分别经眶上裂入
眶及圆孔出颅；V3 在海绵窦外
经颅底卵圆孔出颅

A. 横断位 CT 增强扫描；

B、C. 冠状位 MRI T₁WI 增强
扫描。图中绿线为硬脑膜。

A | B

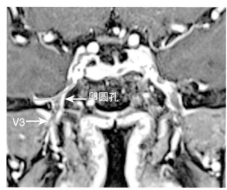

C

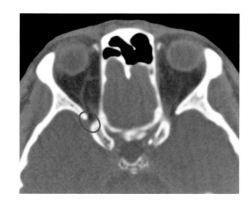
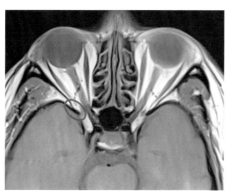

图 4-5-4　眼神经经眶上裂
入眶

A. CT 骨窗；

B. 横断位 MRI T₁WI 平扫。

A | B

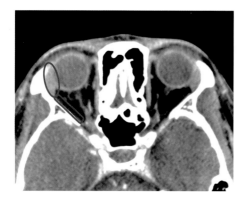 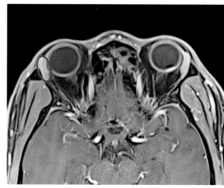

图 4-5-5　眼神经分出泪腺神经，向前沿眶外侧壁、外直肌上缘前行至泪腺分布于泪腺和上睑的皮肤

A. 横断位 CT 增强扫描；

B. 横断位 MRI T₁WI 增强扫描。

A | B

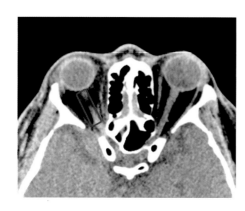 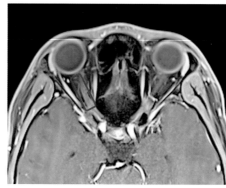

图 4-5-6　眼神经分出鼻睫神经，在视神经上方、上直肌的深面，又分出多个分支，分布于泪囊、鼻腔黏膜、眼球、下睑以及鼻背皮肤等

A. 横断位 CT 增强扫描；

B. 横断位 MRI T₁WI 增强扫描。

A | B

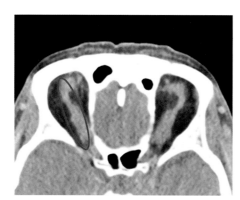 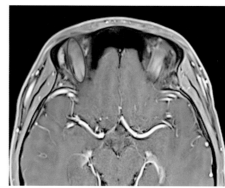

图 4-5-7　眼神经分出额神经，在上睑提肌上方前行

A. 横断位 CT 增强扫描；

B. 横断位 MRI T₁WI 增强扫描。

A | B

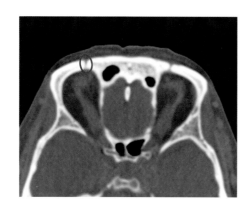 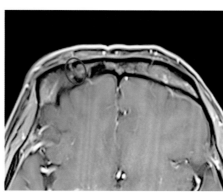

图 4-5-8　额神经在上睑提肌上方前行，在眶中部分为两支，较粗的一支为眶上神经，经眶上孔（切迹）出眶，分布于额部皮肤

A. 横断位 CT 骨窗；

B. 横断位 MRI T₁WI 增强扫描。

A | B

2. 三叉神经上颌神经(V2)影像定位图(以从中枢到外周的方式勾画标示)

图 4-5-9 示三叉神经感觉部分位于颞骨岩部尖端由硬脑膜形成的 Meckel 腔内的胞体形成三叉神经节,其周围突组成 V1、V2、V3 三大分支。

图 4-5-10~ 图 4-5-12 示 V2 的感觉纤维自三叉神经节发出后,穿行海绵窦外侧壁,位于伴行的 V1 下方,前经圆孔出颅,进入翼腭窝上部,继续前行经眶下裂入眶,继续贴眶下壁向前,经眶下沟、眶下管出眶下孔延续为眶下神经。

图 4-5-13~ 图 4-5-16 示眶下神经为上颌神经主干的终末支,经眶下裂入眶后,继续贴眶下壁向前,经眶下沟、眶下管出眶下孔分数支,分布于下睑、鼻翼、上唇的皮肤和黏膜。

图 4-5-17~ 图 4-5-18 示 V2 的第二分支颧神经在翼腭窝处分出,经眶下裂入眶后分两支,穿过眶外侧壁分布于颧、颞部皮肤。颧神经借交通支将来源于面神经的副交感节后纤维导入泪腺神经控制泪腺分泌。

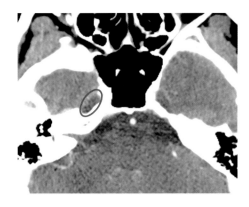

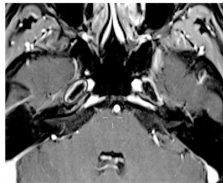

图 4-5-9 三叉神经节位于 Meckel 腔
A. 横断位 CT 增强扫描;
B. 横断位 MRI T₁WI 增强扫描。

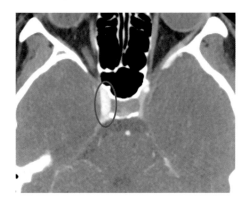

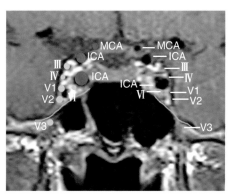

图 4-5-10 V1、V2 穿经海绵窦外侧壁向前,分别经眶上裂入眶及圆孔出颅;V3 在海绵窦外经颅底卵圆孔出颅
A. 横断位 CT 增强扫描;
B、C. 冠状位 MRI T₁WI 增强扫描。图中绿线为硬脑膜。

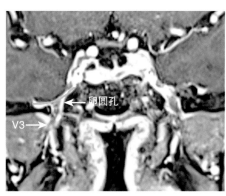

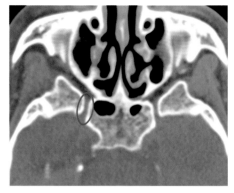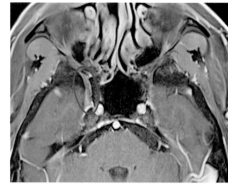

图 4-5-11　V2 出海绵窦后经圆孔至翼腭窝

A. 横断位 CT 增强扫描；

B. 横断位 MRI T₁WI 增强扫描。

A | B

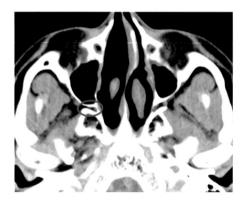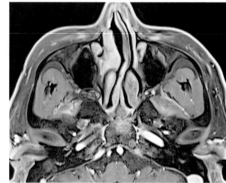

图 4-5-12　翼腭窝是神经分支间的重要沟通部位，其有八个通道与周围相交通

A. 横断位 CT 平扫；

B. 横断位 MRI T₁WI 增强扫描。

A | B

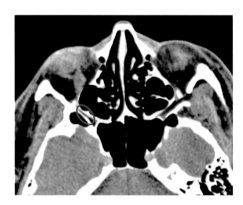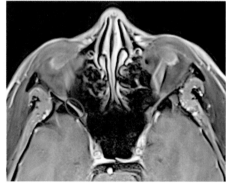

图 4-5-13　眶下神经经眶下裂入眶

A. 横断位 CT 增强扫描；

B. 横断位 MRI T₁WI 增强扫描。

A | B

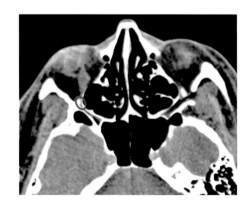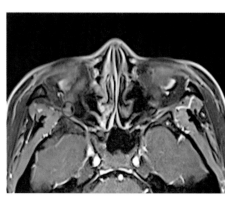

图 4-5-14　眶下神经分支经眶下裂前行贴眶下壁向前入眶

A. 横断位 CT 平扫；

B. 横断位 MRI T₁WI 增强扫描。

A | B

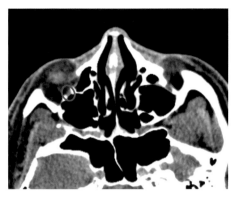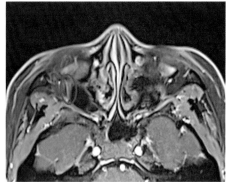

图 4-5-15 V2 的眶下神经分支经眶下裂、眶下沟达眶下管，MRI 增强扫描显示眶下管内强化的黏膜

A. 横断位 CT 平扫；

B. 横断位 MRI T₁WI 增强扫描。

A｜B

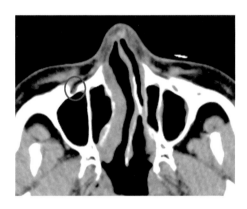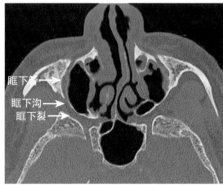

眶下管 →
眶下沟 →
眶下裂 →

图 4-5-16 眶下神经分支经眶下沟、眶下管出眶下孔前行

A. 横断位 CT 平扫示眶下孔；

B. 横断位 CT 骨算法 MPR 重建示眶下神经分支全径路。

A｜B

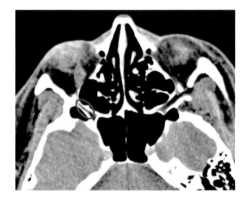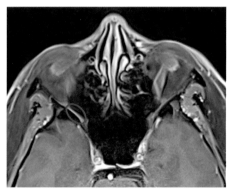

图 4-5-17 V2 的颧神经自翼腭窝分出，经眶下裂入眶

A. 横断位 CT 平扫；

B. 横断位 MRI T₁WI 增强扫描。

A｜B

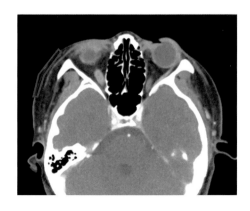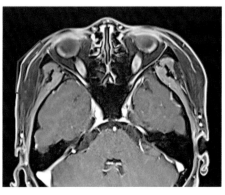

图 4-5-18 颧神经自翼腭窝分出，经眶下裂入眶后穿过眶外侧壁分布于颧、颞部皮肤

A. 横断位 CT 平扫；

B. 横断位 MRI T₁WI 增强扫描。

A｜B

图 4-5-19~ 图 4-5-21 示 V2 的第三分支上牙槽神经分为上牙槽前、中、后三支，其中上牙槽前、中支分别在眶下沟和眶下管内自眶下神经分出，上牙槽后神经在翼腭窝内从上颌神经本干发出后，在上颌骨体后方穿入骨质。三支在上颌骨内相互吻合形成上牙槽神经丛。

　　图 4-5-22~ 图 4-5-25 示 V2 的第四分支翼腭神经，始于上颌神经行至翼腭窝处，向下连于翼腭神经节（副交感神经节），穿过神经节后经翼腭管，穿腭大孔和腭小孔分布于腭、鼻腔的黏膜及腭扁桃体。

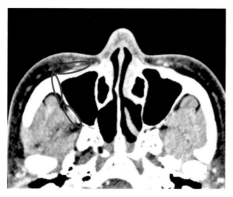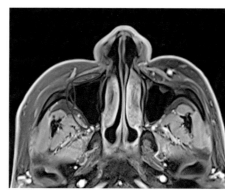

图 4-5-19
A. 横断位 CT 平扫；
B. 横断位 MRI T₁WI 增强扫描。

A|B

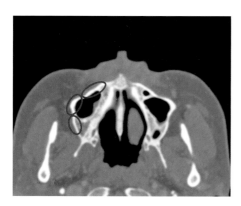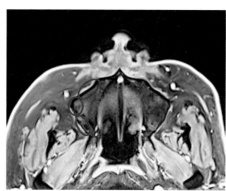

图 4-5-20
A. 横断位 CT 平扫；
B. 横断位 MRI T₁WI 增强扫描。

A|B

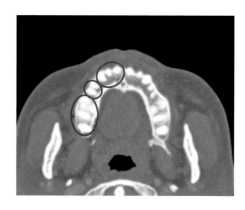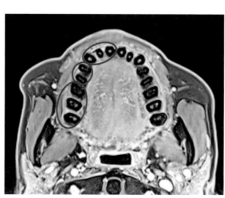

图 4-5-21
A. 横断位 CT 平扫；
B. 横断位 MRI T₁WI 增强扫描。

A|B

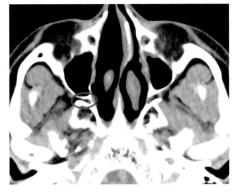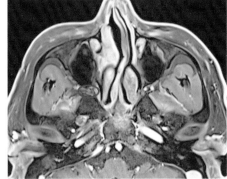

图 4-5-22　V2 行至翼腭窝处，向下连于翼腭神经节（副交感神经节）

A. 横断位 CT 平扫；

B. 横断位 MRI T₁WI 增强扫描。

A | B

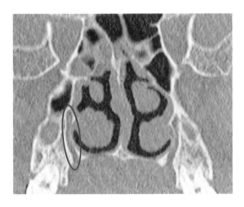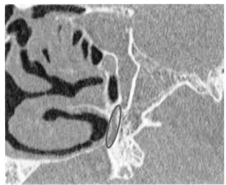

图 4-5-23　穿过神经节后的翼腭神经经翼腭管，穿腭大孔和腭小孔分布于腭、鼻腔的黏膜及腭扁桃体

A. 冠状位 CT 骨算法；

B. 矢状位 CT 骨算法。

A | B

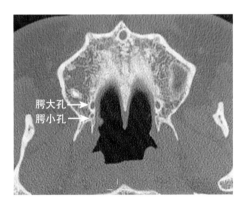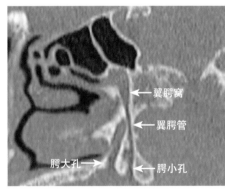

图 4-5-24　穿过神经节后的翼腭神经经翼腭管，穿腭大孔和腭小孔分布于腭、鼻腔的黏膜及腭扁桃体

A. 横断位 CT 骨算法；

B. 矢状位 CT 骨算法。

A | B

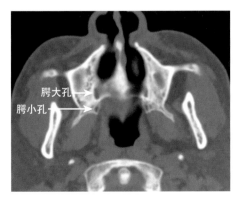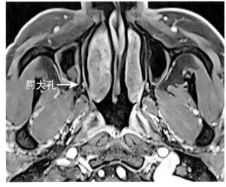

图 4-5-25　穿过神经节后的翼腭神经经翼腭管，穿腭大孔和腭小孔分布于腭、鼻腔的黏膜及腭扁桃体

A. 横断位 CT 骨窗；

B. 横断位 MRI T₁WI 增强扫描显示腭大孔内强化的黏膜。

A | B

3. 三叉神经下颌支(V3)影像定位图(以从近端往远端的方式勾画标示)

图 4-5-26~ 图 4-5-28 示 V3 是三叉神经三大分支中最粗大的一支,自卵圆孔出颅后,在翼外肌深面分为前、后两干,前干细小。前后两干的分支包括耳颞神经、颊神经、舌神经、下牙槽神经、咀嚼肌神经。

图 4-5-29~ 图 4-5-34 示耳颞神经径路。

图 4-5-35~ 图 4-5-38 示颊神经径路。

图 4-5-39~ 图 4-5-45 示舌神经径路。

图 4-5-46~ 图 4-5-51 示下牙槽神经径路。

图 4-5-52~ 图 4-5-55 示咀嚼肌神经径路。

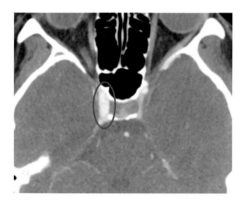
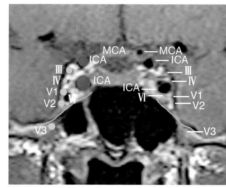

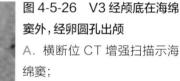

图 4-5-26 V3 经颅底在海绵窦外,经卵圆孔出颅

A. 横断位 CT 增强扫描示海绵窦;

B、C. 冠状位 MRI T₁WI 增强扫描。图中绿线为硬脑膜。

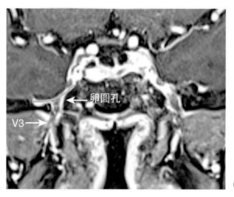

A | B

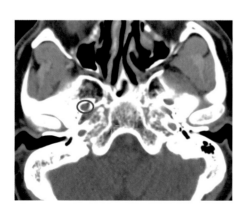
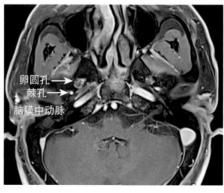

图 4-5-27 V3 经颅底在海绵窦外,经卵圆孔出颅

A. 横断位 CT 增强扫描示卵圆孔;

B. 横断位 MRI T₁WI 增强扫描示卵圆孔,脑膜中动脉穿经棘孔进入颅中窝,可以在 MRI 上定位棘孔。

A | B

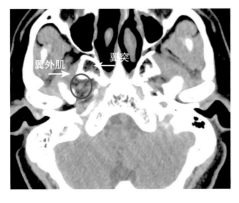
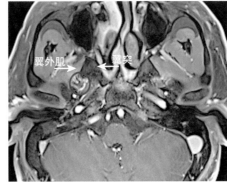

图 4-5-28　V3 自卵圆孔出颅后，在翼外肌深面分为前、后两干

A. 横断位 CT 增强扫描；

B. 横断位 MRI T₁WI 增强扫描。

A | B

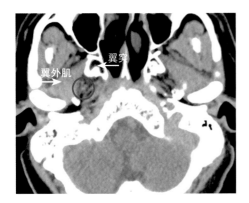
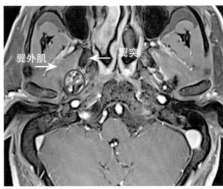

图 4-5-29　显示耳颞神经在翼外肌深面以两根分叉形式从下颌神经后干的起始位置发出

A. 横断位 CT 平扫；

B. 横断位 MRI T₁WI 增强扫描。

A | B

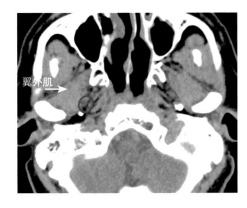
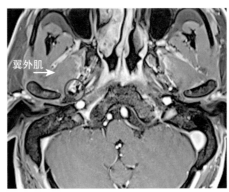

图 4-5-30　耳颞神经多为两根分叉夹持脑膜中动脉后向后合成一支

A. 横断位 CT 平扫；

B. 横断位 MRI T₁WI 增强扫描，可见增强的脑膜中动脉。

A | B

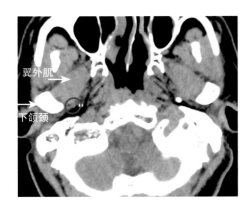
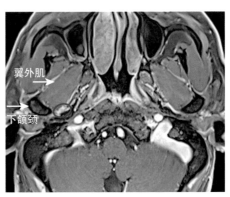

图 4-5-31　耳颞神经在翼外肌深面、下颌颈内侧穿行，经下颌颈内侧转向上行，与颞浅血管伴行

A. 横断位 CT 平扫；

B. 横断位 MRI T₁WI 增强扫描。

A | B

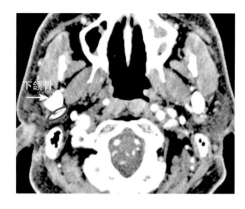
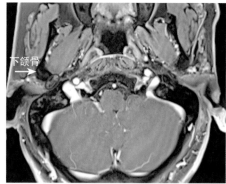

图 4-5-32 耳颞神经经下颌颈内侧转向上行，与颞浅血管伴行穿过腮腺，经耳前向上分布于颞区皮肤

A. 横断位 CT 增强扫描；

B. 横断位 MRI T₁WI 增强扫描。

A | B

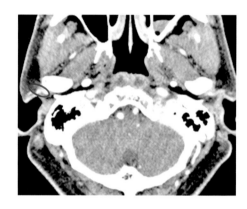
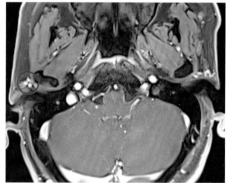

图 4-5-33 耳颞神经经下颌颈内侧转向上行，与颞浅血管伴行，经耳前向上分布于颞区皮肤

A. 横断位 CT 增强扫描；

B. 横断位 MRI T₁WI 增强扫描。

A | B

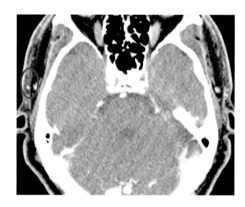
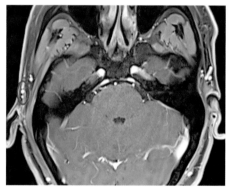

图 4-5-34 耳颞神经经下颌颈内侧转向上行，与颞浅血管伴行，经耳前向上分布于颞区皮肤

A. 横断位 CT 增强扫描；

B. 横断位 MRI T₁WI 增强扫描。

A | B

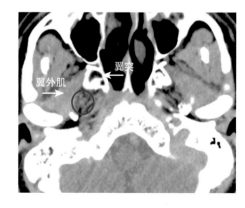
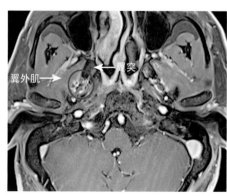

图 4-5-35 颊神经发自下颌神经前干

A. 横断位 CT 平扫；

B. 横断位 MRI T₁WI 增强扫描。

A | B

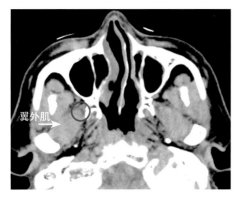
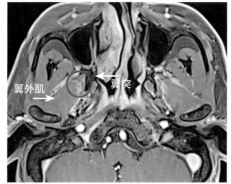

图 4-5-36　颊神经在翼上颌裂附近，从翼外肌上下两头之间穿出，进入颊脂肪垫被膜

A. 横断位 CT 平扫；

B. 横断位 MRI T₁WI 增强扫描。

A | B

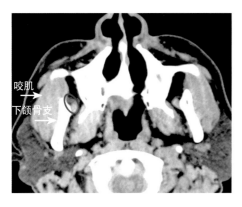
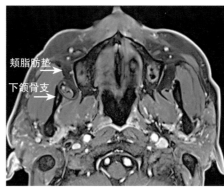

图 4-5-37　颊神经在颊脂肪垫被膜穿行一段后，于下颌骨升支前内缘穿出

A. 横断位 CT 平扫；

B. 横断位 MRI T₁WI 增强扫描。

A | B

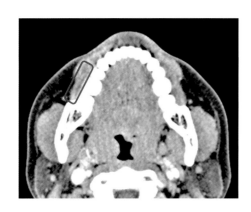
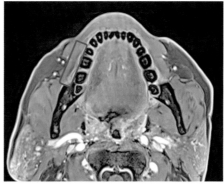

图 4-5-38　颊神经于下颌骨升支前内缘穿出后分支穿入颊肌，分布于颊黏膜和下颌骨第一前磨牙后方的颊侧齿龈

A. 横断位 CT 平扫；

B. 横断位 MRI T₁WI 增强扫描。

A | B

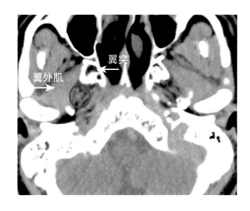
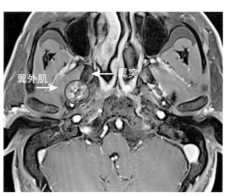

图 4-5-39　舌神经在翼外肌深面自下颌神经后干分出

A. 横断位 CT 平扫；

B. 横断位 MRI T₁WI 增强扫描。

A | B

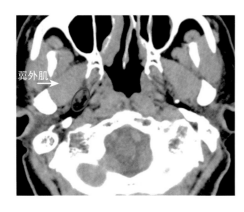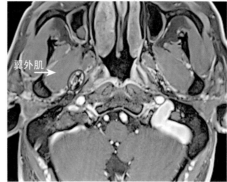

图 4-5-40　舌神经自下颌神经后支分出后在翼外肌深面下行

A. 横断位 CT 平扫；

B. 横断位 MRI T_1WI 增强扫描。

A | B

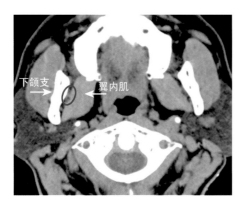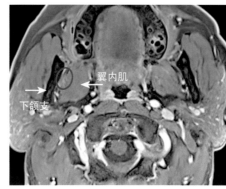

图 4-5-41　舌神经在翼内肌表面、下颌支内侧、下牙槽神经前方下降

A. 横断位 CT 平扫；

B. 横断位 MRI T_1WI 增强扫描。

A | B

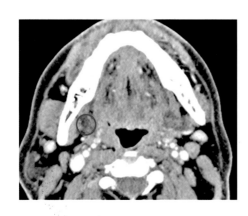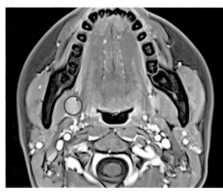

图 4-5-42　来自面神经的鼓索加入舌神经并随舌神经分布至舌前 2/3 黏膜，接收舌前 2/3 的味觉；副交感纤维在舌神经途经下颌下腺时，向下分支至下颌下神经节，换神经元后，节后纤维控制下颌下腺和舌下腺的分泌

A. 横断位 CT 增强扫描；

B. 横断位 MRI T_1WI 增强扫描。

A | B

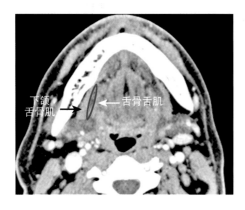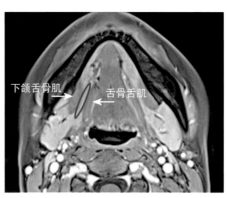

图 4-5-43　舌神经在下颌舌骨肌与舌骨舌肌、茎突舌肌之间进入舌下区

A. 横断位 CT 增强扫描；

B. 横断位 MRI T_1WI 增强扫描。

A | B

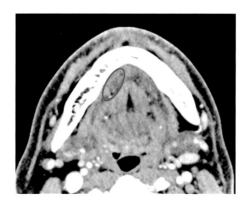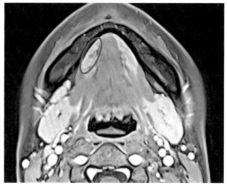

图 4-5-44　舌神经沿舌骨舌肌外侧呈弓形越过下颌下腺上方，前行达口腔黏膜深面，分布于舌下腺、下颌舌侧牙龈及舌前 2/3 黏膜

A. 横断位 CT 增强扫描；

B. 横断位 MRI T₁WI 增强扫描。

A | B

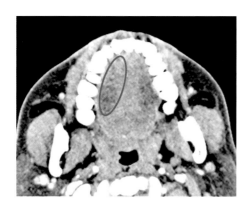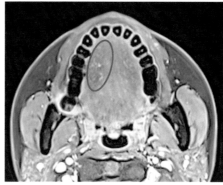

图 4-5-45　舌神经发出的分支分布于舌前 2/3 黏膜

A. 横断位 CT 增强扫描；

B. 横断位 MRI T₁WI 增强扫描。

A | B

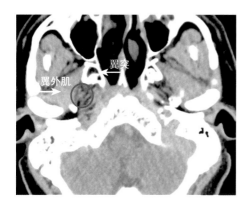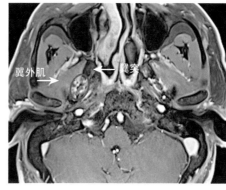

图 4-5-46　下牙槽神经发自下颌神经后支

A. 横断位 CT 平扫；

B. 横断位 MRI T₁WI 增强扫描。

A | B

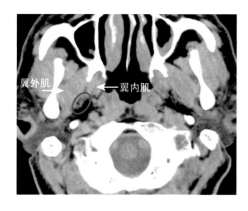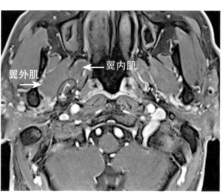

图 4-5-47　下牙槽神经在翼外肌深面下行

A. 横断位 CT 平扫；

B. 横断位 MRI T₁WI 增强扫描。

A | B

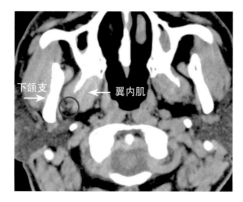
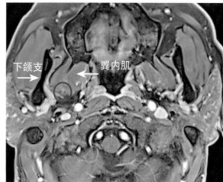

图 4-5-48　下牙槽神经沿翼内肌表面与下颌支之间、舌神经后方下降

A. 横断位 CT 平扫；

B. 横断位 MRI T₁WI 增强扫描。

A | B

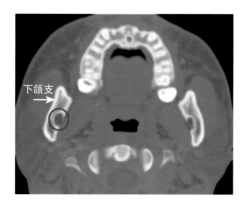
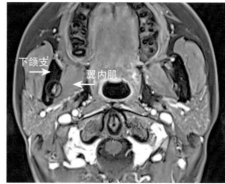

图 4-5-49　下牙槽神经从下颌孔进入下颌管，在其将进入下颌孔处发出下颌舌骨肌支分布于该肌和二腹肌前腹

A. 横断位 CT 骨窗；

B. 横断位 MRI T₁WI 增强扫描。

A | B

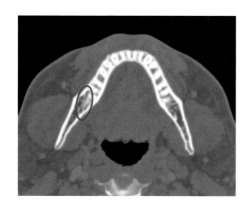
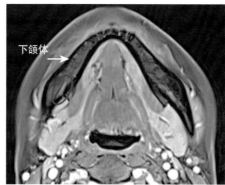

图 4-5-50　下牙槽神经进入下颌管，沿途发出分支至下颌磨牙、前磨牙和切牙

A. 横断位 CT 骨窗；

B. 横断位 MRI T₁WI 增强扫描。

A | B

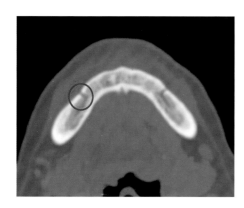
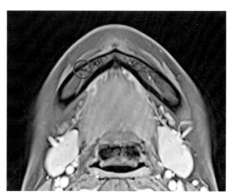

图 4-5-51　下牙槽神经行至颏孔处，终支出颏孔为颏神经，分布颏部及下唇的皮肤和黏膜

A. 横断位 CT 骨窗；

B. 横断位 MRI T₁WI 增强扫描。

A | B

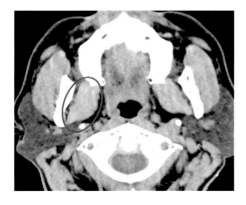
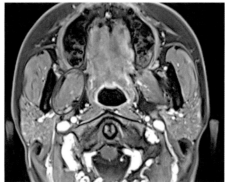

图 4-5-52　咀嚼肌神经的翼内肌支由下颌神经前干分出,从翼内肌深面进入肌肉,多数从上部进入

A. 横断位 CT 平扫;

B. 横断位 MRI T₁WI 增强扫描。

A | B

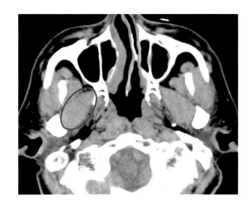
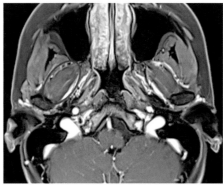

图 4-5-53　咀嚼肌神经的翼外肌支由穿过肌肉的颊神经分支以及下颌神经前干发出的翼外肌神经支配

A. 横断位 CT 平扫;

B. 横断位 MRI T₁WI 增强扫描。

A | B

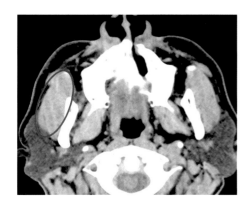
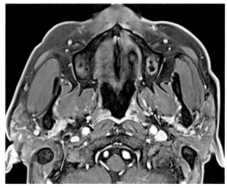

图 4-5-54　咀嚼肌神经的咬肌神经起于下颌神经前干,其穿经翼外肌上头与蝶骨大翼颞下面之间到达翼外肌浅面,向下通过颧弓下缘进入咬肌

A. 横断位 CT 平扫;

B. 横断位 MRI T₁WI 增强扫描。

A | B

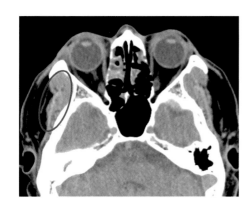
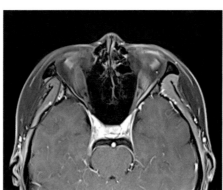

图 4-5-55　咀嚼肌神经的颞深神经来自下颌神经前干发出的颞深前神经和颞深后神经,向上进入颞肌

A. 横断位 CT 平扫;

B. 横断位 MRI T₁WI 增强扫描。

A | B

4. 三叉神经与面神经交通径路及勾画

（1）翼管神经（Vidian nerve）- 岩浅大神经（图 4-5-56~ 图 4-5-59）。

（2）鼓索 - 舌神经：来自面神经的鼓索在面神经管距茎乳突孔 6mm 处发出，经鼓室，穿岩鼓裂至颞下窝，向前下汇入来自 V3 的舌神经（图 4-5-60~ 图 4-5-63）。

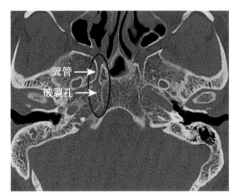
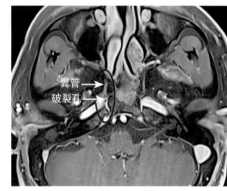

图 4-5-56　翼管神经由来自颈内动脉周围交感神经丛的神经束的岩深神经经破裂孔与起自面神经膝神经节的岩大浅神经汇合形成，和 V2 在翼腭窝进入翼腭神经节

A. 横断位 CT 骨算法；

B. 横断位 MRI T₁WI 增强扫描显示管内增强的黏膜组织。

A | B

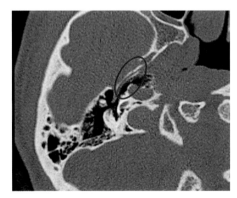
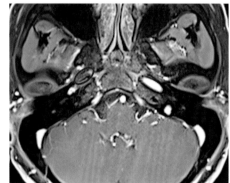

图 4-5-57　岩大神经从岩大神经管裂孔穿出，沿岩骨前面的岩大神经沟内行，穿破裂孔，进入翼管

A. 横断位 CT 骨算法；

B. 横断位 MRI T₁WI 增强扫描。

A | B

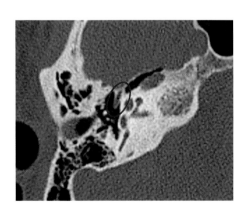
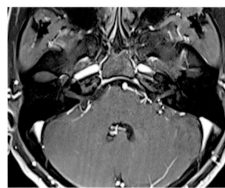

图 4-5-58　岩大神经在颞骨岩段骨管内前行，于岩大神经管裂孔穿出处

A. 横断位 CT 骨算法；

B. 横断位 MRI T₁WI 增强扫描。

A | B

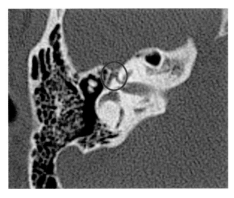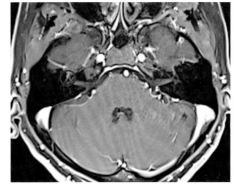

图 4-5-59　岩大神经起自面
神经膝神经节
A. 横断位 CT 骨算法；
B. 横断位 MRI T₁WI 增强扫描。

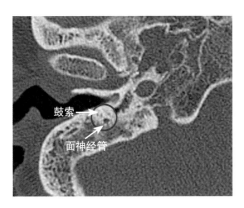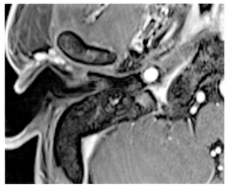

鼓索
面神经管

图 4-5-60　来自面神经的鼓索
在面神经管距茎乳突孔 6mm
处发出
A. 横断位 CT 骨算法；
B. 横断位 MRI T₁WI 增强扫描。
红圈为鼓索。

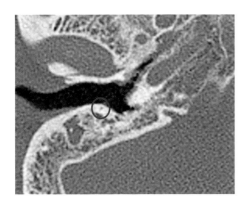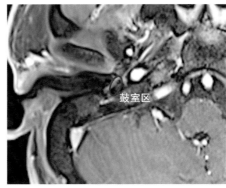

鼓室区

图 4-5-61　鼓索从鼓室后壁进
入鼓室
A. 横断位 CT 骨算法；
B. 横断位 MRI T₁WI 增强扫描。
红圈为鼓索。

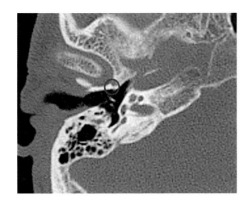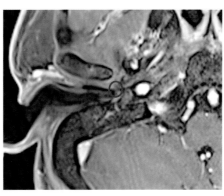

图 4-5-62　鼓索穿岩鼓裂至
颞下窝
A. 横断位 CT 骨算法；
B. 横断位 MRI T₁WI 增强扫描。

A | B

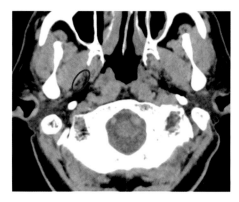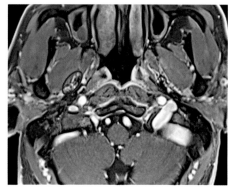

图 4-5-63　鼓索进入颞下窝，以锐角并入舌神经

A. 横断位 CT 平扫；

B. 横断位 MRI T_1WI 增强扫描。

A | B

第六节　肿瘤沿神经径路侵犯实例

肿瘤同时上行及下行侵袭案例如图 4-6-1~ 图 4-6-10。

患者男性，54 岁，因"右侧头痛 7 个月，伴右硬腭隆起、张口受限、右面中部麻木感"就诊。查体：面部外观无异常，右侧硬腭肿胀隆起，张口受限，颈淋巴结未扪及。

1. **MRI 检查**　可见右上颌窦区不规则软组织增生肿块，T_1WI 等信号，T_2WI 稍高信号，弥散受限，增强扫描较明显强化，边界不清，向下侵犯上齿槽、硬腭及软腭，向内侵犯鼻腔、鼻中隔，往外后侵犯翼腭窝、颞下窝、眶下裂，向后侵犯右侧圆孔、卵圆孔、翼管及海绵窦区，双筛窦、上颌窦内部黏膜增厚积液。

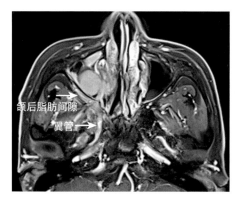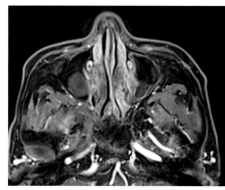

图 4-6-1　放疗前后横断位 MRI T_1WI 增强扫描对比

A. 肿瘤向内侵犯右鼻腔，并向后经右蝶腭孔侵犯翼腭窝，经右侧翼管沿颅底向后侵袭；

B. 放疗后表现。

A | B

（图中标注：颌后脂肪间隙、翼管）

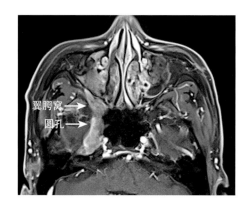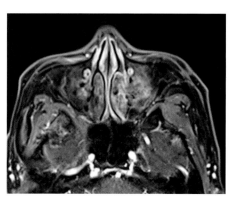

图 4-6-2　放疗前后横断位 MRI T_1WI 增强扫描对比

A. 肿瘤从翼腭窝向上经右侧圆孔侵犯海绵窦和 Meckel 腔；

B. 放疗结束时影像。

A | B

（图中标注：翼腭窝、圆孔）

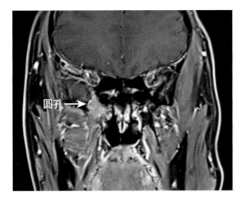
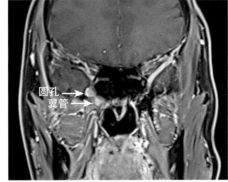

图 4-6-3　放疗前冠状位 MRI T₁WI 增强扫描

A. 肿瘤经翼腭窝沿颅底向后侵袭圆孔和翼管；

B. 肿瘤向内侵犯右鼻腔并向后侵袭圆孔和翼管。

A | B

圆孔

圆孔
翼管

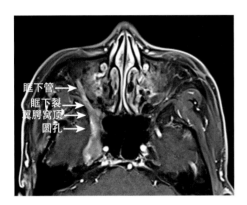
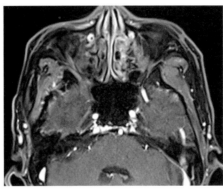

图 4-6-4　放疗前后横断位 MRI T₁WI 增强扫描对比

A. 肿瘤从翼腭窝向前方进入眶下裂与眼眶沟通；

B. 放疗后影像。

A | B

眶下管
眶下裂
翼腭窝顶
圆孔

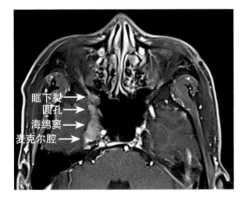
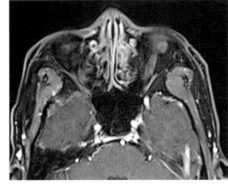

图 4-6-5　放疗前后横断位 MRI T₁WI 增强扫描对比

A. 肿瘤从翼腭窝向上经右侧圆孔侵犯海绵窦和 Meckel 腔；

B. 放疗后影像。

A | B

眶下裂
圆孔
海绵窦
麦克尔腔

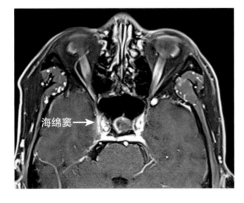
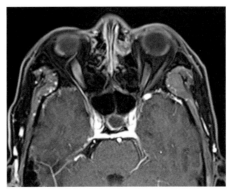

图 4-6-6　放疗前后横断位 MRI T₁WI 增强扫描对比

A. 肿瘤从翼腭窝向上经右侧圆孔侵犯海绵窦并进一步向上侵犯整个海绵窦区；

B. 放疗后影像。

A | B

海绵窦

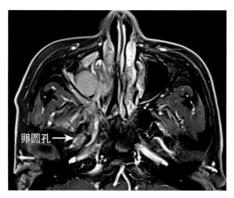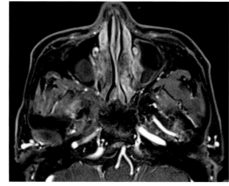

图 4-6-7 放疗前后MRI T₁WI 增强扫描对比

A. 肿瘤经 Meckel 腔沿三叉神经下颌支向前下行侵犯卵圆孔;

B. 放疗后影像。

A | B

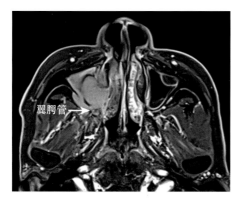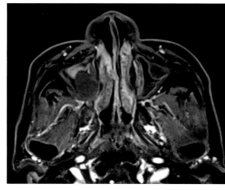

图 4-6-8 放疗前后MRI T₁WI 增强扫描对比

A. 肿瘤经翼腭管向下侵犯腭大孔;

B. 放疗后影像。

A | B

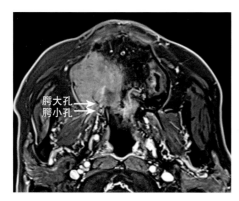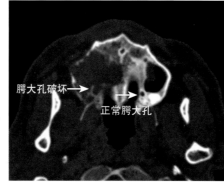

图 4-6-9 肿瘤侵犯牙槽骨及硬腭组织的影像学表现

A. MRI T₁WI 增强扫描,肿瘤经翼腭管、腭大孔向下侵犯牙槽骨及硬腭组织;

B. CT 平扫(骨窗),肿瘤经腭大孔向下侵犯牙槽骨及硬腭组织,可见扩大的腭大孔。

A | B

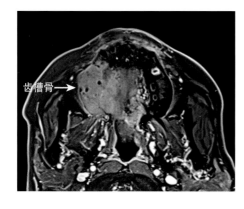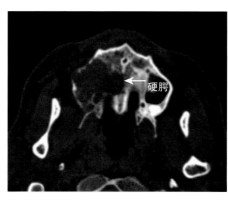

图 4-6-10 肿瘤侵犯牙槽骨及硬腭组织的影像学表现

A. MRI T₁WI 增强扫描,肿瘤经翼腭管、腭大孔向下侵犯牙槽骨及硬腭组织;

B. CT 平扫(骨窗),肿瘤经腭大孔向下侵犯牙槽骨及硬腭组织,硬腭破坏。

A | B

2. **胸部 CT 及腹部 B 超检查** 未见异常。

3. **PET/CT 检查** 右上颌窦恶性肿瘤活检术后化疗后，右上颌窦占位侵及邻近结构，FDG 代谢高，T6 椎体转移可能。

4. **病理学检查** （右上颌窦）腺样囊性癌，筛孔型。

5. **诊断** 右鼻腔上颌窦腺样囊性癌（$cT_{4b}N_0M_1$，ⅣB 期）。

（王胜资　潘宇澄）

参考文献

［1］BAKST R L, GLASTONNURY C M, PARVATHANENI U, et al. Perineural invasion and perineural tumor spread in head and neck cancer: A critical review［J］. International Journal of Radiation Oncology Biology Physics, 2019, 103（5）: 1109-1124.

［2］WARREN T A, NAGLE C M, BOWMAN J, et al. The natural history and treatment outcomes of perineural spread of malignancy within the head and neck［J］. J Neurol Surg B, 2016, 77: 107-112.

［3］KO H C, GUPTA V, MOURAD W F, et al. A contouring guide for head and neck cancers with perineural invasion［J］. Practical Radiation Oncology, 2014, 4: e247-e258.

［4］MOONIS G, CUNNANE M B, EMERICK K, et al. Patterns of perineural tumor spread in head and neck［J］. Magn Reson Imaging Clin N Am, 2012, 20（3）: 435-446.

［5］BAKST R L, XIONG H, CHEN C H, et al. Inflammatory monocytes promote perineural invasion via CCL2-mediated recruitment and cathepsin B expression［J］. Cancer Res, 2017, 77（22）: 6400-6414.

［6］GANDHI M R, PANIZZA B, KENNEDY D. Detecting and defining the anatomic extent of large nerve perineural spread of malignancy: comparing "targeted" MRI with the histologic findings following surgery［J］. Head Neck, 2011, 33: 469-75.

［7］BAULCH J, GANDHI M, SOMMERVILLE J, et al. 3T MRI evaluation of large nerve perineural spread of head and neck cancers［J］. J Med Imaging Radiat Oncol, 2015, 59: 578-85.

［8］COOPER J S, PAJAK T F, FORASTIERE A A, et al. Postoperative concurrent radiotherapy and chemotherapy for high-risk squamous-cell carcinoma of the head and neck［J］. N Engl J Med, 2004, 350: 1937-1944.

［9］BERNIER J, COOPER J S, PAJAK T F, et al. Defining risk levels in locally advanced head and neck cancers: a comparative analysis of concurrent postoperative radiation plus chemotherapy trials of the EORTC（#22931）and RTOG（#9501）［J］. Head Neck, 2005, 27: 843-50.

［10］朱奕, 宋新貌, 燕丽, 等. 104 例鼻腔鼻窦腺样囊性的临床研究［J］. 中国癌症杂志, 2016, 26（3）: 121-129.

［11］TARSITANO A, PIZZIGALLO A, GESSAROLI M, et al. Intraoperative biopsy of the major cranial nerves in the surgical strategy for adenoid cystic carcinoma close to the skull base［J］. Oral Surg Oral Med Oral Pathol Oral Radiol, 2012, 113（2）: 214-221.

［12］ANWAR M, YU Y, GLASTONBURY C M, et al. Delineation of radiation therapy target volumes for cutaneous malignancies involving the ophthalmic nerve（cranial nerve V-1）pathway［J］. Pract Radiat Oncol, 2016, 6（6）: e277-e281.

鼻腔鼻窦恶性肿瘤
精准放射治疗靶区 勾画

Delineation of Target Volume for Precise Radiotherapy in Malignant Tumors of
Nasal Cavity and Paranasal Sinuses

临床篇 第二部分

第五章　正常组织勾画

　　头颈部重要器官比较集中，解剖关系复杂，头颈部肿瘤放射治疗常面临着两方面的挑战：①肿瘤控制失败；②照射野内正常组织放射损伤，进而导致不同程度地影响疗后生活质量。随着现代放疗技术的发展，头颈部肿瘤疗后局控率和生存率有了明显的提高，疗后生活质量成为评价一个治疗计划成功与否的重要指标之一[1]。放射治疗时，降低正常组织并发症以及控制放射治疗相关副反应的发生与尽可能杀灭肿瘤干细胞同样重要，而精确的组织器官勾画是放射治疗计划制订中对正常组织实施保护的前提。

一、颞叶、脑干、垂体、脊髓

　　1. **颞叶**　颞叶位于外侧裂之下，颅中窝和小脑幕之上，颞骨内侧。放疗靶区正常组织勾画时需包括传统的颞叶和岛叶。前方界为颞骨、外侧裂、蝶骨大翼，前勿将脑膜包含在内；后方界为颞骨岩部、小脑幕、枕前切迹；内侧界为海绵窦、蝶窦、蝶鞍、外侧裂。

　　2. **脑干**　脑干由中脑、脑桥、延髓三部分组成，前方是斜坡，后方毗邻小脑。中脑是脑干中最短的部分，长2~3cm；脑桥长27mm，宽38mm，在脑干前方形成突起；延髓长3cm，连接脑与脊髓。

　　3. **垂体**　垂体位于蝶鞍内，下丘脑和视交叉之下，前方为鞍结节，后方为鞍背。

　　4. **脊髓**　脊髓位于脊椎骨组成的椎管内，呈长圆柱状，上端在平枕骨大孔处与延髓相连，总长约40~45cm，头颈肿瘤正常组织的勾画主要关注颈段脊髓（图5-0-1、图5-0-2）[2]。

二、眼

　　1. **角膜**　角膜是眼球壁外层前部约1mm厚的透明部分，前凸后凹，形如凸凹透镜。

　　2. **晶状体**　晶状体是一个双凸透镜状的富于弹性的透明体，被悬韧带固定悬挂在虹膜之后、玻璃体之前。直径约9mm，厚4~5mm。

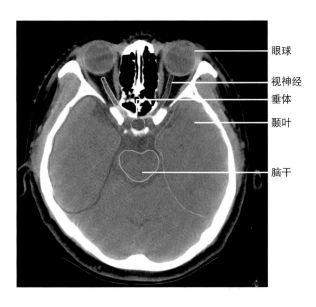

图 5-0-1　定位横断位 CT 上的颞叶、垂体、脑干

眼球
视神经
垂体
颞叶
脑干

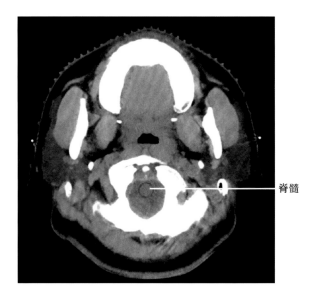

图 5-0-2　定位 CT 横断面上脊髓

脊髓

3. **眼球**　眼球位于眼眶内,后端由视神经连于间脑。前后径 24~25mm。眼球前面角膜的正中点为前极,后面巩膜的正中点为后极。

4. **视神经**　视神经全长约 50mm,包括 4 段:①球内段非常短,多无须依照轮廓勾画;②眶内段是最长的一段,从眼球后部穿越眼眶向上至蝶骨视神经管部分;③眼内段较短,位于蝶骨视神经管内;④颅内段较短,从蝶骨视神经管到视交叉部分。

5. **视交叉**　视交叉自上而下在前至后方向呈倾斜状态,前后长 4~13mm,厚 3~5mm。视交叉在鞍隔上方,在第三脑室底前端,侧方与颈内动脉、后交叉动脉相邻。鞍上池常呈五角星或六角星,围绕视交叉,在 CT 上可作为识别视交叉的标志(图 5-0-3~ 图 5-0-5)[3]。

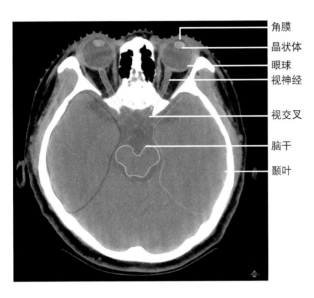

图 5-0-3　定位 CT 横断面上角膜、晶状体、眼球、
视神经、视交叉

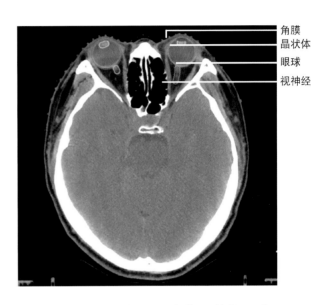

图 5-0-4　定位横断位 CT 上角膜、晶状体、眼球、
视神经

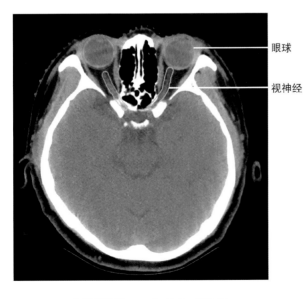

图 5-0-5　定位横断位 CT 上眼球、视神经

三、耳

1. **中耳**　中耳包括鼓室,鼓室有 6 壁及锤骨、砧骨、镫骨 3 个听小骨,其外侧壁鼓膜在 CT 上不能显示时,常依靠锤骨柄作为外耳与中耳分界的参考。咽鼓管沟通鼓室和鼻咽,内 1/3 为骨部,建议予以勾画。乳突也属于中耳,但由于受气化程度、炎症状态等影响,在听觉功能评估中的作用尚未确定,建议可不勾画。

2. **内耳及相关结构**　内耳位于颞骨岩部内,从内向外结构分别有耳蜗、前庭和半规管。我们建议对内耳道、耳蜗、前庭予以勾画(图 5-0-6~ 图 5-0-9)[4]。

四、腮腺、下颌下腺、咽缩肌、下颌骨、口腔

1. **腮腺**　腮腺位于外耳道前下方,上平颧弓水平,下至下颌角,前界为咬肌前缘,后界为乳突前缘。面神经

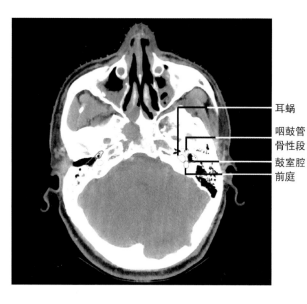

图 5-0-6　定位横断位 CT 的中耳、内耳相关结构(从上到下)

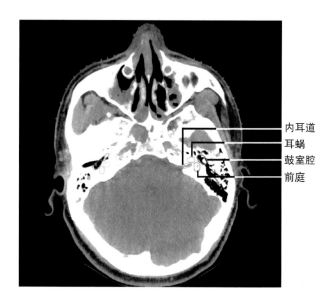

图 5-0-7　定位横断位 CT 的中耳、内耳相关结构(从上到下)

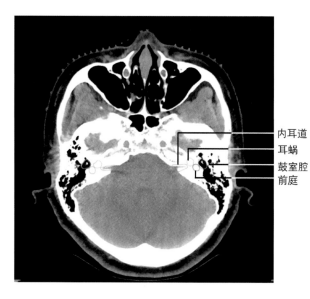

图 5-0-8　定位横断位 CT 的中耳、内耳相关结构(从上到下)

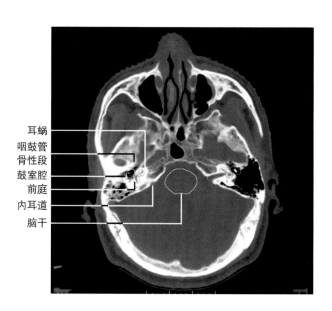

图 5-0-9　定位横断位 CT 骨窗的中耳、内耳相关结构

内侧紧邻的下颌后静脉在CT上可见,可作为区分腮腺深叶和浅叶的标志。

2. **下颌下腺**　下颌下腺位于下颌骨下缘与二腹肌前、后腹围成的下颌下三角内,外侧为下颌骨体,内侧为舌骨舌肌。

3. **咽缩肌**　咽上缩肌、咽中缩肌和咽下缩肌自上而下呈叠瓦状,上起自翼板钩部下缘,下止于环状软骨下缘,前界依次为鼻咽、口咽、舌骨、喉最宽处,后界为颈椎或锥前肌。舌骨上缘、舌骨下缘分别为上、中、下缩肌的分界。

4. **下颌骨**　下颌骨呈弓形,围成口腔的前壁和侧壁,水平部分是下颌骨体,垂直部分的下颌骨髁突与颞骨下颌窝组成颞下颌关节。

5. **口腔**　口腔上壁为腭(前2/3为硬腭,后1/3为软腭),下壁为肌性口底,后壁为由软腭游离缘、悬雍垂、两侧腭舌弓及舌根共同围成的咽峡,前为唇黏膜,外为双侧颊黏膜(图5-0-10~图5-0-14)[5,6]。

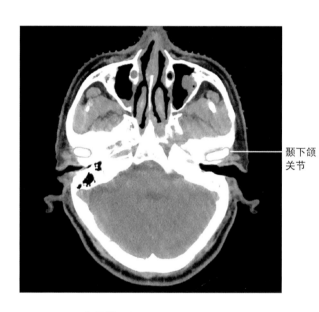

图 5-0-10　定位横断位 CT 的颞下颌关节

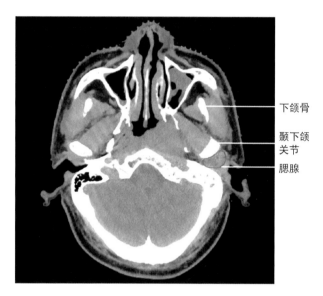

图 5-0-11　定位横断位 CT 的下颌骨、颞下颌关节、腮腺

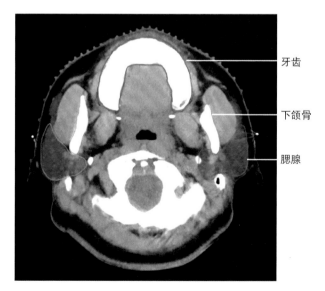

图 5-0-12　定位横断位 CT 中的牙齿、下颌骨、腮腺

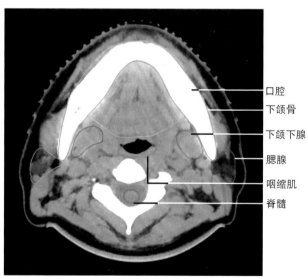

图 5-0-13　定位横断位 CT 中的口腔、下颌骨、下颌下腺、腮腺、咽缩肌

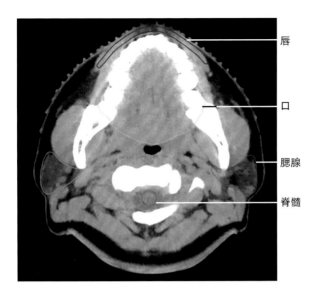

图 5-0-14　定位横断位 CT 中的口、腮腺

五、喉、甲状腺、气管、食管

1. **喉**　喉位于颈前正中,相当于第 3~6 颈椎体水平,上起会厌上缘,下至环状软骨下缘。以声带为界可将喉分为声门上区、声门区、声门下区。外侧界为杓会厌皱襞、甲状软骨板外缘。

2. **甲状腺**　甲状腺位于甲状软骨下,分左右两侧叶及中间峡部,紧贴在第 3、4 软骨环前面。

3. **气管**　气管位于颈前正中,食管前方,上起自环状软骨下缘,下止于气管叉,长约 10~12mm。气管前 2/3 为软骨,后 1/3 为膜性后壁与食管前壁相邻。

4. **食管**　食管全长 25cm,上起环状软骨下缘,气管分叉以上为上段,气管分叉至贲门以上 1/2 为中段,以下 1/2 为下段(图 5-0-15~ 图 5-0-18)[6,7]。

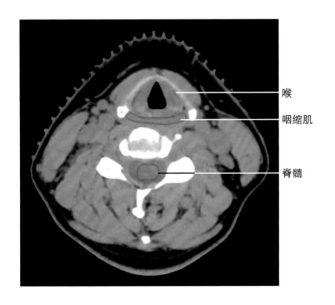

图 5-0-15　定位横断位 CT 中的喉、咽缩肌

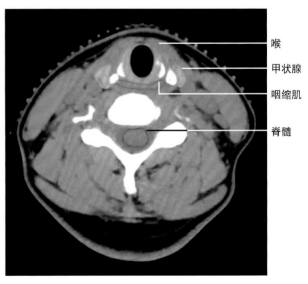

图 5-0-16　定位横断位 CT 中的喉、甲状腺、咽缩肌

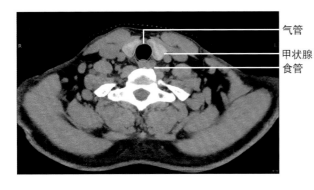

图 5-0-17　定位横断位 CT 中的气管、甲状腺、食管（从上向下）

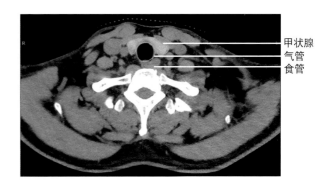

图 5-0-18　定位横断位 CT 中的气管、甲状腺、食管（从上向下）

（王天）

参考文献

［1］王胜资，陆嘉德，Lee N Y，等．头颈部肿瘤精确放射治疗中危及器官与正常组织勾画及保护［M］．长沙：中南大学出版社，2016.

［2］吕传真，周良辅．实用神经病学［M］．5 版．上海：上海科学技术出版社，2021.

［3］赵堪兴，杨培增，范先群．眼科学［M］．9 版．北京：人民卫生出版社，2018.

［4］王启华．实用耳鼻咽喉头颈外科解剖学［M］．2 版．北京：人民卫生出版社，2010.

［5］罗京伟，罗德红．头颈部放射治疗解剖图谱［M］．2 版．北京：人民卫生出版社，2023.

［6］柏树令，丁文龙．系统解剖学［M］．9 版．北京：人民卫生出版社，2018.

［7］塞法罗 G A，珍诺维斯 D，佩雷兹 C A，等．肿瘤放射治疗危及器官勾画［M］．何侠，冯平柏，译．天津：天津科技翻译出版有限公司，2014.

第六章　放疗前准备工作

鼻腔鼻窦肿瘤是常见的头颈部肿瘤之一,需要手术结合放疗/化疗多学科治疗,放射治疗作为鼻腔鼻窦肿瘤综合治疗模式的一部分,是其主要的治疗手段之一。随着放射治疗技术的不断发展,药物治疗的日益更新,鼻腔鼻窦肿瘤的疗效也有所提高,尤其是调强适形放射治疗技术的广泛应用,对鼻腔鼻窦邻近危重器官的保护,使患者的生存质量得到改善。精确的治疗技术实施,首先需要精确的定位,没有精确定位技术的保障,精确治疗计划就无法得以精准实施。良好的开始是成功的一半,定位和模拟是放射治疗流程中的第一环,因此做好定位和模拟工作,对提高放射治疗疗效和改善患者后期生存质量有着至关重要的意义。

现代放射治疗,就是要选择适当类型、能量、大小和方向的射线束将辐射能量聚焦于靶区以摧毁肿瘤细胞的活性而达到治疗目的,在治疗过程中还要尽量避免射线对路径上正常组织的损伤,以减少急性和慢性的放射并发症,使得治疗得以持续并减少后期并发症。利用肿瘤组织和正常组织不同的放射生物学响应,放射治疗一般都是在5~8周的时间跨度内分次进行,因此"聚焦于肿瘤并减少周围正常组织反应"就带来了在分次治疗中患者相对于加速器束流的位置的稳定性和重复性问题。

治疗用的兆伏射线穿透能力强,对人体的损伤大。为了精准、有效地杀灭肿瘤并保护正常组织,根据辐射防护 ALARA 原则,需要在治疗前以尽可能低的辐射损伤采集患者体内靶区与周围敏感组织的空间关系以便设计合理的治疗方案。通常我们采用低能的千伏 X 线来采集这些信息,这就是治疗前的模拟过程。

一、放射治疗的定位

患者的定位(positioning)主要涉及两个重要的方面:体位固定和重复性(immobilization and reproducibility)。固定就是患者的体位在治疗出束过程被锁定,其间的位移应尽可能小到甚至为零[1]。重复意味着在整个疗程中的每一天,相同的射野在相同的体位下治疗照射相同的组织并可以相对于前一次治疗作评估和检查。

在现实环境中,纹丝不动的固定和完全的重复常常是可望而不可及的,因此需要在治疗计划、治疗条件与患者的固定装置和定位精度之间作适度的平衡。

例如一般在三维适形放射治疗时,每一个方向的照射野束流都是均匀的,在临床靶区 CTV 的外周会依据摆位的重复性和患者靶区在治疗过程中的移动范围扩放安全边界生成 PTV[2],因此治疗中的固定与重复的精度好于 CTV-PTV 安全边界都是可接受的。

IMRT 与 VMAT 照射技术越来越成为头颈部治疗的首选技术。这些治疗技术的特点是在整个治疗过程中,靶区都是部分地而不是全部落在照射范围内,只有当所有的子野投照完毕才能实现所需的剂量分布,如果在照射的过程中靶区和子野发生相对位移,就会导致治疗区域中的部分组织被重复照射和部分组织被遗漏的互动效应(interplay effect)。一般 MLC 动态投照时的叶片允许误差被设置为 2mm,对 MLC 系统动态治疗日志文件作 QA 分析的叶片位置允许误差的均方根值为 3.5mm[3,4],所以对接受 IMRT、VMAT 治疗的患者,固定和重复性的精度也应该控制在这个范围内。为了保证这个精度,治疗前的图像引导放疗(image-guided radiation therapy, IGRT)是必要的。

对于单次治疗剂量更高、位置要求更严格的立体定向放射外科(stereotactic radi-osurgery, SRS)、立体定向放射治疗(stereotactic radi-otherapy, SRT)和粒子束治疗,常常需要更加稳定的固定和重复性。例如对 SRS 和 SRT,一般求 0.5mm 的位置精度。质子、重离子治疗中的固定和重复性还需要考虑对射程的影响。这些治疗,除了治疗前的图像引导过程之外,还常常需要追踪治疗中患者位置的变化[5-7]。

(1)患者体位:决定患者治疗体位是治疗计划的起始点。决定患者体位首先需要考虑患者在治疗期间的舒适度和耐受性,一个患者无法持久维持的体位一定会带来治疗期间更大的位置误差,在 IMRT 和立体定向放疗等照射时间长的治疗中尤其要注意这一点。一般而言,仰卧位对头颈部肿瘤患者而言是一个比较稳定的治疗体位,硬质平板也比凹型软垫更容易维持体位的稳定性。

考虑患者治疗体位的另外一个重要因素是要有利于治疗,在有些场合,调整患者的体位能减少正常组织,特别是放射敏感组织进入照射范围。如对眼球附近的肿瘤,可以考虑适当调节头的仰角来避免晶状体、视交叉、脑干等敏感器官出现在多个射野的束流途径上而带来射野和优化的过于复杂。有些治疗设备运动范围有限,也需要通过调整患者的体位来弥补,如眼科肿瘤的固定束流粒子治疗,常常还会选择坐位作为治疗体位[8]。

(2)固定:为了达到不同照射技术所需的患者体位固定精度,并兼顾患者治疗时的舒适度,选定治疗体位以后需要使用一些固定装置将患者体位固定。

头颈部治疗中最常用的固定是使用热塑面膜固定。这类面膜都有与其匹配的基座。选择不同供应商的热塑膜和基座时,应注意基座与本单位加速器治疗床的定位条紧密匹配以便将热塑膜的基座固定在加速器治疗床的定位孔上,这样每次治疗时,患者与加速器治疗床的相对位置可以保持不变,保证了每次治疗中的治疗床坐标不变和治疗床对射线的吸收影响恒定,使得位置重复能够保证剂量的重复。

如果仅仅是固定头部,头部热塑面罩就能满足要求,但如果整个头颈部也需要保持稳定的体位,则可以使用头肩部热塑面罩。

为了使患者治疗时更为舒适,也提高热塑面罩的固定精度,可以在患者的头后放置不同高度的头枕。放置头枕要注意头枕本身应与基座有卡槽匹配固定,并记录该患者使用的头枕编号。软枕舒适度高些,但这些乳胶材料本身也会散射射线而提高皮肤剂量,透明头枕可能因为质地较硬而固定精度更高,同时对射线吸收也比较少。头枕高度的选择主要是使得患者的体位更加自然、舒适,但在有些场合,也可以通过选用不同高度的头枕使得射线入射能避开更多放射敏感组织,从而简化计划难度和更好地保护正常组织。

选择头部或头肩部面罩要注意材质需要有足够的硬度以便于固定患者,适度的热胀冷缩更能帮助做到这一点,但热胀冷缩不能过度影响患者的正常呼吸。热塑材质应该是网状或均匀布孔,在患者口鼻处需要留出开口以便患者顺畅呼吸。

使用 SRS 和 SRT 的场合对患者体位固定的要求更为严格,因此常常需要选用更厚更硬和冷却后更不易变形材质的热塑面罩。除此之外,有时候还需要在热塑膜上固定一个口咬器使患者的体位更加稳定。使用这种方法固定患者时除了要加强观察之外,还应让患者手握应急报警装置,以便在患者发生呕吐时迅速处置以避免呕吐物倒灌引起窒息。

除了使用固定规格头枕之外,现在也有使用真空垫替代头枕,使得头枕更贴合患者的个体形状。此外现在还有一些一次性使用的头枕产品,它们实际上是由两种不同的化学物质(其中一种甚至可以是水)组成。使用时,去除两种化合物的隔离使它们充分混合后枕于患者头下,化学反应完成后便生成形状固定的化合物。这样的头枕与热塑面罩组合使用固定效果更好,但相对成本也更高。

随着治疗精度的进一步提高,光学体表追踪技术也在放射治疗中,特别是头颈部的 SRT 中得到越来越广泛的应用。在使用光学体表引导时,为了追踪患者体表在治疗中的运动,应使用敞口的头部热塑面罩以便红外或激光系统能采集到患者的运动信息。敞口的面罩依然有固定患者的作用,但患者的细微运动可以由感知精度更高的光学系统捕捉并管理。许多研究证明了光学体表引导在头颈部立体定向照射中的可行性。一些研究表明使用体表引导装置能够将治疗中的患者移动控制在亚毫米量级,另外一些研究比较了光学体表引导与固定与图像引导的结果,表明这种技术提高了患者的舒适度,得到了患者的认可[9,10],还有的后期随访结果表明使用体表图像追踪技术后降低了放射治疗并发症[11]。

二、放射治疗的模拟

放射治疗的模拟(simulation)就是对实际治疗过程的模仿,模拟过程主要解决以下几个问题:①治疗投照时的体位;②为了维持治疗中的体位需采取的患者固定措施;③治疗中射线的入射方向。

因此,放射治疗的模拟过程如下。

- 决定相对于射野设置和包含靶区的最佳治疗体位。
- 甄别靶区范围及靶区周边正常组织,特别是放射敏感组织。
- 设计和验证照射野的几何参数。
- 生成照射野的模拟影像供治疗时验证比对和发现摆位偏离。
- 采集治疗计划所需的患者数据。

所以,一个模拟定位过程应该完整采集治疗区域的患者数据以便后续治疗计划设计和剂量计算,这些数据的具体内容依据患者的治疗区域和使用的照射技术不同也会有所差别,因此应该根据不同的临床场景预设不同的模拟定位流程,在模拟过程中采集治疗计划所需的完整的、准确的数据,设置用于重复匹配治疗野位置的标记。

一个模拟定位系统应该由模拟成像系统(X线影像系统或CT系统)和激光系统(固定的或移动的)组成。

模拟定位机房的室内激光系统与治疗室内的一样,由前、上和左右4个激光器组成,构成3个相互垂直的平面。定位室与治疗室激光系统组成的三个平面的位置和方位必须在误差范围(允许误差一般为2mm)内一致,它们的交点代表了治疗机的等中心。

(一)2D 模拟

最早的放射治疗模拟过程实际上就是在 X 球管下进行荧光透视或摄片,从荧光屏上或者从 X 线片上找出肿瘤的位置,画出照射的范围,决定照射野的大小。如果照射范围内有敏感组织需要保护,则在人体体表相应位置放置铅丝标记需要遮蔽的范围,然后进行 X 线成像验证挡块的位置是否准确,今天看来,通过这样的模拟方法找到的治疗方案最优性相对有限,而且重复的试错过程给患者和工作人员都带来了很大的辐射。

20 世纪 60 年代面世的医用直线加速器不仅具有穿透能力更高的兆伏能级 X 射线和电子线,而且还带来了可变的射野光栅大小和机架、光栅旋转,为放射治疗计划的设计和优化提供了很大的灵活性和自由度。为了匹配加速器的潜能,能够完全模拟加速器运动的模拟定位机也随之面世。模拟定位机实际上就是一台具有加速器全部运动功能,可以通过机头内的钨门和铅丝观察照射范围和模拟射野范围的具有遥控透视成像功能的 X 球管成像系统,通过投影机头上十字线和铅丝位置可以在患者皮肤上标记射野中心和射野范围。机头上的光距尺可以指示该射野的源皮距供后续的剂量计算;模拟机机头上的附件插槽还可以插入带孔透明托盘,供验证挡块、楔形滤片位置和模拟患者在治疗时发生碰撞的可能性;模拟机的图像采集功能和记录功能可以为治疗实时采集比对图像,并在射线停止后回放图像,减少了患者在模拟成像时受到的辐射。

模拟机的机架旋转功能带来了同中心照射技术,使得患者在一个位置上完成治疗,提高了放射治疗的精度和效率。

后期的模拟机将光电耦合影像系统改为非晶态硅影像系统,消除了透镜系统带来的图像边缘畸变,也使得系统有更大的运动空间,可以模拟验证非共面照射野。计算机的图像处理技术进一步提升了模拟机的性能,如提高了图像的清晰度和分辨率,视频回放动态影像观察靶区与射野边界的关系,不同时间图像的相互比对,以及图像引导模拟定位——在采集的图像上勾画靶区和设置 MLC 形状,并且能把靶区、MLC 形状和射野边界投影在患者皮肤上。此外附带投影图像重建软件的模拟机还可以采集 CBCT 图像。

但是即使模拟定位机具备了加速器全部的运动功能,它所能采集的影像还是二维平面的,从这些平面图像中无法直观地分析人体中靶区与周围正常组织之间的空间关系,在复杂的病例中,无法设计出更为优化的治疗计划。

(二)三维CT 模拟

20 世纪 70 年代,英国电子工程师 Hounsfield 通过计算机处理从不同角度采集的人体头部透视图像重建了患者的横断面图像,并由此发明了CT。第一代的 CT 仅 1~2 个射线探测器,采用旋转/平移方式采样,所需时间长,图像质量差。而现在的 CT 扫描的模式已从单层轴扫发展到在 16cm 长度上安置多达 320 排探测器连续螺旋扫描,提升了扫描范围、图像分辨率,减少了扫描时间和伪影。

CT 图像能提供患者的断层信息,具有非常好的密度分辨能力和空间分辨率,通过 CT 值转换得到的电子密度值和组织密度值可用于后续剂量计算时进行不均匀修正,同时,CT 图像还是性价比很高的医学影像,因此 CT 影像是放射治疗中最主要的患者数据来源。

1. **CT 虚拟模拟** 今天绝大多数放射治疗的计划设计都是在 CT 模拟的基础上进行。在治疗体位上的 CT 图像采集以后,CT 模拟软件将这些横断面图像组成一个数据包,我们可以对这个数据包中的图像逐层进行观察并确定肿瘤靶区,通过软件包里的一些自动或非自动的轮廓勾画工具勾画放射治疗靶区和区域内不同脏器的轮廓,由此生成患者的 3D 模型。使用图像可视化技术我们能够看到这个患者模型中的靶区和正常组织的 3D 重建以及它们之间的相互位置关系。虚拟模拟软件模块的射野视窗(Beam's eye view,BEV)功能能使我们在患者的 3D 模型上模拟常规模拟机对患者的透视定位功能,设计和优化射野设置,观察靶区、正常组织与射野范围的相对位置关系,生成数字重建影像(DRR)供日后治疗位置比对等。因此采用在 CT 图像基础上的虚拟模拟,患者只需完成一次图像采集,后续的工作全部可以在计算机工作站上完成,虚拟模拟为治疗计划设计提供了极大的灵活性,使患者的治疗计划更为优化和合理,同时也减少了患者在医院的滞留时间,特别是暴露于辐射中的时间。

2. **放射治疗虚拟模拟 CT 系统** 患者在进行 CT 定位前,应该在治疗位下做好体位固定。患者的固定可以直接在 CT 平板床面上进行。固定患者前,先将固定基座与床板紧密固定,记录基座相在床板上的位置,随后固定患者。如果 CT 定位工作负荷大,也可以在其他地方完成患者固定和制模,待固定模具形状稳定以后将模具基座与 CT 床板紧密固定,然后固定患者。

完成 CT 床面上的患者治疗位固定后,至少在头脚方向上将患者的靶区部位大致移到 CT 室激光系统的等中心上,然后在患者固定膜或体表标出激光线的投影。在任意两条激光线的交叉处,粘贴金属珠标记。如果使用热塑面膜,标记或记录激光在基座上的位置,如果使用真空垫,则在真空垫上标记激光线的位置。完成这些操作以后可以将标记点移到 CT 内激光中心对患者进行冠状位和 / 或矢状位的定位相采集,根据定位相决定需要扫描的上下界,如果有需要,调整 CT 视场 FOV 的大小使之包含扫描范围内的所有人体组织。CT 图像扫描一般采用螺旋模式,头颈部肿瘤的图像重建间距一般不应大于 3mm,体部一般以不超过 5mm 为宜。

由于图像像素的 CT 值本身与采集图像时的管压(kV)、管流(mA)有关,采集计划图像时应该使用对应定标电子密度 / 质量密度校正曲线时的扫描条件(protocol)。如果不同的部位采用不同的扫描条件,则需要在各不同的扫描条件下采集 CT 的电子密度 / 质量密度定标曲线并储存于计划系统中。如果需要使用造影剂采集增强图像,应该注意先采集平扫图像,然后再注射造影剂采集增强图像,虚拟模拟和剂量计算的轮廓结构应该勾画在平扫图像上。

用于放射治疗虚拟模拟的 CT 与一般的诊断 CT 在原理和构造上几乎完全一致,目前多用 16 排或者以上的螺旋大孔径 CT。在具体细节上,用于放射治疗模拟的 CT 的床板不能采用凹面床板或使用软垫,而需使用与加速器治疗床相似的硬质平面床板,且有与加速器治疗床板上位置和编码一致的定位孔以便维持患者体位在定位和治疗时的一致性。如果放疗机构有多种型号的加速器治疗床,应考虑 CT 床板与这些不同的治疗床的匹配。

如果放射治疗的流程是虚拟模拟以后到定位 CT 床上复位并确定治疗等中心,CT 机房顶部和两侧的激光灯系统需要激光光源是可移动的。CT 定位系统的质量保证程序应该包含对移动激光系统的位移精度和激光平面与 CT 扫描平面的平行度及等中心一致性的内容。当然复位工作也可以在加速器治疗床上完成并通过 IGRT 流程验证。

在头颈外一些脏器运动范围较大且有规律的部位,可采用 4D CT 成像并根据 4D CT 影像进行 4D 模拟和门控治疗。4D CT 图像的重建需要用门控波形对图像进行相位重组后重建,以反映靶区和脏器运动随时间的变化。4D 模拟过程中可以根据治疗设定的阈值,同时基于全部或部分时相图像生成用于剂量计算的平均(average)图像,来决定 ITV 范围最大像素(maximum intensity projection,MIP)图像。

3. **CT 模拟的其他问题** 70cm 左右的常规 CT 孔径一般足以兼顾各种头颈部肿瘤固定装置与底座的成像。但对要兼顾其他部位肿瘤(如乳腺癌)治疗的放疗中心,一般选择大孔径 CT 为宜。现在一些制造商也有将 CT 孔径做大以兼顾诊断和治疗的趋势。但是CT孔径增大也会带来一些边缘空间失真畸变、中心部位与边缘区域CT值漂移及图像信噪比降低等问题。

随着对诊断剂量的关注,特别是肿瘤患者进行放射性检查的频度增加,CT成像剂量和CT影像质量也是一个需要权衡的问题,降低成像条件能减少患者图像采集时受到的辐射,但是也带来了图像分辨率的下降和信噪比的降低。为了兼顾剂量和质量,近年来各制造商通过一些重建过程中的算法修正(如迭代重建)来解决低剂量CT中的清晰度和分辨率的问题。

CT模拟中最需关注的问题是图像的伪影。所谓伪影,就是像素重建的CT值与实际吸收系数之间的系统性差异。CT图像伪影对放射治疗模拟的影响主要是位置的失真和CT值的偏离,位置的失真会影响到轮廓勾画中靶区和脏器位置的判断,而CT值的偏离则带来了剂量计算的误差。在粒子治疗中,伪影产生的影响更大,会直接影响到射程的估计和靶区范围的选择。

CT图像伪影的来源很多,有扫描设备本身的局限,也有物理的因素,还有是患者带进的。如实际成像时CT的中心束流比边缘束流受到更多的人体组织吸收,人体组织中的不同元素成分(如骨质、空气)对球管产生的连续能谱的X线吸收也不一样,导致因为射线质变硬而带来的一些伪影,这些伪影,可以通过适当的定标过程改善。

但CT影像上最大和最主要的伪影,是患者身上的金属异物所带来的伪影,如患者种植牙或者手术中植入的异物、支架等。金属伪影区域完全无法区分局部细节,而且还会影响周边很大的区域,甚至影响整个图像数据包,所以对金属伪影必须进行适当后处理,目前对金属伪影的抑制处理主要如下。

- 在重建时处理异常的投影,如对探测到CT值超过3 000的区域,进行选择性滤过部分加以抑制的滤过反投影法(filtered back-projection)重建图像[12]。
- 利用含铁、钛等高密度样本的体模对CT像素作16位定标,使其像素达到65 536灰阶(vs.12 bit-4096灰阶)使得部分金属物质也涵盖在CT定标范围内。

4. 双能CT　双能CT是CT家族的新成员,采用两种能量对人体成像,然后通过后处理程序对这两组信号进行滤过合成生成CT图像。由于像素对X射线的吸收与组成物质原子序数及入射X线能量(频率)呈Z^4/h^3关系,而且射线能量越低,这种吸收系数随能量变化的关系越明显,因此,双能CT具有通过物质吸收系数差别分辨不同物质的能力。双能CT的这个特点,适合被用来提高CT图像的物质分辨率和去除伪影,或者重建CT图像,而且不需要造影剂,这对治疗计划的剂量计算,特别是质子计划的剂量计算是一个很大的优势。

双能CT有多种实现方法:Somatom Definition Flash采用两套互成90°夹角的球管和探测器系统;Discovery 750HD使用一个能快速切换能量球管和单一探测器系统;IQonspectal使用一个带有完全剂量调制能力的球管和一套双层探测器系统。

(三)MRI模拟

虽然CT数据的虚拟模拟极大地提高了治疗计划设计的灵活性和效率,但是随着放射治疗的精准化,使用单一CT图像的局限性也越来越明显:CT图像只有密度分辨率而没有软组织分辨率,因此有时候仅根据CT图像无法明确分辨肿瘤和邻近正常组织的边界、肿瘤浸润的范围。MRI图像在软组织分辨率上有很大的优势,因此近年来,MRI模拟也越来越进入放射治疗,GPS三家影像制造商都各自推出了MRI模拟系统。与CT模拟系统一样,MRI模拟系统也需要考虑比诊断系统相对大的孔径,此外,床面也需要为平板并带有定位孔。

MRI图像采集需要一个使磁偏转有序排列的恒磁场和一个定位信号位置的梯度磁场,需要置于磁共振系统采集定位图像的固定装置和基座有很好的磁场兼容性。图像采集时需要贴近患者受检部位放置线圈,在普通MRI检查中,在患者体表放置线圈会导致局部3~5mm的形变。在采集放射治疗模拟图像时,这样的形变需要力图避免。在头颈部肿瘤患者的磁共振模拟定位时,可以把这类线圈固定在面罩外部。

磁共振模拟图像的最大问题是图像失真畸变,失真畸变会带来对靶区范围判断误差,需要尽量消除。图像的失真有系统性的原因,也有患者带进的原因。

系统性原因主要是恒磁场B_0的不均匀和空间编码梯度场的非线性GNL。磁共振模拟机的孔径较大,恒磁场边缘的不均匀造成的图像畸变更大,但作为专用的放射治疗模拟系统,制造商在软件中加强了对这类畸变的修正。但是即使进行了整体上的修正，用户仍然需要对图像的畸变做必要的测量，了解其幅度和位置。此外患者进入磁场后本身也会对磁场的空间分布带来一些干扰，带来新的畸变。

对梯度场引起的畸变，可以将体模放入磁场中测量其偏离，Price 等发表的结果表明梯度场非线性带来的偏离随离开磁场中心距离的增大而增加，并且磁场 B_0 越强，这类偏离也越大。头颈部因为组织偏离中心范围小误差也相对较小，这些偏离可以通过后处理修正补偿。

对患者进入磁场带来的畸变，Stanescu 等[13]通过实验发现界面上的磁场变异与界面两侧的物质组成有关，也和异物本身的大小有关，它们能通过实验定量测量，也能在一定程度上修正。

核磁共振模拟以后生成的治疗计划需要进行剂量计算，但核磁共振图像本身不具备修正密度不均匀所需的信息，所以在磁共振模拟的场合通常需要在同样的体位和固定条件下采集 CT 影像，进行图像配准以后在 CT 图像序列上进行计划优化和剂量计算。但近年来也有一些直接用 MR 影像进行治疗计划和剂量计算的产品问世，如 MR-CAT 治疗计划系统和 MR-Planner 治疗计划系统等，这些系统都不再需要 CT 影像，而是直接在 MR 影像上通过人工智能的深度学习技术生成合成 CT 图像（synthetic CT）进行剂量计算。

（邹丽芬）

参考文献

［1］LI C, LU Z, HE M, et al. Augmented reality-guided positioning system for radiotherapy patients[J]. J Appl Clin Med Phys, 2022, 23(3): e13516.

［2］HESS C F, CHRIST G, JANY R, et al. Dosage specification at the ICRU reference point: The consequences for clinical practice. International Commission on Radiation Units and Measurements[J]. Strahlenther Onkol, 1993, 169(11): 660-667.

［3］HANLEY J, DRESSER S, SIMON W, et al. AAPM Task Group 198 Report: An implementation guide for TG 142 quality assurance of medical accelerators[J]. Med Phys, 2021, 48: e830-e855.

［4］KLEIN E E, HANLEY J, BAYOUTH J, et al. Task Group 142 report: Quality assurance of medical accelerators[J]. Med Phys, 2009, 36(9): 4197-4212.

［5］COVINGTON E L, STANLEY D N, FIVEASH J B, et. al. Surface guided imaging stereotactic radiosurgery with automated delivery[J]. J ApplClin Med Phys, 2020, 21: 12: 90-95.

［6］ZHAO B, PARK Y K, GU X, et al. Surface guided motion management in glottis larynx stereotactic body radiation therapy[J]. Radio Oncol, 2020, 153: 236-242.

［7］LI G, BALLANGURUD A, CHAN M, et al. Clinical experience with two frameless stereotactic radiosurgery(fSRS)systems using optical surface imaging for motion monitoring[J]. J ApplClin Med Phys, 2015, 16(4): 9149-9162.

［8］PAGANETTI H, BELTRAN C, BOTH S, et al. Roadmap: proton therapy physics and biology[J]. Phys Med Biol, 2021, 66(5).

［9］ZHAO B, MAQUILAN G, JIANG S, et al. Minimal mask immobilization with optical surface guidance for head and neck radiotherapy[J]. J ApplClin Med Phys, 2018, 19(1): 17-24.

［10］SCHULERI K H, GEORGE R T, LARDO A C. Applications of cardiac multidetector CT beyond coronary angiography[J]. Nat Rev Cardiol, 2009, 6(11): 699-710.

［11］QIU D, SEERAM E. Does iterative reconstruction improve image quality and reduce dose in computed tomography? [J]. Radiol Open J, 2016, 1(2): 42-54.

［12］MAHNKEN A H, RAUPACH R, WILDBERGER J E, et al. A new algorithm for metal reduction in computedtomographyin vitro and in vivo evaluation after total hip replacement[J]. Invest Radiol, 2003, 38(12): 769-775.

［13］STANESCU T, WACHOWICZ K, JAFFRAY D A. Characterization of tissue magnetic susceptibility-induced distortions for MRIgRT[J]. Med Phys, 2012, 39(12): 7185-7193.

第七章　鼻腔鼻窦鳞状细胞癌放疗靶区勾画

第一节　综合治疗进展

一、概况

（一）发病情况

鼻腔鼻窦鳞状细胞癌（sinonasal squamous cell carcinoma，SNSCC）是一种恶性上皮性肿瘤，起源于鼻腔、鼻窦的表层上皮，表现为鳞状分化，约占鼻腔恶性肿瘤的 50%~60%。国外文献报告上颌窦是 SNSCC 最常见的部位（50%~60%），其次是鼻腔（25%）和筛窦（15%）。SNSCC 在疾病早期阶段通常无明显症状，因此很难引起重视。随着疾病的进展、局部结构的侵犯和 / 或鼻腔阻塞而产生一系列相应症状。常见症状有单侧鼻塞、鼻漏或血性分泌物、嗅觉障碍等；此外，由于眶下神经的侵犯，可能会出现面部疼痛或感觉异常；肿瘤扩展到眼眶可能导致复视或眼球突出；内侧直肌受侵时，内侧注视受限；肿瘤累及鼻泪管时可引起溢泪。肿瘤进展到更晚期可能会出现相应脑神经受损症状、脑脊液漏、视力下降（甚至失明），若咬肌间隙受累则引起张口受限；侵犯鼻咽部可出现耳鸣、听力下降等分泌性中耳炎症状。

鼻腔及颈部检查有利于评估肿瘤的基本情况，如鼻腔、鼻窦肿瘤可突破鼻腔鼻窦结构侵犯至皮肤；眼部检查应包括眼球突出、复视、眼外肌功能和溢泪的评估；口腔检查应密切注意腭部和上覆黏膜，以及是否有张口困难的迹象。鼻内镜检查有助于确定病变的形态、表面情况及在鼻腔、鼻窦内的范围。鼻窦肿瘤可以通过侵入鼻腔和鼻窦的骨壁而延伸到邻近区域，这些骨骼的结构变化和再吸收在计算机断层扫描（computer tomography，CT）图像上得到了很好的显示，磁共振成像（magnetic resonance imaging，MRI）在软组织显示上更加有优势，尤其在描述鼻腔区域边界（骨膜 / 眼眶膜和硬脑膜）和邻近区域（如大脑、眼眶内容物、海绵窦、颈内动脉）的软组织受累方面至关重要，因此二者组合的横截面成像在肿瘤局部分期上发挥着不可估量的作用，建议作为分期诊断的金标准。PET/CT 有助于排除远处转移，同时部分肿瘤的恶性程度与 ^{18}F- 氟脱氧葡萄糖 - 正电子发射断层扫描（FDG-PET）/CT 上的最大标准化摄取值增加相关，因而，FDG-PET/CT 也被建议用作鼻窦恶性肿瘤患者的预后参考工具[1,2]。

一项针对美国国家癌症数据库（National Cancer Database，NCDB）4 994 例 SNSCC 病例研究数据显示每年新发病例为 0.32/100 000，但在过去 30 年中发病率呈稳步下降趋势，每年下降 2.6%，其中男女比例为 2.3∶1，80% 的患者年龄超过 55 岁。目前认为，原发性 SNSCC 的标准治疗模式为：手术切除 ± 辅助放疗 / 放化疗。初诊时区域或远处转移的患者 5 年、10 年、15 年和 20 年总生存率分别为 82.9%、73.8%、60.6% 和 43.7%，伴有淋巴结转移的患者 5 年、10 年、15 年和 20 年总生存率分别为 41.1%、32.8%、26.2% 和 22.5%，初诊时已经发生远处转移患者的 5 年、10 年、15 年和 20 年总生存率仅有 29.2%、19.8%、18.3% 和 17.1%[3]。

（二）临床生物学特征

1. 病因不明确　目前，SNSCC 的病因尚不十分明确，吸烟被认为是主要的致病因素。也有研究发现，职业性接触皮革粉尘、铬、砷、石棉和 / 或焊接烟气会增加患 SNSCC 的风险。部分 SNSCC 患者检测出 EB 病毒（Epstein-Barr virus，EBV）[4]，因此，EBV 可能作为致病因素逐渐被学者们所研究。1983 年，Syrjänen 等[5]首次在 SNSCC 组织中检测到 HPV-DNA，推测 HPV 在 SNSCC 的发生中可能起到致病的作用。随着检查方法的改进和普及，SNSCC 中 HPV 的检测越来越受到重视，HPV 的检测可能作为判断 SNSCC 生存率的生物标志物。一项根据 60 项符合条件研究的荟萃分析发现 HPV 在 SNSCC 中的总体检出率估计为 26%[6]。

2. **病理亚型多样**　从病理分类来看，SNSCC 是包括一组具有异质生物学特征的肿瘤，大约 50% 为角化性鳞状细胞癌、30% 为非角化性鳞状细胞癌，其余 20% 为其他类型包括腺鳞状细胞癌、梭形细胞 SCC（也称为肉瘤样 SCC）、基底样 SCC、乳头状 SCC 和疣状 SCC[7]。根据细胞间桥和 / 或角化数量的多少可将 SNSCC 分为高、中、低级别，分化程度越差的肿瘤发生淋巴结转移和远处转移的概率增加，预后越差[8]。不同的病理亚型，其预后差异明显，其中非角化性鳞状细胞癌对放疗较为敏感，预后较好。

3. **预后差**　SNSCC 的预后较差，局部复发和远处转移是主要的治疗失败模式。据文献报道，鼻腔恶性肿瘤的局部和区域复发率约为 40%~80%，并且大多数发生在治疗后 5 年内[7]。Farrell 等[9] 分析了来自美国国家癌症资料库（NCDB）的 3 521 例 SNSCC 的患者数据，发现早期患者中手术 ± 辅助治疗组、放化疗组、诱导化疗 + 放疗组、诱导化疗 + 手术组 5 年总生存率分别为（49.8% ± 0.6%）、（42.1% ± 1.0%）、（40.1% ± 4.8%）、（39.7% ± 8.9%）；晚期患者中手术伴 / 不伴辅助治疗组、放化疗组、诱导化疗 + 放化疗组、诱导化疗 + 手术组 5 年总生存率分别为（41.2% ± 0.8%）、（26.0% ± 0.8%）、（31.3% ± 1.4%）和（40.7% ± 2.1%）。复旦大学附属眼耳鼻喉科医院的一项对 214 例 SNSCC 失败模式的分析中发现治疗失败的患者中 65.4% 为局部复发、30.4% 为远处转移。影响 SNSCC 患者的预后因素较多，包括疾病的分期、分化程度、手术切缘、治疗的方式等[10]，近年来有研究证实，HPV 阳性的患者预后明显优于 HPV 阴性患者[11]。目前较为广泛采用的治疗策略为肿瘤完整切除术，清除肿瘤的同时尽量保存患者的眼眶，辅以术前或术后放化疗，以减少对重要结构的损害或牺牲，注重患者治疗后的生活质量。

二、治疗方法

鼻腔、鼻窦鳞状细胞癌的治疗理念中，须强调多学科模式下的综合治疗，单一的治疗模式都严重降低患者的远期生存概率。复旦大学附属眼耳鼻喉科医院的回顾性数据发现，晚期 SNSCC 中单纯放化疗患者的 3 年总生存率为 50.6%，低于术前放化疗组的 55.8% 和术后放化疗组的 75.4%（P=0.001）。在手术时机选择上，有研究提出进行挽救性手术的患者的总生存率低于初次手术的患者[12]。

（一）手术治疗

手术是鼻腔鼻窦鳞状细胞癌治疗的基石，对于所有恶性肿瘤，手术的主要目的是完全切除肿瘤。因为鼻腔、鼻窦周围特殊的毗邻器官，相较于其他头颈部鳞状细胞癌 1cm 的安全手术切缘的要求难以满足，于是有学者提出"宽切缘切除"的观点，越来越多的研究支持通过新辅助放疗 / 放化疗，降低肿瘤负荷，为安全距离切缘创造条件。无论如何，切缘状态是影响 SNSCC 局部控制和预后的重要因素[10]，Jafari 等[13] 发表了一项针对 7 808 名 SNSCC 患者的大样本 NCDB 研究，显示从完全切除（R$_0$）到显微镜下累及（R$_1$）和肉眼可见的残留疾病（R$_2$），总生存率依次显著下降。

近三十年来鼻内镜手术（entranasal endoscopic surgery，EES）技术的进展迅速。早期，EES 主要用于良性肿瘤和侵袭性较小的恶性肿瘤的切除，目前，鼻内镜手术已广泛应用于 SNSCC 的手术。传统观念认为肿瘤整块切除术是头颈部鳞状细胞癌，特别是鼻腔和鼻窦鳞状细胞癌患者的理想干预方式。但是对于 SNSCC，即使通过开放性手术，肿瘤整块切除也不常见，而且经常需要去骨块或节段切除。然而，内镜仪器设备的更新，允许多角度清晰显示肿瘤范围，更便于切除肿瘤。越来越多的研究证实鼻内镜手术可以媲美传统开放手术，在取得同等生存概率的前提下，降低了传统开放性手术后创面感染、中枢神经系统损伤等严重的并发症所引发的死亡率。2018 年发表了一项基于美国国家癌症数据库的大型研究，研究者共收集了 1 483 例 SNSCC 患者（353 例接受 EES 治疗，1 130 例接受开放手术），多因素 logistic 回归分析显示，对于Ⅳb 期肿瘤经 EES 的患者预后更好[14]。Abdelmeguid 等人报告了 1998~2018 年间在 MD Anderson 癌症中心接受内镜下鼻腔鼻窦恶性肿瘤切除术治疗的 239 例患者，手术并发症发生率为 28.8%[15]。复旦大学附属眼耳鼻喉科医院的回顾性数据中发现，鼻内镜手术相较于开放性手术显示出略高的总生存率和疾病无进展生存率。

尽管区域淋巴结转移在 SNSCC 中并不常见，一旦发生淋巴结的转移将对患者预后影响较大。Ranasinghe 等[16] 在对一项样本量为 6 448 例原发 SNSCC 的数据分析中发现 13.2%（854/64 468）的患者就诊时有颈部淋巴结转移的临床证据，双侧或对侧颈淋巴结转移的发生率为 5.6%。鼻腔、鼻窦的不同解剖区域来源肿瘤的淋巴结转移发生概率也会有一定的差异。有研究显示鼻腔、鼻窦（上颌窦、筛窦、蝶窦、额窦）肿瘤中平均淋巴结转移率为 19.3%，其中上颌窦发生淋巴结转移率最高，达 21.0%，鼻腔 SCC 淋巴结转移概率约为 7.9%。上颌窦 SCC 的淋巴结转移率通常高于鼻腔 SCC，这可能是由于原发部位的淋巴引流差异所致。复旦大学附属眼耳鼻喉科医院针对 2009~2022 年间 441 例 SNSCC 的回顾性分析数据发现，颈部淋巴结转移的发生概率为 16.6%。根据淋巴结转移的途径不同，颈部的处理原则也需要差异性对待。颈淋巴结临床阳性的 SNSCC 患者应接受颈淋巴结清扫术作为手术的一部分，颈部淋巴结清扫术后，可根据清扫范围、术中所见、淋巴结转移数目、是否侵犯包膜及肿瘤分化程度等决定是否需要术后放疗。然而对于颈淋巴结阴性的患者，是否需要预防性颈部淋巴结清扫和放射治疗时是否进行颈部淋巴引流区的预防照射便成为争议性的研究，美国国立综合癌症网络（National Comprehensive Cancer Network，NCCN）指南建议对 T_3 和 T_4 期上颌窦鳞状细胞癌行上颈部预防照射。Lee 等[17]人发现，无论采用何种颈部治疗方式，选择性颈部治疗对 SNSCC 患者生存概率和失败模式都无获益。Crawford 等[18]分析了 1 220 名 SNSCC 患者临床资料，发现接受选择性颈淋巴结清扫术的患者和未接受选择性颈淋巴结清扫术的患者在总生存率方面并无任何统计学上的显著性差异。Tao 等[19]对于 27 例临床诊断为淋巴结阴性（clinical lymph node negative，cN_0）的 SNSCC 患者进行选择性颈淋巴结清扫后，其中 3 例患者术后病理提示淋巴结阳性，然而，是否进行颈淋巴结清扫的患者局部区域控制率和总生存率差异无统计学意义。以上结果不能排除因局部病变晚期而掩盖颈部预防性放疗的作用的可能性。2000 年之后更多研究支持对晚期 SNSCC 患者行颈部预防性照射[20-22]。

（二）放射治疗

在过去二十年中，鼻腔、鼻窦恶性肿瘤治疗的无可置疑的进步是放射治疗技术。新的放射技术，如调强放射治疗（intensity-modulated radiation therapy，IMRT）、容积调强放射（volumetric modulated arc therapy，VMAT）、TOMO 放疗技术和质子放疗技术，这些精确放疗技术能够实现接近目标体积的明确且陡峭的剂量梯度，还引入了图像引导放射治疗（image guided radiation therapy，IGRT）来补充这些方法，通过在整个治疗过程中针对患者解剖结构进行频繁的成像，确保安全提供高度适形的治疗，在这些精确放疗技术的支撑下，能够完美地实现肿瘤的有效杀灭和鼻腔、鼻窦邻近危及器官的剂量控制的平衡。

接受术后 IMRT 放疗的鼻窦肿瘤患者的 2 年和 5 年局部控制率分别为 80% 和 50%~70%，与三维适形放射治疗（3-dimensional conformal radiation therapy，3D-CRT）相比，IMRT（包括 VMAT）能在 3 年局部区域无复发生存率上有 20%~30% 的提高。对于不能手术的 T_4 期鼻窦和颅底肿瘤，肿瘤和正常组织之间 IMRT 可以实现陡峭的剂量梯度，维持肿瘤的剂量强度同时有效地保护周围的危及器官，一些系列研究表明 IMRT 可提高生存率，同时将毒性降至最低[23]。

除了光子治疗，目前临床也将一些特殊放疗技术应用于鼻腔鼻窦鳞状细胞癌的治疗。与基于光子的放疗技术（radiation therapy，RT）相比，调强粒子治疗包括质子和碳离子，具有几个优点，包括由于所谓"布拉格峰"设计产生的急剧下跌的剂量梯度、增加由于高线性能量转移和组织氧合的相对独立性、独特的放射生物学特性。目前基于质子、重离子治疗 SNSCC 的小样本的临床研究，主要由日本和美国的学者开展。Toyomasu 等[24]报道使用质子和碳离子治疗 59 例 SNSCC 患者的小样本研究：3 年和 5 年总生存率分别为 56.2% 和 41.6%；无进展生存率分别为 42.9% 和 34.7%；局控率分别为 54.0% 和 50.4%；其中 13 名患者（22%）出现 3 级晚期毒性反应。Russo 等[25]报道了 54 例Ⅲ期和Ⅳ期鼻腔鼻窦鳞状细胞癌患者接受质子治疗后，其中 74% 的患者接受了颈部预防照射，平均剂量为 72.8Gy（RBE），2 年和 5 年的局部控制率分别为 80% 和 80%，2 年和 5 年总生存率分别为 67% 和 47%。日本碳离子放射肿瘤学研究小组（Japan Carbon-Ion Radiation Oncology Study Group，J-CROS）回顾性分析了 31 例接受碳离子的 SNSCC 患者，两年总生存率达 70%[26]。

（三）化疗

辅助化疗适用于切缘阳性、结外侵犯、分化程度差，眼眶和颅内进展等不良特征的肿瘤，就诊时已经发生转移的患者，化疗是作为姑息治疗的最重要手段。根据化疗使用的时机分为新辅助化疗、同期化疗和辅助化疗三种方式，根据病情和患者的耐受情况等因素考虑三种方式不同的组合应用。

1. **新辅助全身化疗** 这种治疗的主要目标是降低肿瘤负荷和发生远处转移的风险。2011年，Hanna等[27]报道了一项研究，46名接受新辅助化疗的患者（包含部分SNSCC患者）中发现对新辅助化疗表现客观缓解的患者比疾病稳定或进展的患者预后更好，显示出新辅助化疗的价值，此后有更多的研究开始关注新辅助化疗在SNSCC的应用，但是结论存在争议性。Hirakawa等[28]研究报道尽管只有部分患者表现出反应，新辅助化疗已被证明可以提高总生存期、无病生存期并减少反应者的远处转移，此外，在晚期病变中，提倡使用新辅助全身化疗来改善肿瘤控制和眼眶保护。Farrell等[9]分析了3 516例SNSCC数据后得出结论，与新辅助化疗联合放化疗（chemoradiotherapy therapy，CRT）和单独CRT相比，新辅助化疗联合CRT明显改善患者OS，研究结果特别强调了新辅助化疗在不适宜首选手术治疗时的潜在价值。Hirakawa等[28]报道对于新辅助化疗后联合手术的患者，在接受新辅助化疗的病例中，有34.9%的病例出现中度和明显的病理学改变，这部分患者OS、无病生存期（disease-free survival，DFS）、局部控制和无远处转移显著优于病理学改变反应较差的患者和非新辅助化疗组。Ock等[29]研究表明对新辅助化疗部分缓解的患者，可能导致T分期降级，具有更多的眼眶保留机会和更好的总体预后。目前临床上使用的新辅助化疗的方案主要包括TPF（多西他赛+顺铂+氟尿嘧啶），TP（多西他赛+顺铂），PF（顺铂+氟尿嘧啶）等。

2. **同期放化疗** Kim等[30]进行的一项30例的小样本回顾性研究，比较局部晚期SNSCC患者的手术联合术后放疗和同期放化疗的治疗结果，两组患者的局部区域无复发、无远处转移、无疾病特异生存和总生存率没有差异。此外，两组之间的急性和慢性毒性发生率没有显著差异，肯定了同期放化疗在SNSCC治疗中的价值。Homma等[31]观察了选择性高剂量顺铂联合放疗对既往未经治疗的晚期鼻腔、鼻窦癌患者的疗效情况，其中T_3、T_{4a}和T_{4b}患者分别7人、22和18人，95.7%的患者对治疗方案耐受；在4.6年的中位随访期间，所有患者的5年局部无进展生存率为78.4%，5年总生存率为69.3%。没有患者因治疗毒性或脑血管意外而死亡；晚期不良反应有骨坏死（$n=7$）、脑坏死（$n=2$）和眼/视觉障碍（$n=16$）。

铂类和氟尿嘧啶类是最常用药物，依据病情需要或毒性，卡培他滨、替吉奥可替代氟尿嘧啶，铂类包括顺铂、卡铂、奥沙利铂。新辅助方案或者辅助方案首选考虑多西他赛+氟尿嘧啶+顺铂：多西他赛50~75mg/m^2 d1，氟尿嘧啶500~1 000mg/m^2 qd.civ.96h，顺铂75mg/m^2 d1或分3天使用，每隔21天为一个周期；同期方案首选顺铂单药：顺铂75mg/m^2，分三天使用，每隔21天为一个周期，或者30mg/m^2，qw.。

（四）其他药物治疗

1. **分子靶向治疗** 有研究报道放疗联合西妥昔单抗治疗SNSCC，联合治疗组的客观有效率（objective response rate，ORR）和疾病控制率（disease control rate，DCR）分别为77.42%和93.54%，放疗组的ORR和DCR分别为45.61%和70.97%，两组之间差异有统计学意义（$P<0.05$），且联合组的无进展生存期（progression-free survival，PFS）和中位OS分别为19.5和26.6个月，而放疗组分别为13.8和18.9个月，两组之间差异有统计学意义（$P<0.05$）[32]。

2. **免疫治疗** 使用纳武单抗或派姆单抗的全身免疫疗法逐渐被应用在复发/转移性头颈部鳞状细胞癌的"一线治疗"。然而，目前关于免疫疗法对SNSCC治疗的信息非常少。11例鼻腔鼻窦鳞状细胞癌患者接受免疫治疗，其中5名患者接受免疫治疗作为一线治疗，6名患者接受免疫治疗作为二线治疗。中位随访14.2个月，中位PFS为4.2个月；6个月时PFS发生率和疾病控制率分别为36.4%和36.4%；数据分析时未达到中位OS，6个月OS率为63.6%。总之，无论PD-L1表达或以前的治疗史如何，R/M SNSCC似乎具有良好的ICI反应[33]。Riobello等[34]研究证实在34%的SNSCC肿瘤细胞和45%的免疫浸润细胞中观察到PD-L1的膜表达，因此提示免疫疗法在特定病例中的潜在益处。

第二节 放疗靶区勾画概述

综合治疗时需要注意放疗与手术间隔的时间应限制在 4 周之内,根据放疗与手术的关系,分为术前放 / 化疗、术后放 / 化疗、根治性放 / 化疗、姑息性放 / 化疗。术前放疗的剂量 ≥ 50Gy,颈部预防照射剂量不低于 50Gy。术前放疗的优势:①肿瘤血供好,放 / 化疗敏感性高;②消灭肿瘤亚临床病灶的可能,减少淋巴结转移发生率;③降低肿瘤负荷,为不可手术切除创造可切除机会,且提高手术切除概率;④提高邻近重要器官及其功能保留的可能性;⑤降低肿瘤活性,减少术中肿瘤种植和播散的机会。Robin 等[35]分析了美国 NCDB 研究中 3 331 名 SNSCC 患者的不同治疗方法,发现与单纯手术、新辅助放化疗后手术和新辅助放疗后手术相比,仅发现新辅助放化疗可提高切缘阴性概率,而与肿瘤部位、T 分期和颈部淋巴结状态无关。也有学者发现新辅助放化疗或放疗后将术后脑脊液(cerebrospinal fluid,CSF)泄漏发生的风险从 5.1% 增加到 22.2%[36]。对于拒绝前期手术的患者、对于不可切除的肿瘤或当所需的外科手术被认为对患者的侵入性太大时,可以考虑进行根治性放化疗。Park 等[37]人分析了 73 名 SNSCC 患者的治疗数据,发现在根治性放化疗组与术后放化疗组在局部无进展、区域无进展、无远处转移和 OS 方面没有显著差异。

一、放疗的适应证

1. **术前放疗的适应证** 凡是具有手术指征的 SNSCC 患者都适合采用有计划的术前放疗,需在治疗过程中积极评估肿瘤对放疗的反应,如果肿瘤进展需要立即停止放疗进行手术干预。晚期患者,肿瘤范围较大,通过新辅助放疗 / 放化疗降低肿瘤负荷,为手术创造更好条件,为器官保留争取机会。

2. **根治性放疗 / 放化疗** 主要适用于分化差的鳞状细胞癌,可首选放疗 / 放化疗;$T_1N_0M_0$ 期患者;$T_2N_0M_0$ 期拒绝手术或不能耐受手术的患者。

3. **术后放疗 / 放化疗** 适用于 T_2 肿瘤术后切缘不足或者切缘阳性的患者;手术后复发的患者;T_3、T_4 期患者术后;肿瘤分化差,无论手术情况如何均需要放疗 / 放化疗。

4. **姑息放疗** 主要适用于远处转移引起临床症状者;肿瘤广泛侵犯,产生明显疼痛、鼻出血、肿瘤堵塞影响吞咽功能等症状,无其他治疗手段缓解症状的患者;全身状况不能耐受手术、放疗无望根治的患者;估计手术不能完全切除的患者。可先考虑根治剂量放疗,中期评价是否手术指征,选择手术治疗,退缩好的患者也可行根治剂量放化疗 / 放疗。

放疗前对于已经发生淋巴结转移的患者,颈部淋巴结引流区进行预防照射基本成为共识。但是对于颈部淋巴结阴性的患者,颈部是否预防照射存在一定的争议,总体来说的处理原则:①T_{1-2} 期、组织学分化好的肿瘤,因颈部淋巴结转移概率低,无须常规颈部淋巴结引流区预防照射;②T_{3-4} 期的患者,应进行上颈部淋巴引流区预防照射;③组织学分化差的患者应进行颈部预防性照射。

二、调强放射治疗的靶区勾画

1. **物理技术** SNSCC 的放射治疗通常可选择 IMRT、VMAT 等放疗技术,放射治疗能量选择一般采用 6mV X 射线。采用 IMRT 技术,可根据患者拟治疗范围,遵循距离靶区外轮廓较近的方向布置入射野的原则,来确定射野分布范围。若患者肿瘤拟治疗范围仅局限于鼻腔鼻窦部分,则射野推荐设置为患者鼻前侧 90°~270° 范围内 7 个调强射野均匀分布,但必须避免设置对穿射野。若患者拟治疗范围包括上颈等部位,则可以在围绕头部的 360° 范围内设置 9 野均分的调强射野分布,由治疗计划系统 TPS 自动优化各个射野的权重比例。

如果采用旋转容积调强 VMAT 技术,其入射基本原则与 IMRT 技术相同,即布野遵循就近原则。根据患者拟治疗范围,设置鼻前段往返两个半弧段,或者往返两个全弧段,也可以根据靶区剂量要求,增加部分弧段,以补充放射剂量。

鼻腔鼻窦术后残腔会影响剂量分布的均匀性,可放置等效材料进行填充。通过治疗计划设计,明确靶区的剂量分布情况,同时可准确掌握周围正常组织和器官的准确受照剂量,减少晚期损伤的发生率。

尽量采用 IMRT 技术和 VMAT 技术治疗 SNSCC,IMRT 和 VMAT 剂量覆盖率较 3DCRT 有明显的提高,且 IMRT 和 VMAT 通过选择最佳射线入射角度,避免损伤视路,能够向肿瘤体积提供更高的规定剂量。有研究证实 VMAT 显著改善了鼻腔癌的局部控制和总生存率,且毒性率较低[38]。SNSCC 调强放射治疗危及器官主要包括视神经、视交叉、额叶、颞叶、脊髓、脑干、腮腺、下颌骨、耳蜗。放疗计划优化时危机器官的积累受照限值参照 QUANTEC(2012)标准如下:脑干 ≤ 54Gy,颈段脊髓 ≤ 45Gy,视交叉和视神经 ≤ 54Gy,颞叶 ≤ 72Gy,耳蜗 ≤ 45Gy,腮腺应根据肿瘤分期尽量保护。

2. 靶区勾画　放疗靶区的设定是放疗过程中最重要的环节,目前尚无正式出版的专家共识。根据放疗与手术的综合治疗需求分为术前放疗、根治性放疗、术后放疗的靶区来给予不同的参考。

(1)术前放疗 / 根治性放疗:大体肿瘤靶体积(gross target volume,GTV)包括原发肿瘤(GTVp)及转移淋巴结(GTVn)。GTVp 为肉眼 / 影像学可见的病灶,GTVp 的勾画基于增强 MRI 成像,同时综合鼻腔、鼻窦增强 CT、全身 PET/CT 和鼻内镜检查结果。临床靶体积(clinical target volume,CTV)是勾画的重点、难点,根据肿瘤累及的范围可将 CTV 分为高危临床靶体积(CTV1)和标准风险临床靶体积(CTV2)。CTV1 为 GTV 外扩 10mm,在 GTV 两侧有完整骨等屏障的区域,可适当缩小 CTV 扩放。需关注颅底神经孔道及神经侵犯征象,在可能存在肿瘤神经侵犯时,须沿神经径路扩放 20mm。鼻腔肿瘤,病灶局限性位于单侧鼻腔,CTV1 需包绕整个同侧鼻腔、同侧窦口鼻道复合体、对侧鼻腔过半、部分同侧筛窦;若筛窦累及则需要包绕整个同侧筛窦和部分对侧筛窦;若上颌窦口累及则同侧整个上颌窦都需要包绕;同侧额窦口累及则整个同侧额窦需要包绕;累及鼻咽部则整个鼻咽和咽后都需要包绕;若 GTV 侵入抵抗恶性肿瘤侵袭能力差的区域如翼腭窝、颞窝、咽旁间隙、咀嚼肌等间隙,CTV 包绕需要综合考虑解剖结构适当调整;若 GTV 侵入眼眶或延伸至颅内的区域,根据国际指南,具体边界需根据解剖边界和邻近危及器官的射线剂量耐受进行适当调整[39,40]。筛窦肿瘤若局限于单侧筛窦则 CTV 需要包绕双侧筛窦、同侧鼻腔、同侧部分额窦;如果肿瘤累及鼻腔和上颌窦,则参照相应部位的包绕原则;肿瘤突破眶纸板,甚至侵犯同侧内直肌则需包容部分或者整个内直肌范围,如果肿瘤突入眼眶明显,需要根据放疗后肿瘤的退缩情况进行二程甚至多程计划进行调整以保护眼球。上颌窦肿瘤若局限于上颌窦无骨质破坏且未累及上颌窦开口则 CTV1 需要包绕上颌窦和窦口鼻道复合体;若侵犯鼻腔和筛窦,则需要按照相应部位侵犯的原则进行勾画;如上颌窦后壁累及导致后壁破裂造成后壁缺损则需包绕翼突、翼腭窝、翼窝、颞下窝。

CTV2 根据肿瘤的范围决定,如局限于单侧则仅包绕单侧淋巴引流区域,同侧 I b 区、II 区淋巴结和咽后淋巴结;若肿瘤累及双侧则建议包绕双侧 I b 区、II 区淋巴结和咽后淋巴结;若病变突破面部皮肤需包括同侧的 VIII 区、IX 区;若同侧上颈部淋巴结转移,则需包绕同侧 III 区、IV 区。

(2)术后放疗:CTV:结合术前肿瘤范围和手术范围来综合考虑,CTV 边缘增加整个空间或 GTV 外扩 10mm,在 GTV 两侧有完整骨屏障的区域,可适当缩小 CTV 扩放;在 GTV 侵入由骨包围的腔室的区域,整个腔室包括在 CTV 轮廓中。

术前若鼻腔肿瘤病灶局限性位于单侧鼻腔,CTV1 需包括整个同侧鼻腔、同侧窦口鼻道复合体、对侧鼻腔过半、部分同侧筛窦;若筛窦累及则需要包绕整个同侧筛窦和部分对侧筛窦;若上颌窦口累及则同侧整个上颌窦都需要包绕;同侧额窦口累及则整个同侧额窦需要包绕;累及鼻咽部则整个鼻咽和咽后都需要包绕;手术累及范围及附近的孔道需要至少外扩 5~10mm;若 GTV 侵入抵抗恶性肿瘤侵袭能力差的区域如翼腭窝、颞窝、咽旁间隙、咀嚼肌等间隙,CTV 包绕需要综合考虑解剖结构适当调整;GTV 侵入眼眶或延伸至颅内的区域,根据国际指南,具体边界需根据解剖边界和比邻危及器官的射线剂量耐受情况进行适当调整。筛窦肿瘤若局限于单侧筛窦则需要包绕整个筛窦、同侧鼻腔、同侧部分额窦;如果肿瘤累及鼻腔和上颌窦,则参照相应部位的包绕原则;肿瘤突破眶纸板,甚至侵犯同侧内直肌需包绕部分或者整个内直肌范围,如果术前肿瘤突入眼眶明显,需要根据术后肿瘤切除情况进行勾画,行二程甚至多程计划进行调整,最大限度保护眼球。上颌窦肿瘤若局限于上颌窦无骨质破坏且未累及上颌窦开口,则 CTV1 只需要包绕上颌窦和窦口鼻道复合体;若侵犯鼻腔和筛窦,则需要按照相应部位侵犯的原则进行勾画;如上颌窦后壁累及导致后壁破裂或者因为手术因素造成后壁缺损则需包绕翼突、翼腭窝、翼窝、颞下窝。需关注颅底神经孔道及神经侵犯征象,在可能存在肿瘤神经侵犯时,须沿神经径路扩放 GTV 外 20mm。

CTV2 根据肿瘤的范围来决定,如局限于单侧则仅包绕单侧淋巴引流区域,同侧 I b 区、Ⅱ区淋巴结和咽后淋巴结;若肿瘤累及双侧则建议包绕双侧 I b 区、Ⅱ区淋巴结和咽后淋巴结;若病变突破面部皮肤需包括同侧的Ⅷ区、Ⅸ区;若同侧上颈部淋巴结转移,则需包绕同侧Ⅲ区、Ⅳ区。

(3)颈部淋巴引流区域的放疗:对于颈淋巴结阴性患者,目前更推荐行颈部预防性照射。基于高达 28.9% 的颈部复发率和颈部复发患者的中位生存率低的特点,Paulino 等[41]认为上颌窦鳞状细胞癌患者需进行同侧颈部预防性照射。Zhu 等[42]对 59 例 SNSCC 放疗后颈部治疗失败患者进行分析,发现同侧 I b 区、Ⅱa 区为最常见的复发区域。因此如果颈部预防照射,推荐同侧 I b 区、Ⅱ区进行预防性照射。当肿瘤跨越中线,或者累及鼻咽部,则建议对同侧颈部 I b 区、Ⅱ区也需要预防照射。如肿瘤突破面部皮肤,考虑鼻腔的淋巴引流路径,同侧的腮腺区和耳前淋巴结区需预防性照射。对于颈淋巴结阳性患者,颈部选择性预防照射,除颈部淋巴结转移区域外,还需要包括颈淋巴结转移概率较高的淋巴引流区域,如同侧的腮腺区、I b 区、Ⅱ区、Ⅲ区、Ⅳ区。病灶累及咽旁、鼻腔后段,需要预防照射咽后及咽旁区域。

三、放疗剂量

1. **术前放疗** GTVp 总剂量为 55~60Gy,单次分割剂量 2.0~2.2Gy;GTVn 单次分割剂量 2.0~2.2Gy;CTV$_1$ 总剂量为 50Gy,单次分割剂量 1.8~2.0Gy。

2. **根治性放化疗** GTVp 总剂量 66~72Gy,单次分割剂量 1.8~2.2Gy;GTVn 总剂量 66~70Gy,单次分割剂量 1.8~2.2Gy;CTV$_1$ 总剂量为 54~63Gy,单次分割剂量 1.6~2.0Gy;CTV$_2$ 总剂量 44~54Gy,单次分割剂量 1.6~1.8Gy。

3. **术后放疗** R$_0$ 术后辅助放疗,CTV$_1$总剂量为 54~63Gy,单次剂量 1.6~2.0Gy;CTV$_2$ 总剂量 44~54Gy,单次分割剂量 1.6~1.8Gy。R$_1$/R$_2$ 术后辅助放疗,GTVp 总剂量 66~72Gy,单次分割剂量 1.8~2.2Gy;CTV$_1$ 总剂量为 54~63Gy,单次剂量 1.6~2.0Gy;CTV$_2$ 总剂量 44~54Gy,单次分割剂量 1.6~1.8Gy。如未进行颈部淋巴结清扫的患者,GTVn 总剂量 66~70Gy,单次分割剂量 2.0~2.2Gy。

四、放疗并发症及其防治

SNSCC 治疗后的主要并发症包括局部创面、眼部、神经、口腔和全身的并发症。19% 的患者发生与放射相关的眼部毒性反应,视力损害的风险随着剂量的增加而增加。22% 的患者表现出与放射相关的垂体功能减退,但未检测到剂量反应相关性。63% 的患者嗅觉功能受损,嗅觉损害的风险随着病程的延长而增加。11% 的患者大脑受照区域存在结构异常,63% 的患者存在认知功能受损[39]。

1. **慢性鼻窦炎** 射线损伤鼻腔鼻窦黏膜和纤毛,慢性鼻窦炎是 SNSCC 最为常见的并发症。

2. **口干** 大、小唾液腺受损,患者可能出现不同程度的口干,由于唾液分泌减少,口腔内 pH 发生改变,导致龋齿发生。

3. **放射性中耳炎** 射线损伤咽鼓管和乳突黏膜以及支配咽鼓管开闭功能的肌肉,导致残存的乳突放疗后较易发生乳突炎,可使用改善纤毛运动的药物和糖皮质激素来缓解症状。

4. **脑脊液漏** 肿瘤或手术突破前颅底骨质后最常见的并发症之一,可经久不息,形成瘘管,很难自愈,可因此并发脑膜炎或者颅内感染。

5. **放射性脑水肿/坏死** 额叶、颞叶侵犯的患者,因邻近颞叶组织接受一定剂量的照射,有发生脑水肿,甚至坏死的可能,急性期水肿可能诱发癫痫、脑疝,放疗中可预防性使用脱水药物。

6. **放射性颞骨骨髓炎/坏死** 与射线种类、放疗剂量和受照体积有关,放射治疗前后使用类固醇类药物,可降低放射性骨髓炎／骨坏死的发生概率。对于死骨外露应积极考虑手术治疗。

7. **张口困难**　放疗后发生张口困难，可能由炎症、肿瘤、放疗后纤维化等原因引起，需要给予鉴别，并给予患者相应的治疗或指导，以改善张口困难。尤其对于咬间隙受照射的患者，及早的张口训练非常必要。

8. **放射性视神经病**　放射性视神经病（radiation-induced optic neuropathy，RION）通常发生在放疗暴露后数月至数年（文献报告时间为 3 个月 ~9 年），平均在 18 个月左右。RION 通常无痛，但单眼或双眼出现不可逆转的视力丧失。症状通常出现在一只眼，然后在第二只眼同时或相继出现，这一发现表明辐射诱导的视神经损伤具有某些交感特征。年龄大、糖尿病、同期化疗、肿瘤位置邻近或侵犯视路、多次手术、库欣病都是导致 RION 的危险因素[43]。

9. **精神健康障碍**　精神健康障碍（mental health disorders）主要是焦虑和抑郁。Lee 等最近发表的一项针对6 760 名鼻腔鼻窦肿瘤和鼻咽癌患者的研究发现，在诊断出颅底癌后，患者精神健康障碍的患病率从 22% 增加到31%，其中抑郁和焦虑最为相关。女性和吸烟的患者更可能发生精神健康障碍。

第三节　案例分析

一、鼻腔和筛窦鳞状细胞癌

【病历摘要】

1. **基本临床信息**　患者，男性，52 岁。因"反复头痛 1 年"就诊。查体见双中鼻道新生物，表面欠光滑，右眼光感、对光反射弱。

2. **诊断与分期检查**

（1）MRI 检查：可见双鼻腔上段、嗅裂、筛窦、前中颅底弥漫性软组织肿块，广泛侵犯周围结构，包括双侧额叶表面脑膜、双侧眼眶、左上颌窦开口、双翼腭窝，伴双侧额叶底部脑水肿，有咽后淋巴结转移，双颈部Ⅱa 区稍大淋巴结。

（2）定位 CT 检查：提示双Ⅱa 区淋巴结肿大（左、右最大横截面最小径分别为 12mm 和 13mm）。

（3）病理学检查：左侧筛窦低分化鳞状细胞癌。

3. **诊断与分期**　鼻腔、筛窦鳞状细胞癌（$cT_{4b}N_{2c}M_0$，Ⅳb 期）。

4. **治疗策略**　诱导化疗＋同期放化疗。

（1）诱导化疗方案为 2 程多西他赛、顺铂、氟尿嘧啶，同期化疗方案为 2 程顺铂。放疗后视情况决定手术与否。目前放疗后 3 年，继续随访中。

（2）放疗方案

1）射野范围：瘤床双鼻腔、筛窦、部分上颌窦，双颈部Ⅰb 区、Ⅱa 区、Ⅱb 区、Ⅲ区及咽后间隙。

2）放疗剂量：GTV1 2.12Gy×33f=69.96Gy，GTV2 2.00Gy×33f=66.00Gy，CTV1 1.80Gy×33f=59.40Gy，CTV2 1.65Gy×33f=54.45Gy（治疗过程中，密切跟踪肿瘤退缩情况，适当给予靶区调整以最大限度保护危及器官）。

【治疗前后影像】

治疗前后影像见图 7-3-1~ 图 7-3-3。

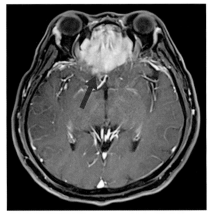
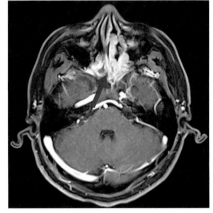

图 7-3-1　治疗前增强 MRI T_1WI 扫描

可见双鼻腔、嗅裂、筛窦、前中颅底弥漫性肿块，广泛侵犯周围结构，包括双额叶脑膜表面、双眼眶、左上颌窦开口、双翼腭窝（红色箭头所指）。

A~C. 横断位 MRI；

D. 冠状位 MRI。

A丨B

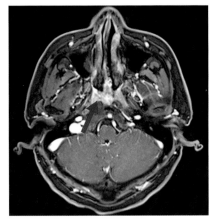
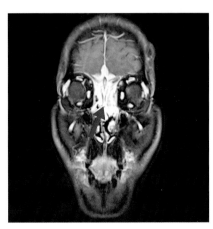

C丨D

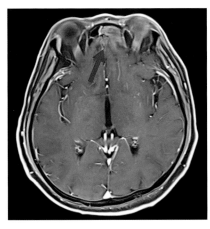
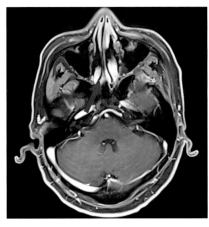

图 7-3-2　放化疗结束后 3 个月 MRI 增强 T_1WI 扫描

可见双鼻腔、嗅裂、筛窦、前中颅底弥漫性肿块基本退缩（红色箭头所指）。

A~C. 横断位 MRI；

D. 冠状位 MRI。

A丨B

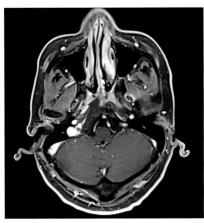
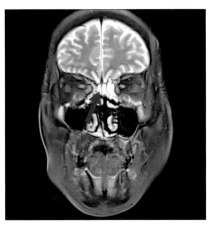

C丨D

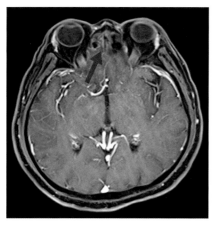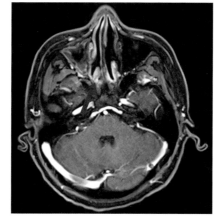

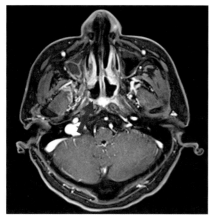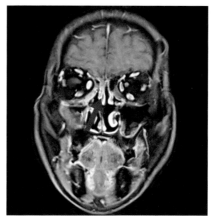

C | D

【靶区勾画】

CT 为靶区勾画，MRI 为显示相应层面病灶（图 7-3-4 ）。

图 7-3-4　不同层面靶区勾画及对应 MRI 影像

● GTV1（肿瘤）　● GTV2（淋巴结）　○ CTV1（高危）　● CTV2（低危）

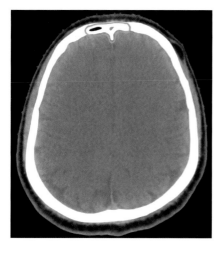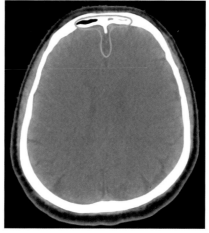

A. 额窦顶层面靶区勾画；

A

图 7-3-4　不同层面靶区勾画及对应 MRI 影像（续）

● GTV1（肿瘤）　● GTV2（淋巴结）　● CTV1（高危）　● CTV2（低危）

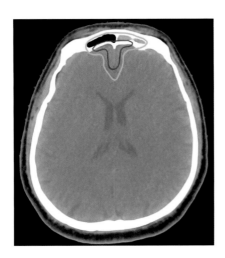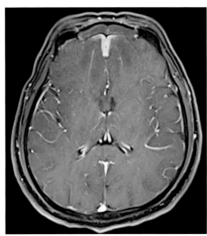

B. 额窦、鸡冠层面靶区勾画及对应 MRI 影像；

B

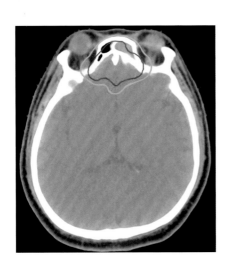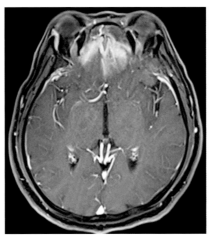

C. 前颅底层面靶区勾画和对应 MRI 影像；

C

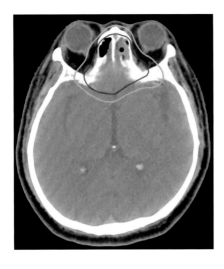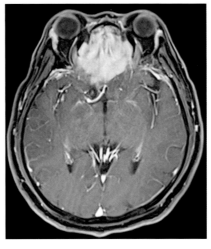

D. 筛窦顶层面靶区勾画和对应 MRI 影像；

D

图 7-3-4　不同层面靶区勾画及对应 MRI 影像（续）

● GTV1（肿瘤）　● GTV2（淋巴结）　● CTV1（高危）　● CTV2（低危）

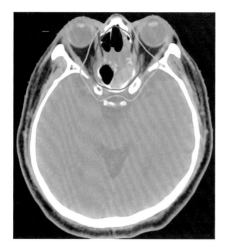
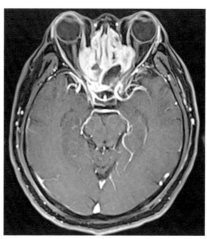

E．视交叉层面靶区勾画和对应 MRI 影像；

E

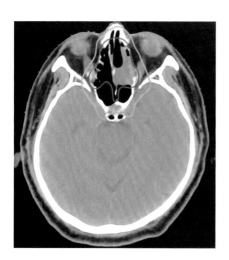
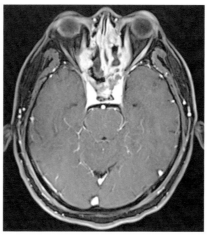

F．筛窦层面靶区勾画和对应 MRI 影像；

F

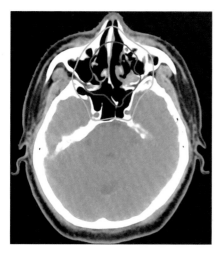
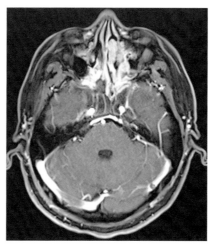

G．蝶窦层面靶区勾画和对应 MRI 影像；

G

图 7-3-4 不同层面靶区勾画及对应 MRI 影像（续）

● GTV1（肿瘤） ● GTV2（淋巴结） ○ CTV1（高危） ● CTV2（低危）

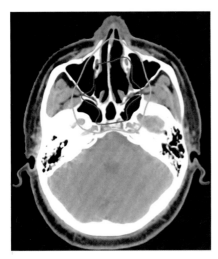 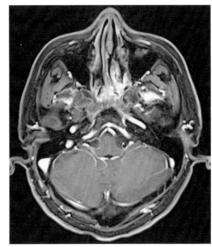

H. 上颌窦及鼻咽顶层面靶区
勾画和对应 MRI 影像；

H

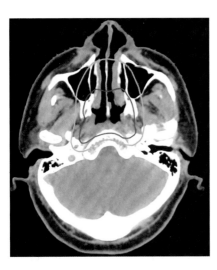 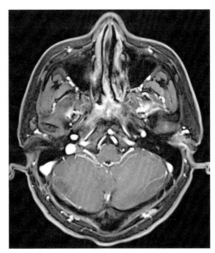

I. 上颌窦及鼻咽层面靶区勾画和
对应 MRI 影像；

I

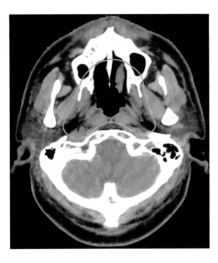 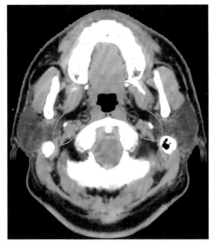

J. 上颌窦底及咽旁间隙层面靶
区勾画；

J

图 7-3-4　不同层面靶区勾画及对应 MRI 影像(续)

● GTV1(肿瘤) ● GTV2(淋巴结) ○ CTV1(高危) ● CTV2(低危)

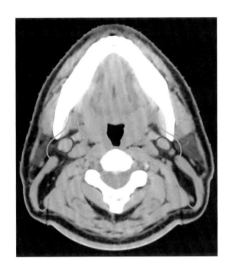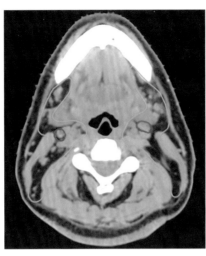

K. Ⅰb 区、Ⅱ区颈淋巴结层面靶区勾画;

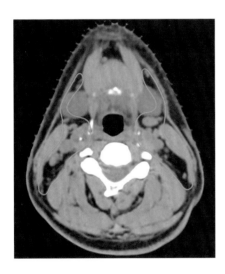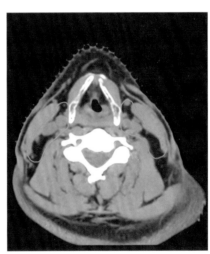

L. Ⅲ区颈淋巴结层面靶区勾画;

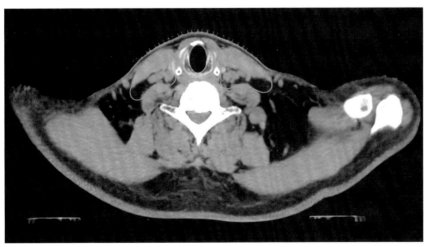

M. 环状软骨水平层面靶区勾画;

图 7-3-4　不同层面靶区勾画及对应 MRI 影像（续）

● GTV1（肿瘤）　● GTV2（淋巴结）　○ CTV1（高危）　● CTV2（低危）

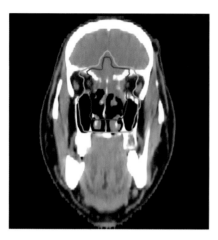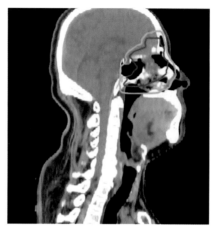

N. 冠状位、矢状位 CT 的 GTV1、CTV1 纵览。

N

二、上颌癌

【病历摘要】

1. **基本临床信息**　患者，男性，65 岁。因"回缩涕血 4 个月余，鼻内镜术后 4 周"就诊。查体见鼻外形正，双鼻腔各鼻道未见新生物，齿龈、硬腭光。

2. **诊断与分期检查**

（1）MRI 检查：可见左侧上颌窦腔及内侧壁软组织增厚强化，涉及左眶底。

（2）定位 CT 检查：提示左上颌窦口区软组织团块，涉及窦口鼻道复合体，伴骨质吸收。

（3）病理学检查：左上颌窦低分化鳞状细胞癌。

3. **诊断与分期**　左上颌窦鳞状细胞癌（$cT_3N_0M_0$，Ⅲ期）。

4. **治疗策略**　诱导化疗 + 根治性放疗。

（1）诱导化疗方案为 1 程多西他赛、顺铂、氟尿嘧啶，因肺炎住院治疗，未给予后续化疗。放疗后视情况决定手术与否。目前为疗后 4 年，继续随访中。

（2）放疗方案

1）射野范围：左上颌窦瘤床、左鼻腔 + 部分右鼻腔、筛窦，左颈部 Ⅰb 区、Ⅱa 区、Ⅱb 区及咽后间隙。

2）放疗剂量：GTV1 2.20Gy × 30f=66.00Gy，CTV1 2.00Gy × 30f=60.00Gy，CTV2 1.80Gy × 30f=54.00Gy。

【治疗前后影像】

治疗前后影像见图 7-3-5。

【靶区勾画】

CT 为靶区勾画，MRI 为显示相应层面（图 7-3-6）。

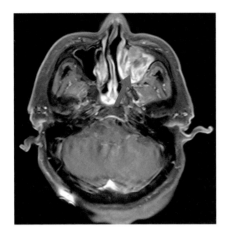
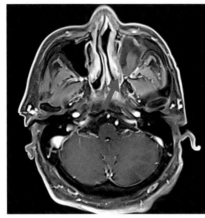

图 7-3-5　横断位 MRI 增强 T_1WI 扫描

A. 根治性放化疗前，可见左上颌窦肿块，强化明显（红色箭头所指）；

B 和 C. 分别为根治性放化疗后 3 个月、4 年，可见上颌窦局部黏膜囊状，无肿瘤残留。

A | B

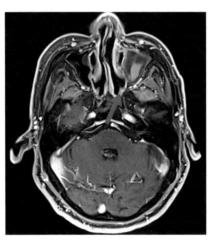

C

图 7-3-6　不同层面靶区勾画及对应 MRI 影像

● GTV1（肿瘤）　● CTV1（高危）　● CTV2（低危）

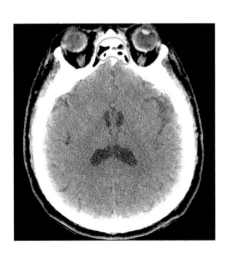
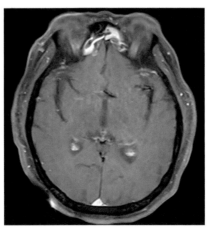

A. 额窦层面靶区勾画和对应 MRI 影像；

A

图7-3-6　不同层面靶区勾画及对应MRI影像（续）

● GTV1（肿瘤）　● CTV1（高危）　● CTV2（低危）

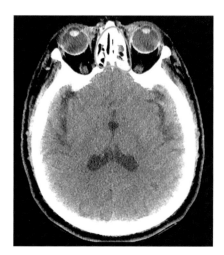
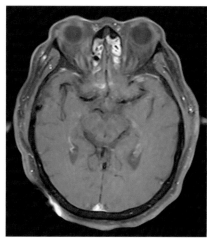

B. 筛窦顶层面靶区勾画和对应MRI 影像；

B

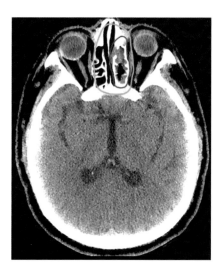
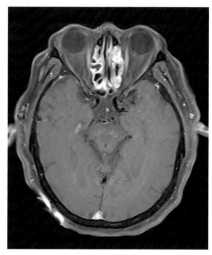

C. 视神经层面靶区勾画和对应MRI 影像；

C

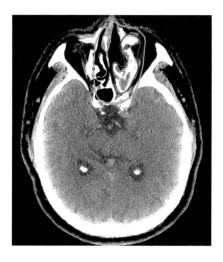
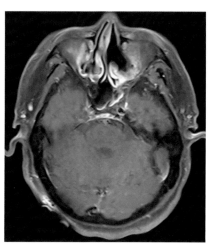

D. 眶下裂层面靶区勾画和对应MRI 影像；

D

图7-3-6 不同层面靶区勾画及对应MRI影像（续）

● GTV1（肿瘤） ● CTV1（高危） ● CTV2（低危）

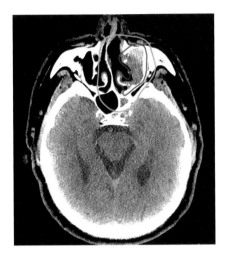 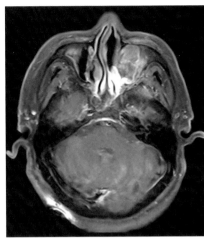

E. 窦口鼻道复合体层面靶区勾画和对应 MRI 影像；

E

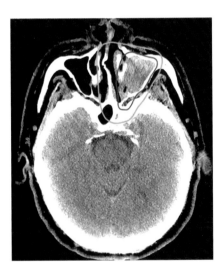 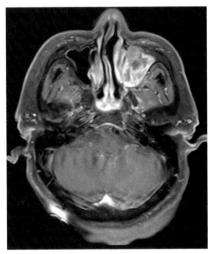

F. 上颌窦中段层面靶区勾画和对应 MRI 影像；

F

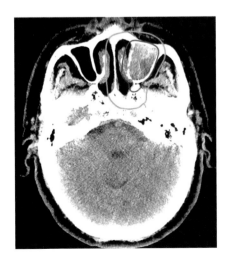 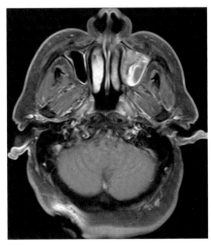

G. 下鼻甲层面靶区勾画和对应 MRI 影像；

G

图 7-3-6 不同层面靶区勾画及对应 MRI 影像（续）

● GTV1（肿瘤） ● CTV1（高危） ● CTV2（低危）

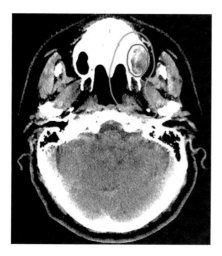
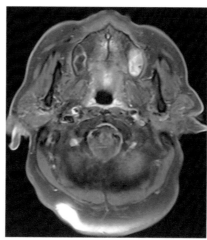

H. 上颌窦底层面靶区勾画和对应 MRI 影像；

H

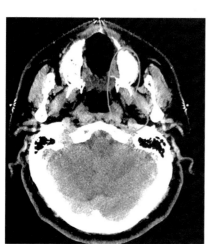
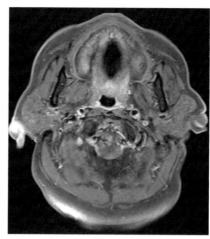

I. 牙槽骨层面靶区勾画和对应 MRI 影像；

I

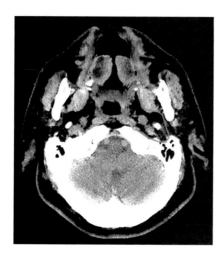
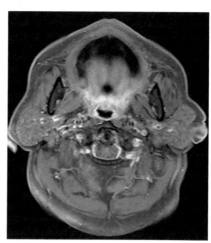

J. 咽后间隙层面靶区勾画和对应 MRI 影像；

J

图 7-3-6　不同层面靶区勾画及对应 MRI 影像（续）

● GTV1（肿瘤）　● CTV1（高危）　● CTV2（低危）

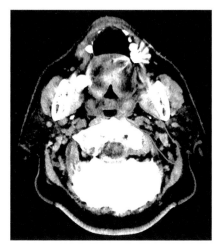 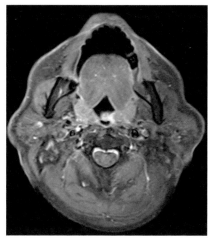

K. Ⅱ区颈淋巴顶层面靶区勾画和对应 MRI 影像；

K

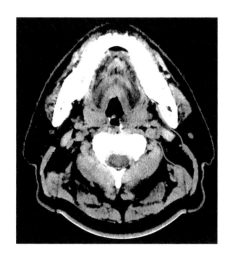 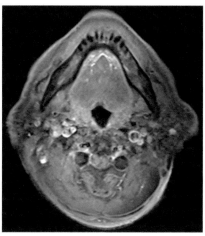

L. Ⅰb区、Ⅱ区颈淋巴层面靶区勾画和对应 MRI 影像；

L

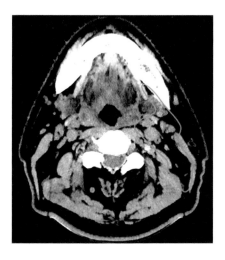 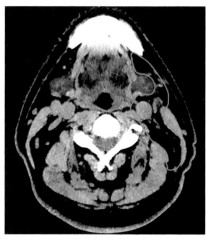

M. Ⅰb区、Ⅱ区颈淋巴层面靶区勾画；

M

图7-3-6　不同层面靶区勾画及对应MRI影像（续）

● GTV1（肿瘤）　● CTV1（高危）　● CTV2（低危）

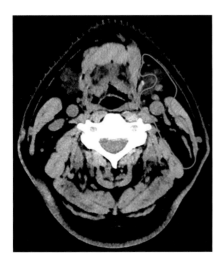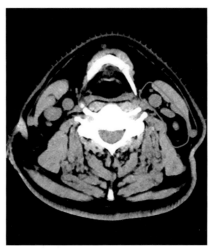

N. Ib区颈淋巴底、舌骨上缘层面靶区勾画；

N

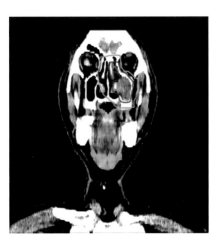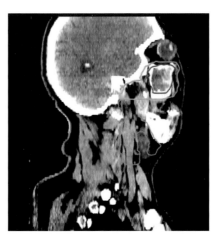

O. GTV1、CTV1、CTV2冠状位和矢状位纵览。

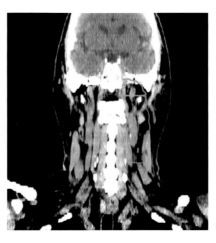

O

（宋新貌）

参考文献

［1］OZTURK K, GENCTURK M, CAICEDO-GRANADOS E, et al. Prediction of survival with combining quantitative（18）F-FDG PET/CT and DW-MRI parameters in sinonasal malignancies［J］. Head Neck, 2019, 41（9）: 3080-3089.

［2］DONDI F, PASINETTI N, GUERINI A, et al. Prognostic role of baseline（18）F-FDG pet/CT in squamous cell carcinoma of the paranasal sinuses［J］. Head Neck, 2022, 44（11）: 2395-2406.

［3］SANGHVI S, KHAN M N, PATEL N R, et al. Epidemiology of sinonasal squamous cell carcinoma: a comprehensive analysis of 4994 patients［J］. Laryngoscope, 2014, 124（1）: 76-83.

［4］ELGART K, FADEN D L. Sinonasal squamous cell carcinoma: Etiology, pathogenesis, and the role of human papilloma virus［J］. Curr Otorhinolaryngol Rep, 2020, 8（2）: 111-119.

［5］SYRJÄNEN K, SYRJÄNEN S, LAMBERG M, et al. Morphological and immunohistochemical evidence suggesting human papillomavirus（HPV）involvement in oral squamous cell carcinogenesis［J］. Int J Oral Surg, 1983, 12（6）: 418-424.

［6］CHANG SING PANG K J W, MUR T, COLLINS L, et al. Human papillomavirus in sinonasal squamous cell carcinoma: A Systematic Review and Meta-Analysis［J］. Cancers（Basel）, 2020, 13（1）: 45.

［7］FERRARI M, TABONI S, CAROBBIO A L C, et al. Sinonasal squamous cell carcinoma, a narrative reappraisal of the current evidence［J］. Cancers（Basel）, 2021, 13（11）: 2835.

［8］ACKALL F Y, ISSA K, BARAK I, et al. Survival outcomes in sinonasal poorly differentiated squamous cell carcinoma［J］. Laryngoscope, 2021, 131（4）: E1040-e1048.

［9］FARRELL N F, MACE J C, DETWILLER K Y, et al. Predictors of survival outcomes in sinonasal squamous cell carcinoma: an analysis of the National Cancer Database［J］. Int Forum Allergy Rhinol, 2021, 11（6）: 1001-1011.

［10］TORABI S J, SPOCK T, CARDOSO B, et al. Margins in sinonasal squamous cell carcinoma: Predictors, outcomes, and the endoscopic approach［J］. Laryngoscope, 2020, 130（6）: e388-e396.

［11］AL-QURAYSHI Z, SMITH R, WALSH J E. Sinonasal squamous cell carcinoma presentation and outcome: A national perspective［J］. Ann Otol Rhinol Laryngol, 2020, 129（11）: 1049-1055.

［12］LEHRICH B M, YASAKA T M, GOSHTASBI K, et al. Outcomes of primary versus salvage surgery for sinonasal malignancies: A population-based analysis［J］. Laryngoscope, 2021, 131（3）: e710-e718.

［13］JAFARI A, SHEN S A, QUALLIOTINE J R, et al. Impact of margin status on survival after surgery for sinonasal squamous cell carcinoma［J］. Int Forum Allergy Rhinol, 2019, 9（10）: 1205-1211.

［14］KILIÇ S, KILIÇ S S, BAREDES S, et al. Comparison of endoscopic and open resection of sinonasal squamous cell carcinoma: A propensity score-matched analysis of 652 patients［J］. Int Forum Allergy Rhinol, 2018, 8（3）: 421-434.

［15］ABDELMEGUID A S, RAZA S M, SU S Y, et al. Endoscopic resection of sinonasal malignancies［J］. Head Neck, 2020, 42（4）: 645-652.

［16］RANASINGHE V J, STUBBS V C, RENY D C, et al. Predictors of nodal metastasis in sinonasal squamous cell carcinoma: A national cancer database analysis［J］. World J Otorhinolaryngol Head Neck Surg, 2020, 6（2）: 137-141.

［17］LEE W H, CHOI S H, KIM S H, et al. Elective neck treatment in clinically node-negative paranasal sinus carcinomas: impact on treatment outcome［J］. Radiat Oncol J, 2018, 36（4）: 304-316.

［18］CRAWFORD K L, JAFARI A, QUALLIOTINE J R, et al. Elective neck dissection for T3/T4 cN0 sinonasal squamous cell carcinoma［J］. Head Neck, 2020, 42（12）: 3655-3662.

［19］CASTELNAU-MARCHAND P, LEVY A, MOYA-PLANA A, et al. Sinonasal squamous cell carcinoma without clinical lymph node involvement: Which neck management is best?［J］. Strahlenther Onkol, 2016, 192（8）: 537-544.

［20］LIU Q, QU Y, WANG K, et al. Lymph node metastasis spread patterns and the effectiveness of prophylactic neck irradiation in sinonasal squamous cell carcinoma（SNSCC）［J］. Front Oncol, 2022, 12: 793351.

［21］AHN P H, MITRA N, ALONSO-BASANTA M, et al. Risk of lymph node metastasis and recommendations for elective nodal treatment in squamous cell carcinoma of the nasal cavity and maxillary sinus: a SEER analysis[J]. Acta Oncol, 2016, 55(9-10): 1107-1114.

[22] LE Q T, FU K K, KAPLAN M J, et al. Lymph node metastasis in maxillary sinus carcinoma[J]. Int J Radiat Oncol Biol Phys, 2000, 46(3): 541-549.

[23] THARIAT J, CARSUZAA F, MARCY P Y, et al. Precision postoperative radiotherapy in sinonasal carcinomas after endonasal endoscopic surgery[J]. Cancers(Basel), 2021, 13(19): 4802.

[24] TOYOMASU Y, DEMIZU Y, MATSUO Y, et al. Outcomes of patients with sinonasal squamous cell carcinoma treated with particle therapy using protons or carbon ions[J]. Int J Radiat Oncol Biol Phys, 2018, 101(5): 1096-1103.

[25] RUSSO A L, ADAMS J A, WEYMAN E A, et al. Long-term outcomes after proton beam therapy for sinonasal squamous cell carcinoma[J]. Int J Radiat Oncol Biol Phys, 2016, 95(1): 368-376.

[26] KOTO M, DEMIZU Y, SAITOH J I, et al. Definitive carbon-ion radiation therapy for locally advanced sinonasal malignant tumors: Subgroup analysis of a multicenter study by the Japan Carbon-Ion Radiation Oncology Study Group(J-CROS)[J]. Int J Radiat Oncol Biol Phys, 2018, 102(2): 353-361.

[27] HANNA E Y, CARDENAS A D, DEMONTE F, et al. Induction Chemotherapy for Advanced Squamous Cell Carcinoma of the Paranasal Sinuses[J]. Arch Otolaryngol Head Neck Surg, 2011, 137(1): 78-81.

[28] HIRAKAWA H, HANAI N, OZAWA T, et al. Prognostic impact of pathological response to neoadjuvant chemotherapy followed by definitive surgery in sinonasal squamous cell carcinoma[J]. Head Neck, 2016, 38 Suppl 1: e1305-e1311.

[29] OCK C Y, KEAM B, KIM T M, et al. Induction chemotherapy in head and neck squamous cell carcinoma of the paranasal sinus and nasal cavity: a role in organ preservation[J]. Korean J Intern Med, 2016, 31(3): 570-578.

[30] KIM J H, LEE Y S, CHUNG Y S, et al. Treatment outcomes of concurrent chemoradiotherapy for locally advanced sinonasal squamous cell carcinoma: A single-institution study[J]. Acta Otolaryngol, 2015, 135(11): 1189-1195.

[31] HOMMA A, ORIDATE N, SUZUKI F, et al. Superselective high-dose cisplatin infusion with concomitant radiotherapy in patients with advanced cancer of the nasal cavity and paranasal sinuses: a single institution experience[J]. Cancer, 2009, 115(20): 4705-4714.

[32] QIU X, YANG J. Clinical study of cetuximab combined with radical radiotherapy in the treatment of locally advanced sinonasal squamous cell carcinoma[J]. J BUON, 2018, 23(4): 1111-1117.

[33] PARK J C, FAQUIN W C, DURBECK J, et al. Immune checkpoint inhibitors in sinonasal squamous cell carcinoma[J]. Oral Oncol, 2020, 109: 104776.

[34] RIOBELLO C, VIVANCO B, REDA S, et al. Programmed death ligand-1 expression as immunotherapeutic target in sinonasal cancer[J]. Head Neck, 2018, 40(4): 818-827.

[35] ROBIN T P, JONES B L, GORDON O M, et al. A comprehensive comparative analysis of treatment modalities for sinonasal malignancies[J]. Cancer, 2017, 123(16): 3040-3049.

[36] MATTAVELLI D, SCHREIBER A, VILLARET A B, et al. Complications and donor site morbidity of 3-layer reconstruction with iliotibial tract of the anterior skull base: Retrospective analysis of 186 patients[J]. Head Neck, 2018, 40(1): 63-69.

[37] PARK S H, LEE J E, AHN D. Outcome of definitive and postoperative radiotherapy in patients with sinonasal squamous cell carcinomas[J]. Tumori, 2016, 102(4): 426-432.

[38] FREDERIC-MOREAU T, PIRAM L, BELLINI R, et al. Postoperative volumetric modulated arc therapy for sinonasal cancer: Improved survival compared with 3D conformal radiation therapy[J]. Head Neck, 2019, 41(2): 448-455.

[39] SHARMA M B, JENSEN K, URBAK S F, et al. A multidimensional cohort study of late toxicity after intensity modulated radiotherapy for sinonasal cancer[J]. Radiother Oncol, 2020, 151: 58-65.

[40] ORLANDI E, GIANDINI T, IANNACONE E, et al. Radiotherapy for unresectable sinonasal cancers: dosimetric comparison of intensity modulated radiation therapy with coplanar and non-coplanar volumetric modulated arc therapy[J]. Radiother Oncol, 2014, 113(2): 260-266.

［41］PAULINO A C, FISHER S G, MARKS J E. Is prophylactic neck irradiation indicated in patients with squamous cell carcinoma of the maxillary sinus? ［J］. Int J Radiat Oncol Biol Phys, 1997, 39(2): 83-89.

［42］GUAN X, WANG X, LIU Y, et al. Lymph node metastasis in sinonasal squamous cell carcinoma treated with IMRT/3D-CRT［J］. Oral Oncol, 2013, 49(1): 60-65.

［43］MOHAMED ALI A, MATHIS T, BENSADOUN R J, et al. Radiation induced optic neuropathy: Does treatment modality influence the risk? ［J］. Bull Cancer, 2019, 106(12): 1160-1176.

第八章　鼻腔鼻窦腺样囊性癌放疗靶区勾画

第一节　综合治疗进展

一、概况

（一）发病概况

腺样囊性癌（adenoid cystic carcinoma，ACC）是来源于唾液腺组织的恶性肿瘤。在头颈部恶性肿瘤中较为少见，仅占 1%[1]，但为大唾液腺最常见的恶性肿瘤，占大唾液腺恶性肿瘤的 25.2%，最常见于下颌下腺、腮腺[2]。而在小唾液腺（minor salivary gland，MSG）腺样囊性癌（ACC）中，口腔为最常见的发病部位（70%），其次为鼻腔鼻窦（26.8%）[3]。鼻腔鼻窦腺样囊性癌（sinonasal adenoid cystic carcinoma，SNACC）占鼻腔鼻窦恶性肿瘤的 5%~15%，仅次于鳞状细胞癌[4]，早期 SNACC 常无明显不适症状，易误诊，晚期患者常表现为鼻塞、脓涕、牙齿松动、牙痛、头痛、面部麻木、眼部不适症状（溢泪、眼眶胀痛、复视、视力下降、视物模糊、眼球活动障碍等）[5]。上颌窦为其最常见的发病部位（60%），其次为鼻腔（20%~30%）、筛窦（10%）、蝶窦（4%~5%）[6-7]。发病高峰为 50~60 岁，但在临床实践中我们发现中青年患者也较常见。性别差异不大，女性发病率略高于男性。其病理类型可分为三类：管状型、筛状型、实性型，其中筛状型最易鉴别，实性型分化最差、侵袭力强且易发生远处转移，预后最差[8]。

（二）临床生物学特征

ACC 被认为是头颈部最具侵袭性及不可预测性的恶性肿瘤之一，与其他病理类型的鼻腔鼻窦恶性肿瘤相比，SNACC 具有其独特的临床生物学行为。

1. **惰性生长**　ACC 呈缓慢、进行性、浸润性生长，鼻腔鼻窦、鼻咽等空腔解剖结构的 ACC，早期症状不明显，容易误诊为良性疾病（如鼻炎、鼻窦炎），又无特异性临床诊断标志物，确诊时多已是晚期[9]。Michel 曾报道 72% 的 SNACC 患者确诊时已处于 T_3 或 T_4 期[10]。我科近 30 年收治的 166 例 SNACC 患者中，局部晚期（T_3~T_4）患者占比达 84.9%[11]。

2. **嗜神经性**　其为 ACC 局部侵袭的重要途径，约 50% 患者术后病理学检查提示神经浸润。局部晚期 SNACC 常常侵犯颅底骨质结构，甚至颅内，神经孔道易受侵：视神经管 - 视神经、眶上裂 - 动眼神经 / 滑车神经 / 三叉神经眼支 / 展神经、眶下裂 - 三叉神经上颌支、圆孔 - 三叉神经上颌支、卵圆孔 - 三叉神经下颌支、翼管 - 岩大神经等。而翼腭窝由于可通过圆孔、翼管、翼上颌裂等孔道，沟通眼眶及颅内重要解剖结构，被认为是 ACC 嗜神经侵犯过程中的关键结构，在手术或勾画放疗靶区确定放疗范围过程中需特别关注，即使是早期 ACC 也常不能幸免，并可沿神经走行扩散至相应部位而引起对应临床症状。在肿瘤侵犯终末阶段，肿瘤细胞可沿着神经走行侵犯到达三叉神经半月节、翼腭神经节及海绵窦。神经侵犯是治疗失败的主要不良因素之一，这也成为 SNACC 患者术后需行辅助放疗的重要理论依据[12-14]。

3. **局部复发率高**　晚期 SNACC 常累及颅底骨质、眼眶、海绵窦、硬脑膜、脑神经、皮下软组织等解剖部位，肿瘤完整切除难度大，更易切缘阳性，局部复发率达 26.7%~36.0%[15-16]；笔者团队的 166 例 SNACC 局部复发率为 28%[11]。不仅如此，因 ACC 进展相对缓慢，患者在治疗结束后随访中可能会发生远期的复发，因此需对患者进行终身定期随访观察。

4. **易发生远处转移**　5%~7% 的患者在就诊时就已发生远处转移[6]。多数患者的远处转移发生在治疗后 5 年内，发生率高达 40%[9]；笔者团队治疗的 SNACC 治疗后远处转移发生率为 23%[11]；Van der Wal 等研究发现从确诊原发灶到发现远处转移的平均时间为 36.8 个月（肺转移 38.4 个月，其他转移部位 53.8 个月），从发现远处转移到死亡的平均时间为 33 个月（肺转移 32.3 个月，其他转移部位 20.6 个月）[17]，但有超过 10% 的患者生存期可能超过 10 年[18]。研究表明，病理类型为实性型、淋巴结阳性（N+）、肿块 >3cm 易发生远处转移。最常见的转移部位为肺，但即使发生肺转移，部分患者也可带瘤长期生存。其他常见的转移部位为骨、肝，一旦发生骨转移，疾病将快速进展[19-20]。

5. **颈淋巴结转移率和复发率低**　SNACC 颈部淋巴结转移率较低，常见转移区域为咽后淋巴结、Ⅰb 区及Ⅱa 区淋巴结[11]。一项国际协作性研究结果显示鼻腔鼻窦 ACC 的颈淋巴结转移率仅为 3.77%（24/636）。Min 等研究报道 ACC 的颈淋巴结转移率在 10% 左右，且多发生在口腔、舌根等淋巴组织丰富的部位。颈淋巴结转移灶多微小，N 分期常为 N_1[21-22]。Moran Amit 等对 520 例 SNACC 患者进行的一项 Meta 分析研究表明，颈部的复发率为 7%[23]；笔者团队治疗的 SNACC 颈部淋巴结转移率为 7.8%，治疗结束后颈部复发率为 1.2%，与文献报道结果一致[11]。

二、治疗方法

由于头颈部解剖复杂，多邻近重要功能器官，而早期 SNACC 因发病部位隐匿，难以被发现，确诊时多为病变部位较广泛的晚期，整体预后较腮腺、下颌下腺等其他表浅易发现部位的头颈部 ACC 差。尽管 ACC 病程进展缓慢，有研究人员认为发生在鼻腔鼻窦部位的 ACC 是不可治愈的，在疾病的终末期，患者往往并非因疾病本身而是因为疼痛、肺炎等并发症而死亡[24]。研究表明，较晚的 T 分期、淋巴结阳性（N+）、切缘阳性、年龄等为影响患者局控率的显著不良因素[25]。因此 SNACC，尤其是晚期患者的治疗对临床医师来说是一项巨大的挑战。头颈部 ACC 的整体 5 年、10 年及 15 年总生存率为 90.34%、79.88% 和 69.22%[26]；而 SNACC 的 5 年的总生存率在 50%~70%，优于其他病理类型的鼻腔鼻窦恶性肿瘤，但 10 年的总生存率就降至 40%，20 年的总生存率甚至只有 15%，显著低于其他解剖部位的头颈部 ACC，因此 SNACC 患者需终身随访[27]。复旦大学附属眼耳鼻喉科医院放疗科治疗的 SNACC 整体 5 年总生存率及无进展生存率（PFS）分别为 79.7% 和 62.4%，而 T_4 期 SNACC 患者 5 年、10 年、15 年总生存率分别为 74.3%、47.5% 和 33%，提示 SNACC 患者总生存率在 5 年后急剧下降。这一现象可能与 ACC 的远期的局部复发及远处转移临床特征密切相关[11]。虽然彻底手术切除肿瘤仍被认为是 SNACC 首选的治疗手段，但单纯手术的患者 10 年的局控率也只有 60%，切缘阳性的患者甚至只有 30%[28]。对于 SNACC 而言，没有获得足够广泛的手术切缘将会为以后的复发埋下隐患，而 ACC 的嗜神经性也为手术带来巨大的障碍，因此，术后辅助放疗在其综合治疗中占据重要地位。目前，SNACC 主要的治疗方式是彻底手术切除 + 术后辅助放疗。

（一）手术治疗

手术为 SNACC 治疗的基石。初治无远处转移的 SNACC 应首先考虑给予患者行根治性手术切除。手术联合术后放疗疗效优于单纯放疗。Mendenhall 等研究人员对比手术联合术后放疗和单纯放疗，发现局控率（5 年总生存率为 94% vs. 56%，10 年总生存率为 91% vs. 43%）、总生存率（5 年总生存率为 77% vs. 57%，10 年总生存率为 55% vs. 42%）显著优于单纯放疗的患者[29]。手术治疗不仅可明确病理诊断，同时可确定肿瘤侵犯范围、周围神经侵犯情况，此外可根据术后切缘、术后病理分型为后续辅助治疗提供参考依据。关于手术方式的选择尚存争议，但目前多数学者推荐鼻内镜手术方式，这也成为目前临床上最常用的手术方式。因超过 70% 的患者确诊时已为局部晚期阶段，肿瘤侵犯范围广，开放性手术对患者颜面部功能、容貌及心理创伤极大，而鼻内镜手术能够减少对颜面软组织的解剖创伤，在保留患者颜面外观、功能、减少手术并发症、提高患者生存质量等方面具有显著优势[30]。Meccariello 等研究人员对 1 826 例 SNACC 患者汇总分析发现，相较于开放性手术，鼻内镜手术的并发症少（6.6%~25.9% vs. 36.4%），且局部复发率低（17.8% vs. 38.5%），因此推荐鼻内镜为治疗 SNACC 的最佳手术方式[31]。由于 SNACC 颈部淋巴结转移率较低，故颈部淋巴结清扫术不常规进行[32]。

（二）放射治疗

放射治疗在 SNACC 的综合治疗中占据重要地位。单纯放疗并不能治愈 SNACC[33]，术后辅助放疗为目前主要的治疗手段。放疗的主要目的是降低局部复发率。但有观点认为术后放疗只能推迟复发，不能降低复发率，因为 SNACC 整体发病率较低，缺乏大型前瞻性随机对照临床研究，关于辅助放疗能否有效改善 SNACC 的长期生存率尚无定论。目前，手术联合术后放疗仍是主要治疗手段。术后无明显肿瘤残留者，瘤床剂量须达 60Gy，高危区局部加量至 66Gy。对于无法耐受手术或肿瘤范围广泛（侵犯海绵窦、眶尖、皮肤等）术后肿瘤明显残留者，需给予患者根治性放疗，放疗总剂量须达 70Gy 以上。我们在临床实践中发现部分患者术前因病灶广泛无法实施手术而给予根治性放疗（主要为筛状型病理），治疗结束时肿瘤完全退缩，并长期随访（超过 5 年）未见肿瘤转移和复发，且视觉功能保留完好。但如何应用筛选指标预测放射治疗敏感性仍有待深入研究。

（三）化疗

对于 ACC 来说，化疗的有效率低，缓解期短，不常规推荐。主要化疗方案为顺铂、氟尿嘧啶联合蒽环类药物，有效率只有 25%~33%，缓解期甚至只有几个月[34]。Dodd 等人发现化疗对 ACC 的客观缓解率较低，但对患者的症状有较明显的改善[35]。Michal 等人[36]通过美国癌症数据库（NCDB）中 793 例 SNACC 病例研究该疾病的预后发现，只有手术能够延长患者生存期，化疗对患者总生存期无显著改善。笔者所在单位就化疗对局部晚期 SNACC（T_4 期，87 例）预后展开了一项回顾性研究发现，与未化疗组相比化疗组的 5 年总生存率略高于未化疗组（79.4% vs. 67.2%，P=0.08），而 10 年的总生存率显著低于未化疗组（28.1% vs. 52.2%，P=0.034），此外化疗组与未化疗组的无进展生存率（PFS）、无复发生存率（LRFS）及无远处转移生存率（DMFS）均无显著差异，因此我们不推荐对初治 SNACC 患者常规采用化疗。当患者症状明显、肿瘤快速进展、出现淋巴结转移或远处转移才考虑给予铂类为主的化疗方案试行。

（四）靶向免疫治疗

靶向治疗为 SNACC 的治疗带来新的希望。许多靶向药物（伊马替尼、吉非替尼、拉帕替尼、安罗替尼、阿帕替尼、西妥昔单抗、硼替佐米等）相关的临床试验正在 ACC 患者中开展[34]。Zhu 等进行的一项前瞻性 II 期临床研究发现阿帕替尼对于复发转移性头颈部腺样囊性癌具有重要的临床意义：6 个月、12 个月、24 个月的 PFS 分别为 92.3%、75.2% 和 44.7%[37]。但整体而言，目前靶向药物在 ACC 中并未取得突破性的进展，其作用多为使疾病处于稳定状态[34]。此外，免疫治疗在 ACC 中的临床研究较少，疗效还不明确。2018 年针对唾液腺恶性肿瘤（26 例患者中有 2 例为腺样囊性癌）的一项 Ib 期前瞻性临床研究（KEYNOTE-028；NCT02054806）中观察到 PD-1 阻断剂帕博利珠单抗（Pembrolizumab）对唾液腺恶性肿瘤的客观缓解率为 0[38]。

第二节　放疗靶区勾画概述

一、放疗的适应证

在 SNACC 的治疗中，放射治疗多为术后辅助放疗。由于 ACC 嗜神经侵犯的特性，即使是早期病变术后，我们仍建议行术后放疗。对于肿瘤范围广泛（眼眶、鼻咽、海绵窦、颅内或广泛软组织侵犯）手术难度大、对功能损伤严重或年老体弱无法手术的人群，可尝试先给予放射治疗，放疗中或结束后根据影像评估肿瘤退缩情况再考虑是否需补充手术或者其他治疗。

放疗适应证包括：术后切缘阳性、切缘不足或肉眼可见残存病灶、有脉管或神经侵犯病变；局部晚期（T_3~T_4）病变术后；有淋巴结转移术后；有手术禁忌证的患者（年龄大或伴严重基础疾病无法手术）；局部复发病变术后；早期患者（T_1~T_2）术后是否放疗仍有争议，但考虑到 ACC 嗜神经性的生物学特征，早期患者也可能有神经侵犯，因此对早期患者也建议实行术后放射治疗[39]。

二、调强放射治疗的靶区勾画

因 SNACC 发病率低，尚无标准靶区勾画指南。鼻腔鼻窦腺样囊性癌具有嗜神经性的生物学特征，其靶区勾画要点需考虑其相较于其他病理类型的鼻腔鼻窦恶性肿瘤更易累及神经，可能沿神经走行呈跳跃式播散，建议CTV 的勾画范围包括受侵神经在肿瘤床以外的部分（如上颌神经受侵建议包括圆孔、翼腭窝、眶下裂），下颌神经受侵时勾画范围包括卵圆孔、翼内外肌等神经走行部位。不同病理类型的鼻腔鼻窦肿瘤且未接受颈部预防性治疗的患者的淋巴结复发率不同（鳞状细胞癌、低分化癌 >30%，而腺样囊性癌、腺癌 <10%），因此对于无淋巴结转移的鼻腔鼻窦腺样囊性癌是否需颈部预防性照射仍存争议。

（一）可见肿瘤靶区（GTV）

对于术后残留、切缘阳性或未手术患者的原发灶 GTVp 靶区的确定需结合临床查体（尤其是病灶累及口腔内牙龈、硬腭、鼻咽、皮下软组织等）、鼻内镜检查及影像学检查（MRI 检查因良好的软组织对比度，对于累及海绵窦、皮肤、肌肉等其他软组织病灶的识别度显著优于 CT 检查，因此在临床评估 SNACC 局部范围时首选 MRI检查）。当肿瘤累及浅表皮肤组织时，需在定位时于皮肤表面加用放疗补偿膜（Bolus）确保放疗剂量均匀分布。因 SNACC 在临床实践中很少行颈淋巴结清扫术，咽后淋巴结或颈部淋巴结转移灶的确诊一般需结合磁共振检查及 PET/CT 检查（转移淋巴结临床诊断标准：咽后淋巴结 ≥ 5mm；颈部淋巴结短径直径 ≥ 10mm；短径不足10mm 但有中央坏死或环形强化；PET/CT 提示代谢显著升高的淋巴结；同一高危区内 ≥ 3 个成簇淋巴结且最大横断面短径 ≥ 8mm；临床高度怀疑转移但未达诊断标准的小淋巴结）。

（二）原发灶临床靶区（CTV）

ACC 具有嗜神经生物学特性，易沿着神经鞘膜进行播散，因此在勾画 CTV 时需重视患者临床主诉（是否有面麻及面麻范围；是否有眼球活动障碍、上睑下垂、复视等症状），患者的主诉能帮助我们判断肿瘤潜在神经侵犯路径，避免漏勾靶区。此外临床医师需熟悉神经 - 颅底孔道走行（眼神经 - 海绵窦 - 眶上裂；上颌神经 -海绵窦 - 圆孔 - 翼腭窝 - 眶下裂；下颌神经 - 海绵窦 - 圆孔 - 翼内外肌等）。CTV 的勾画一般为 GTV 外扩 10mm（横向）~20mm（沿神经纵向）并根据解剖屏障进行修正，因鼻腔鼻窦 ACC 需充分考虑神经侵犯及高危的邻近解剖结构，所以扩放范围可能远大于其他病理类型的鼻腔鼻窦恶性肿瘤（8mm 左右）。复旦大学附属眼耳鼻喉科医院放疗科的研究表明神经侵犯是患者不良预后因素之一[40]，当有神经累及时，CTV 需包含其颅底穿行的孔道、其走行路径及颅底骨质。我们建议对于 T_3~T_4 患者常规给予病灶沿神经径路勾画并包括同侧海绵窦，因在临床实践中我们常发现未预防同侧海绵窦的 T_3~T_4 病例若干年后出现同侧海绵窦的复发。在病灶接近鼻腔或鼻窦底部的肿瘤，还需考虑肿瘤向下沿腭大神经、腭小神经侵犯的可能。当肿瘤累及翼腭窝时，考虑肿瘤可能沿三叉神经第二支上颌神经的上牙槽神经侵犯，或当鼻腔肿瘤已累及上颌窦腔内时，建议勾画相邻的上颌窦。对于未受侵的骨质可作为阻挡肿瘤侵袭的天然屏障，CTV 可以将这些骨质解剖结构作为靶区勾画边界，减少正常组织的不必要照射剂量。当肿瘤累及咽旁间隙、颞下窝、翼内外肌等软组织时，因无骨质屏障的保护，CTV 的范围需适当扩大。此外，对于术后患者，建议放疗医师与手术医师积极沟通，因手术医师在手术过程中对于患者肿瘤侵犯解剖范围、术后高危范围有深入直观的了解，能够帮助我们更精准地确定靶区范围。

（三）颈部淋巴结临床靶区（CTV）

SNACC 颈部淋巴结转移率很低，我科研究表明主要转移部位为咽后淋巴结、Ib 区及 IIa 区[41]，与鳞状细胞癌淋巴结转移规律相似，但淋巴结转移率远低于鳞状细胞癌。当出现颈部淋巴结转移时，同侧淋巴结引流区应该包括在 CTV 中，且外放 1 个淋巴结引流区作为高危区进行预防性照射。当无淋巴结转移时，多数临床中心建议给予病灶同侧上颈部预防性照射。当肿瘤过中线建议给予双侧上颈部预防性照射。Wang 等的一项回顾性研究发现对于 cN0 的鼻腔鼻窦腺样囊性癌患者，忽略择期颈部照射可能是安全的，且不影响疾病控制[42]。笔者所在科室统计了 166 例 SNACC 放疗患者，放疗后的颈部复发率仅为 1.2%（2/166）（中位随访时间为 71.3 个月），其中 152 例 N0 患者，颈部预防组与未预防组相比，其总生存率及无复发生存率差异均无统计学意义。此外，对于鼻咽受侵的 SNACC 患者，颈部预防组与未预防组相比，其总生存率（P=0.56）、无局部复发生存率（P=0.60）、无颈部复发生存率（P=0.51）及无远处转移生存率（P=0.58）差异均无统计学意义[11]，因该研究结果为单中心回顾性研究，仍需前瞻性临床研究进一步验证。当面部皮肤明显受侵时，建议给予耳前淋巴结、腮腺淋巴结、颊淋巴结预防性照射。

虽然 SNACC 远期的预后较差，但因其惰性生长的生物特性，总体而言，SNACC 患者可获得较长的生存期（>5 年），因此我们在勾画靶区及制订放疗计划过程中，一定要小心谨慎控制患者颞叶、视神经、吞咽结构（咽缩肌）等危及器官（OARs）的放疗剂量，治疗前与家属充分沟通，尽量减少患者急慢性毒性反应，提高患者生活质量。

三、放疗剂量

1. **根治性放疗** 当患者无法进行手术时，可采取根治性放疗，放疗剂量为 GTVp 69.96/33f，GTVn 69.96/33f，CTV1 61.05Gy/33f，CTV2 54.45/33f。在放疗过程中需密切关注肿瘤退缩情况。

2. **术后切缘阴性** CTV1 60Gy/30f，CTV2 54/30f。

3. **术后切缘阳性或术后肿瘤明显残留** 剂量同根治性放疗。

4. **术前放疗** 当肿瘤范围广泛，为保护重要功能器官，可先行术前放疗，剂量为 60Gy/30f，待完成放疗后给予患者磁共振影像评估、进行多学科讨论，研究下一步治疗方案。

第三节 案例分析

一、鼻腔腺样囊性癌术后放疗

【病历摘要】

1. **基本临床信息** 患者，男性，51 岁。因"右鼻腔出血、鼻塞半年"就诊。鼻内镜检查示右鼻腔新生物。

2. **术前 MRI 检查** 右鼻腔后部 - 后鼻孔区肿块影，侵犯鼻中隔后段，肿块大小约 2.5cm×1.5cm×1.8cm，T_1WI 等信号，T_2WI 稍高信号。增强后不均匀强化，弥散受限不明显。

胸部 CT 及腹部 B 超未见异常。

3. **手术治疗** 鼻内镜下右鼻腔肿物切除 + 右上颌窦筛窦开放 + 右下鼻甲成形术。

4. **术后病理学检查** ①右鼻腔唾液腺源性肿瘤，结合形态、免疫组化，考虑腺样囊性癌。免疫组化示 CKpan（+），CK8（部分 +），p63（部分 +），vimentin（−），HHF35（−），SMA（部分 +），S100（−），Ki67（20%），CD117（部分 +），SOX-10（部分 +），P16（部分 +），CyclinD1（部分 +），原位杂交结果示 EBER（−）。②（右上颌窦）黏膜慢性炎，伴囊肿形成。

5. **诊断与分期** 右鼻腔腺样囊性癌 $pT_2N_0M_0$ Ⅱ期。

6. **治疗策略** 手术 + 术后放疗。

（1）放疗范围：瘤床 + 患侧颈部 Ⅰb 区、Ⅱa 区、Ⅱb 区淋巴结。

（2）放疗剂量：CTV1 2.0Gy×30f=60Gy，CTV2 1.8Gy×30f=54Gy。

（3）治疗效果：术后肿瘤已完整切除，现在放疗后 25 个月随访中。

【治疗前后影像】

治疗前后影像见图 8-3-1~ 图 8-3-2。

【靶区勾画】

不同层面靶区勾画见图 8-3-3。

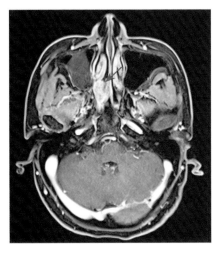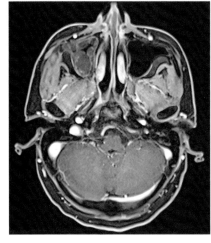

图 8-3-1　治疗前后横断位 MRI 影像

A. 术前 MRI T_1WI 增强扫描示右鼻腔后部 - 后鼻孔区肿块影（2.5cm×1.5cm×1.8cm），T_1WI 等信号，T_2WI 稍高信号，增强后不均匀强化（红箭头所指）；

B. 术后放疗后 MRI T_1WI 增强扫描，肿块已切除。

A｜B

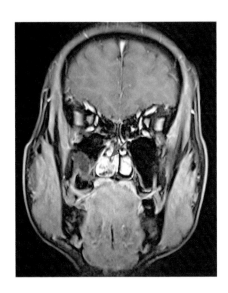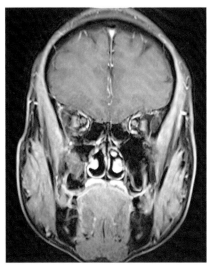

图 8-3-2　治疗前后冠状位 MRI 影像

A. 术前 MRI T_1WI 增强扫描示右鼻腔后部肿块影（2.5cm×1.5cm×1.8cm，红箭头所指）；

B. 术后 MRI T_1WI 增强扫描可见右后鼻孔区肿块已切除。

A｜B

图 8-3-3　不同层面靶区勾画

● CTV1（高危）　● CTV2（低危）

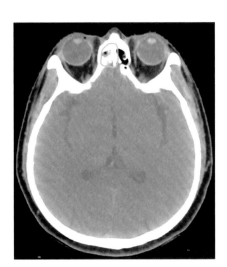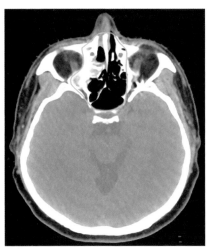

A. 额窦、筛窦层面靶区勾画，CTV1 包括右侧额窦、双侧筛窦、双侧蝶窦、鼻中隔；

A

图 8-3-3　不同层面靶区勾画(续)　　　　　　　　　　　● CTV1(高危)　● CTV2(低危)

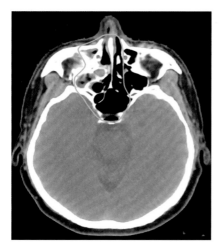 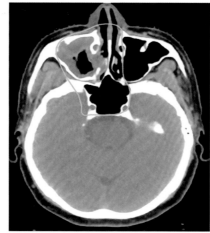

B. 眶下裂层面靶区勾画,CTV1
包括右眶下裂、右上颌窦、双
侧筛窦、双侧蝶窦、双侧鼻腔;

C. CTV1 包括右圆孔、右海绵
窦、右上颌窦、右翼腭窝、双侧鼻
腔、鼻中隔、双侧蝶窦;

B|C

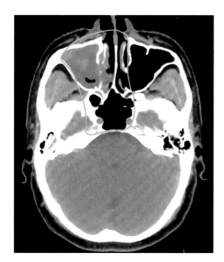 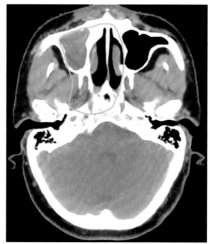

D. 上颌窦层面靶区勾画,CTV1
包括右上颌窦、右翼腭窝、右侧
翼管、右破裂孔、双侧鼻腔、双侧
蝶窦;

E. 上颌窦层面靶区勾画,CTV1
包括右上颌窦、双侧鼻腔、右
翼突;

D|E

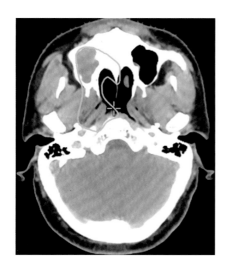 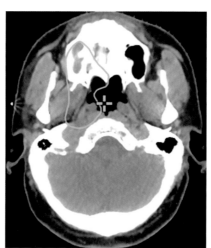

F. 上颌窦底层面靶区勾画,CTV1
包括右上颌窦、腭大孔、腭小孔;

G. 上齿槽层面靶区勾画,CTV1
包括翼下颌间隙、鼻咽侧壁;

F|G

图8-3-3　不同层面靶区勾画（续）　　　　　　　　　● CTV1（高危）　● CTV2（低危）

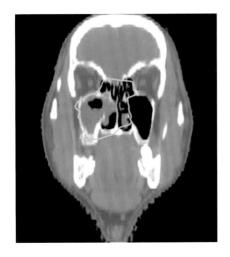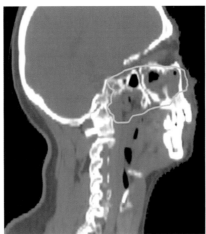

H. 冠状面、矢状面靶区勾画，CTV1 包括翼腭窝、翼腭管、腭大孔、腭小孔；

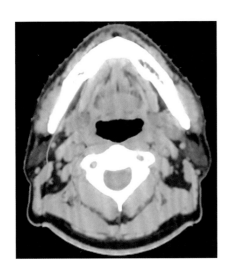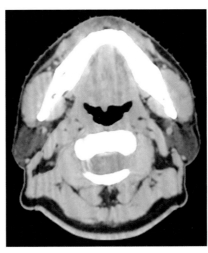

I. 上颈淋巴结靶区勾画，CTV2 上界第 1 颈椎横突，包括右上颈 Ⅰb区、Ⅱa区、Ⅱb区；

J. 上颈淋巴结靶区勾画，CTV2 包括右上颈 Ⅱa区、Ⅱb区。

二、鼻腔鼻窦腺样囊性癌晚期姑息放疗

（一）案例1

【病历摘要】

1. **基本临床信息**　患者，男性，54 岁。主诉为右半头痛 7 个月，张口受限、右面中部麻木感。查体见面部外观无异常，右硬腭隆起、张口受限，颈淋巴结未扪及。

2. **诊断与分期检查**

（1）增强 MRI 检查：右上颌窦区不规则软组织增生肿块，T_1WI 等信号，T_2WI 稍高信号，弥散受限，增强扫描较明显强化，边界不清，向下侵犯上齿槽、硬腭及软腭，向内侵犯鼻腔、鼻中隔，向外后侵犯翼腭窝、颞下窝、眶下裂，向后侵犯右侧圆孔、卵圆孔、翼管及海绵窦区，双筛窦、上颌窦内部分黏膜增厚积液。

（2）胸部 CT 及腹部 B 超检查：未见异常。

（3）活组织病理检查：（右上颌窦）腺上皮来源恶性肿瘤，肿瘤呈巢团状及不典型筛孔状结构，伴坏死，结

合免疫组化，考虑唾液腺来源，腺样囊性癌不除外。肿瘤侵及骨组织，脉管内见可疑瘤栓。IHC 示 CKpan（＋），CK7（＋），P63（－），HHF35（－），Calponin（少量＋），S100（部分＋），Ki67（20%~30%＋），CD117（＋），NF（－），SOX-10（＋），P16（部分＋），EBER（－），CD56（－），Syn（－），CHG（－）。

（4）PET/CT 检查：右上颌窦恶性肿瘤活检术后化疗后，右上颌窦占位侵及邻近结构，FDG 代谢高，T_6 椎体转移可能。

3. **诊断与分期** 右鼻腔鼻窦腺样囊性癌 $cT_{4b}N_0M_1$，ⅣB 期。

4. **治疗方案** 姑息放疗，必要时内科治疗。

（1）放疗剂量：GTV1 2.12Gy×33f=69.96Gy；CTV1 1.85Gy×33f=61.05Gy；CTV2 1.65Gy×33f=54.45Gy。

（2）放疗效果：现在放疗后 8 个月随访中，肿瘤明显退缩。

【治疗前后影像】

MRI T_1WI 增强扫描（左图放疗前 vs. 右图放疗后 7 个月）见图 8-3-4~ 图 8-3-9。

【靶区勾画】

CT 为靶区勾画，MRI 为显示相应层面病灶（图 8-3-10）。

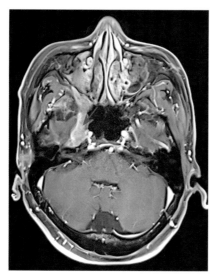 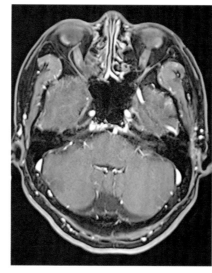

图 8-3-4 治疗前后横断位 MRI 影像

A. 治疗前可见肿瘤累及眶下裂、圆孔、海绵窦、Meckel 腔层面（红色箭头）；

B. 放疗后 7 个月可见肿瘤完全退缩。

A | B

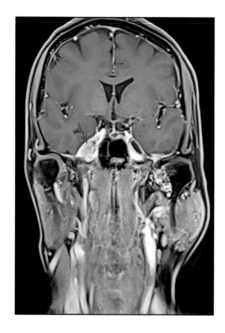 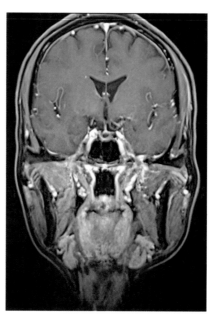

图 8-3-5 治疗前后冠状位 MRI 影像

A. 治疗前右侧海绵窦受侵（红箭头所指）；

B. 放疗 7 个月后肿瘤退缩。

A | B

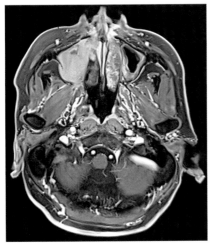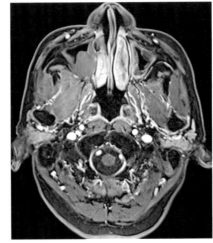

图 8-3-6　治疗前后横断位 MRI 影像

A. 治疗前，上颌窦中心层面，肿瘤占据右侧上颌窦腔，破坏上颌窦前壁（红箭头所指）；

B. 放疗 7 个月后，肿瘤基本退缩。

A | B

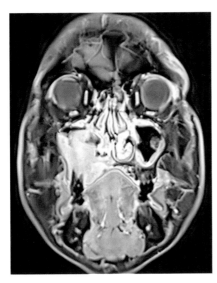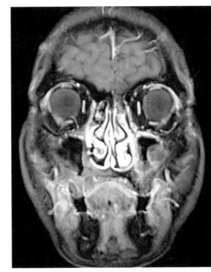

图 8-3-7　治疗前后冠状位 MRI 影像

A. 治疗前，肿瘤占据右侧上颌窦腔，破坏上颌窦后壁往外后侵犯翼腭窝、颞下窝（红箭头所指）；

B. 放疗 7 个月后，肿瘤基本退缩。

A | B

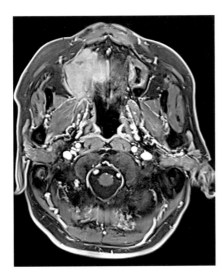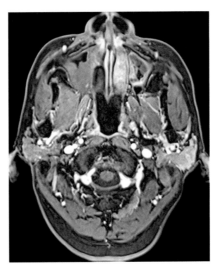

图 8-3-8　治疗前后横断位 MRI 影像

A. 治疗前可见肿瘤侵犯右侧上牙槽骨、腭大孔、腭小孔、硬腭受侵（红箭头所指）；

B. 放疗后 7 个月可见肿瘤基本退缩。

A | B

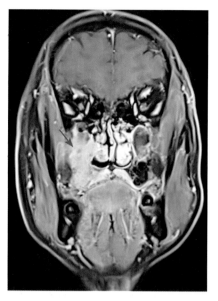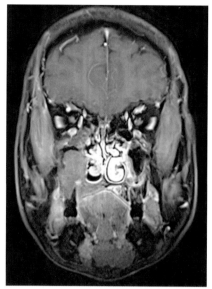

图 8-3-9 治疗前后冠状位 MRI 影像

A. 治疗前可见肿瘤破坏上颌窦后壁往外后侵犯翼腭窝、颞下窝、右侧上牙槽骨(红箭头所指);

B. 放疗后 7 个月可见肿瘤明显退缩。

A | B

图 8-3-10 不同层面靶区勾画对应 MRI 影像　　● GTV1(肿瘤)　● CTV1(高危)　● CTV2(低危)

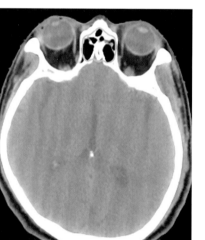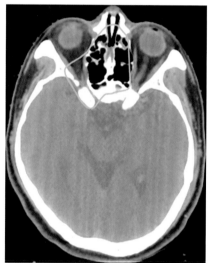

A. 额窦层面靶区勾画,CTV1 包括双侧额窦;

B. 筛窦层面靶区勾画,CTV1 包括双侧筛窦、右眼眶后部、右侧眶上裂;

A | B

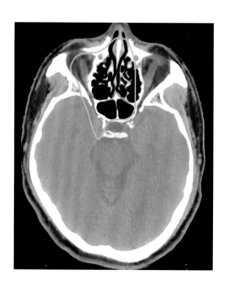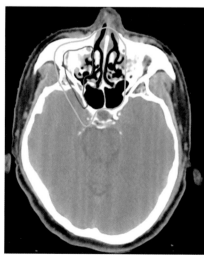

C. 眶底层面靶区勾画,CTV1 包括右侧眶尖、双侧筛窦、双侧蝶窦;

D. 眶下裂层面靶区勾画,CTV1 包括右侧眶下裂、右侧海绵窦、双侧筛窦、双侧蝶窦;

C | D

图 8-3-10　不同层面靶区勾画对应 MRI 影像（续）　　● GTV1（肿瘤）　● CTV1（高危）　● CTV2（低危）

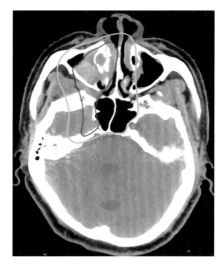
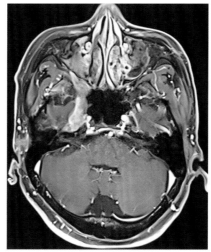

E. 翼腭窝层面靶区勾画 CTV1 包括左侧鼻腔、双蝶窦、右岩尖，对应 MRI T$_1$WI 增强扫描示右侧鼻腔、上颌窦、海绵窦、翼腭窝受侵；

E

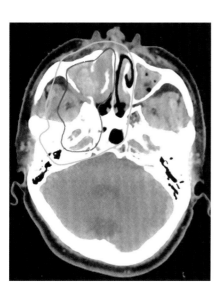
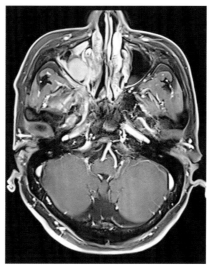

F. 颅底颈动脉管层面靶区勾画 CTV1 包括左侧鼻腔、蝶窦及右三叉神经第三支分支走行，对应 MRI T$_1$WI 增强扫描示右侧鼻腔、上颌窦、翼腭窝受侵；

F

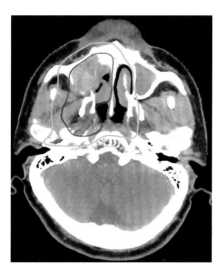
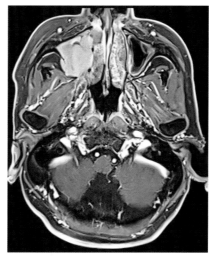

G. 上颌窦中心层面靶区勾画 CTV1 包括左侧鼻腔及右三叉神经第三支分支走行，对应 MRI T$_1$WI 增强扫描示右侧鼻腔、上颌窦、翼腭窝、部分右鼻咽受侵；

G

图 8-3-10　不同层面靶区勾画对应 MRI 影像（续）　　● GTV1（肿瘤）　● CTV1（高危）　● CTV2（低危）

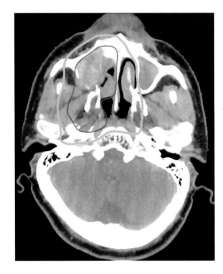
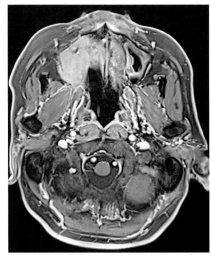

H. 上颌窦底层面靶区勾画 CTV1 包括左侧鼻腔及右三叉神经第三支分支走行，对应 MRI T_1WI 增强扫描示右侧上颌窦、部分右鼻咽受侵；

H

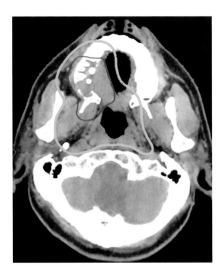
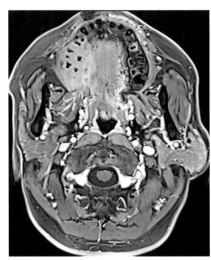

I. 上齿槽层面靶区勾画 CTV1 包括右侧翼外肌及右三叉神经第三支分支走行，对应 MRI T_1WI 增强扫描示右侧硬腭、上齿槽受侵；

I

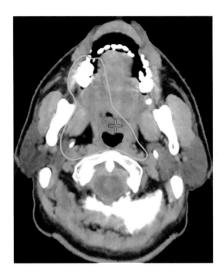
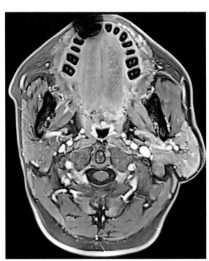

J. 齿龈层面靶区勾画 CTV1 包括右侧齿龈、软腭及右三叉神经第三支分支走行，对应 MRI T_1WI 增强扫描示右侧硬腭、上齿槽受侵；

J

图8-3-10　不同层面靶区勾画对应 MRI 影像（续）　　● GTV1（肿瘤）　 CTV1（高危）　● CTV2（低危）

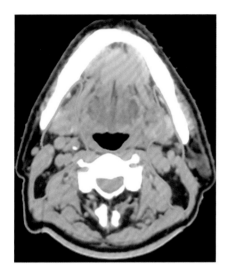

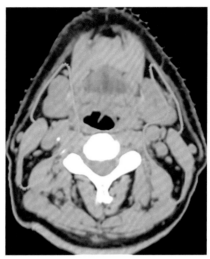

K. 上颈淋巴结层面靶区勾画，CTV2 包括双上颈 Ⅰb 区、Ⅱa 区，包括右侧下颌下腺；

K

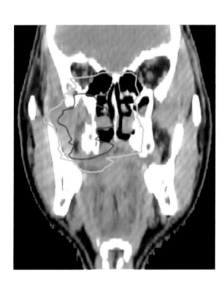

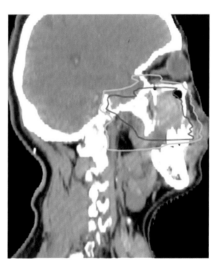

L. 冠状面和矢状面靶区勾画。

L

（二）案例 2

【病历摘要】

1. 基本临床信息　患者，男性，46 岁。主诉为右眼突出 2 月，复视 1 年。查体示右眼球前突，眼睑不能完全闭合，右眼外展内收受限，露白约 5cm，颈淋巴结未扪及。

2. 诊断与分期检查

（1）增强 MRI 检查：右上颌窦、眶下部不规则软组织增生肿块，大小约为 4.5cm×3.7cm×6.5cm，部分呈结节状，T_1WI 等信号及少量高信号，T_2WI 不均匀高信号，Gd-DTPA 增强扫描后病灶不均匀强化，内见无强化囊变区，病灶表面不光整、边界不清，包绕眶深部视神经，与眼外肌分界不清，广泛涉及右侧中鼻道、筛窦、后鼻孔、鼻咽顶、翼腭窝、颞下窝、翼内外肌、颞肌及眶尖、眶上下裂、圆孔、视神经管、海绵窦、Meckel 腔，右侧眶下区软组织肿胀、双侧硬腭及右上齿槽后磨牙周围软组织增厚强化，右侧咽鼓管可疑受累，右侧蝶窦底壁、翼突、蝶骨体、斜坡及岩尖骨髓脂肪信号缺失，增强后伴强化，鼻咽两侧壁及后壁软组织无明显增厚，双侧咽后及颈部可见小淋巴结，无明显肿大淋巴结。右额窦、筛窦黏膜增厚积液。左侧乳突少量黏膜增厚。

（2）胸部 CT/ 腹部 B 超检查：未见异常。

（3）活组织病理检查：（右上颌窦）腺源性肿瘤，考虑腺样囊性癌。IHC 示 CKpan（部分 +），CK8（部分 +），P63（部分 +），Vimentin（部分 +），HHF35（少量 +），S100（少量 +），Ki67（10%+），CD117（部分 +），NF（－），SOX-10（－）。

3. **诊断与分期**　右上颌窦腺样囊性癌 $cT_{4b}N_0M_0$，ⅣB 期。

4. **治疗方案**　姑息放疗。放疗剂量：GTV1 2.16Gy×32f=69.12Gy；CTV 1.90Gy×32f=60.80Gy；CTV2 1.75Gy×32f=56.00Gy。

放疗后 23 个月随访中复查 MR：右上颌窦顶外侧壁、眼眶及中颅底弥漫软组织增厚伴轻度强化；右侧颞叶少许放射性脑损伤。

放疗效果：放疗中后期右眼球前突逐步缓解，眼睑闭合改善、眼球内收改善。放疗后肿瘤基本退缩，目前放疗后 32 个月，随访中，肿瘤控制良好。

【治疗前后影像】

MRI T_1WI 增强扫描见图 8-3-11~ 图 8-3-15。

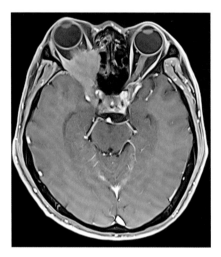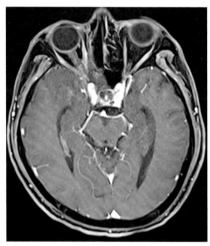

图 8-3-11　治疗前后横断位 MRI 影像

A. 治疗前可见肿瘤侵犯右侧眼眶、右侧眶尖（红箭头所指）；

B. 放疗后 31 个月可见肿瘤基本退缩完全。

A｜B

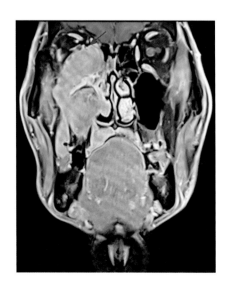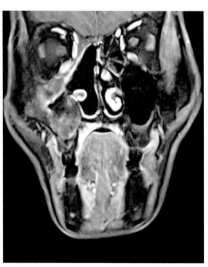

图 8-3-12　治疗前后冠状位 MRI 影像

A. 治疗前可见肿瘤侵犯右侧眼眶（红箭头所指）；

B. 放疗后 31 个月可见肿瘤大部分退缩。

A｜B

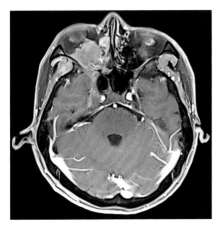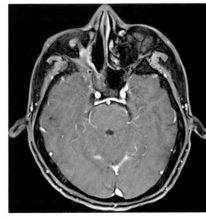

图 8-3-13　治疗前后横断位
MRI影像

A. 治疗前可见肿瘤侵犯右侧海
绵窦、右侧翼腭窝（红箭头所指）；

B. 放疗 31 个月后可见肿瘤大部
分退缩。

A | B

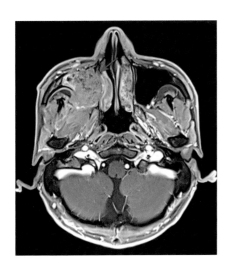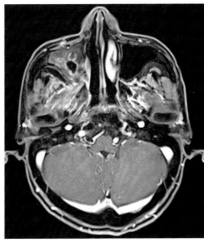

图 8-3-14　治疗前后横断位
MRI影像

A. 治疗前可见肿瘤侵犯右侧上
颌窦（红箭头所指）；

B. 放疗 31 个月后可见肿瘤大部
分退缩。

A | B

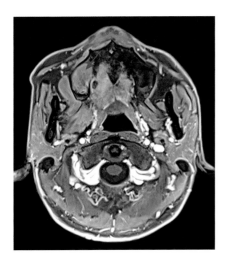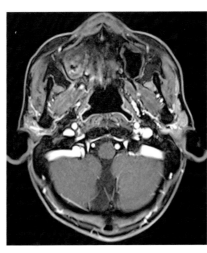

图 8-3-15　治疗前后横断位
MRI影像

A. 治疗前可见右侧上牙槽骨、腭
大孔、腭小孔、硬腭受侵（红箭头
所指）；

B. 放疗 31 个月后可见肿瘤大部
分退缩。

A | B

【靶区勾画】

参考放疗前 MRI T_1WI 增强扫描图像在对应层面的 CT 平扫图像上勾画靶区见图 8-3-16。

图 8-3-16　不同层面靶区勾画对应 MRI 影像　　● GTV1（肿瘤）　● CTV1（高危）　● CTV2（低危）

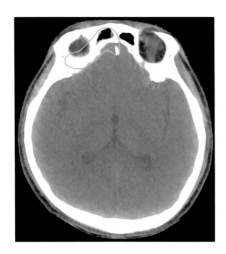 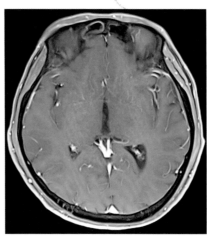

A. 额窦层面靶区勾画和对应 MRI 影像，CTV1 包括右侧额窦、右眶后部；

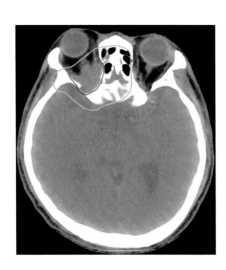 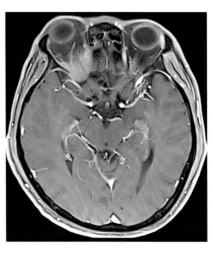

B. 筛窦层面靶区勾画和对应 MRI 影像，CTV1 包括双侧筛窦、右眶后部；

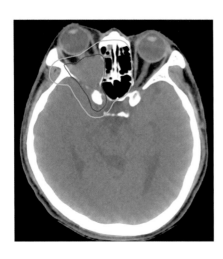 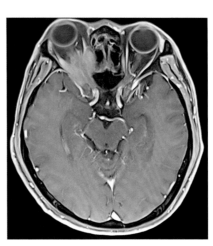

C. 眶尖层面靶区勾画和对应 MRI 影像，CTV1 包括双侧筛窦、右侧眶尖；

图8-3-16　不同层面靶区勾画对应MRI影像（续）　　●GTV1（肿瘤）　●CTV1（高危）　●CTV2（低危）

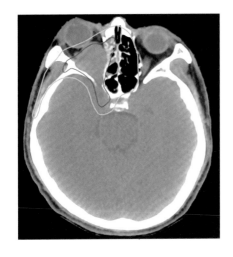 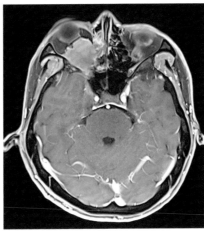

D．眶下裂层面靶区勾画和对应MRI影像，CTV1包括双侧筛窦、双侧蝶窦、右侧海绵窦；

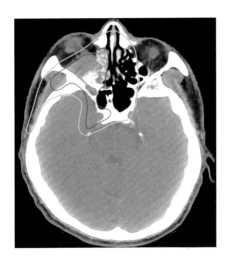 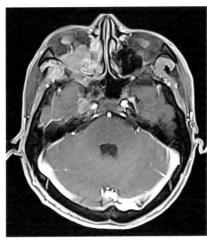

E．海绵窦层面靶区勾画和对应MRI影像，CTV1包括右眶下裂、双侧筛窦、蝶窦、右侧颞部皮下；

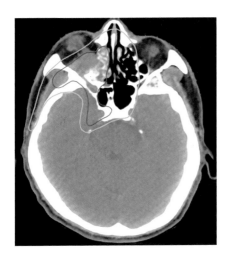 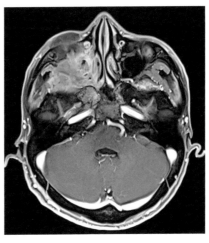

F．眶下裂层面靶区勾画和对应MRI影像，CTV1包括双侧鼻腔、蝶窦、右侧颞部皮下；

图 8-3-16　不同层面靶区勾画对应 MRI 影像(续)　　● GTV1(肿瘤)　● CTV1(高危)　● CTV2(低危)

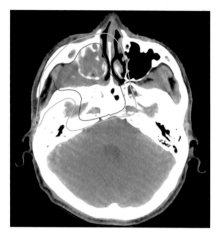
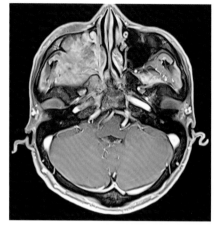

G. 颅底层面靶区勾画和对应 MRI 影像,CTV1 包括双侧鼻腔、蝶窦、右侧颞部皮下;

G

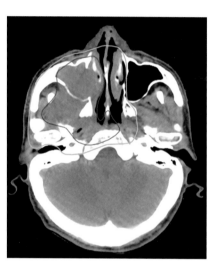
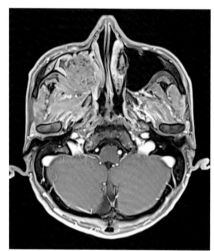

H. 上颌窦中心层面靶区勾画和对应 MRI 影像,CTV1 包括双侧鼻腔及右三叉神经第 2、3 支分支走行;

H

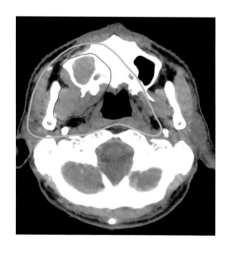
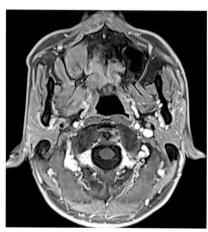

I. 上颌窦底层面靶区勾画和对应 MRI 影像,CTV1 包括双侧淋巴引流及右三叉神经第 2、3 支分支走行;

I

图 8-3-16　不同层面靶区勾画对应 MRI 影像(续)　　● GTV1(肿瘤)　● CTV1(高危)　● CTV2(低危)

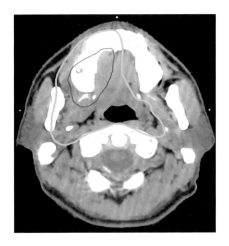 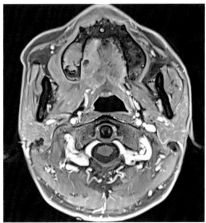

J. 上齿槽层面靶区勾画和对应 MRI 影像,CTV1 包括双侧淋巴引流及右三叉神经第 2、3 支分支走行;

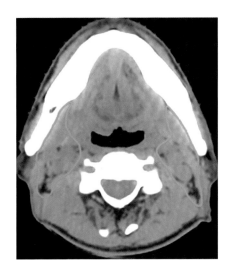 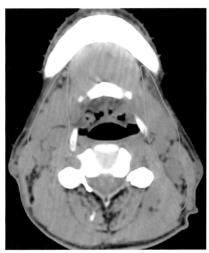

K. 上颈淋巴结层面靶区勾画,CTV2 包括双侧 Ⅰb 区、Ⅱa 区、Ⅱb 区;

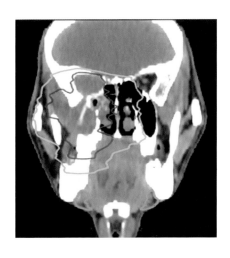 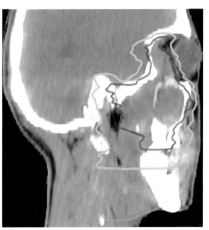

L. 靶区勾画冠状面、矢状面。

(王丽　杨钢)

参考文献

［1］DODD R L, SLEVIN N J. Salivary gland adenoid cystic carcinoma：a review of chemotherapy and molecular therapies［J］. Oral Oncol, 2006, 42(8)：759-769.

［2］BJØRNDAL K, KROGDAHL A, THERKILDSEN M H, et al. Salivary gland carcinoma in Denmark 1990–2005：a national study of incidence, site and histology. Results of the Danish Head and Neck Cancer Group(DAHANCA)［J］. Oral Oncol, 2011, 47(7)：677-682.

［3］VANDER POORTEN V, HUNT J, BRADLEY P J, et al. Recent trends in the management of minor salivary gland carcinoma［J］. Head Neck, 2014, 36(3)：444-455.

［4］LUPINETTI A D, ROBERTS D B, WILLIAMS M D, et al. Sinonasal adenoid cystic carcinoma：the M. D Anderson Cancer Center experience［J］. Cancer, 2007, 110(12)：2726-2731.

［5］BISWAS K D, SAHA J, SEN I, et al. Unusual presentations of adenoid cystic carcinoma in extra-salivary gland subsites in head and neck region：a case series［J］. Indian J Otolaryngol Head Neck Surg, 2014, 66(Suppl.1)：286-290.

［6］COCA-PELAZ A, RODRIGO J P, BRADLEY P J, et al. Adenoid cystic carcinoma of the head and neck-an update［J］. Oral Oncol, 2015, 51(7)：652-661.

［7］UNSAL A A, CHUNG S Y, ZHOU A H, et al. Sinonasal adenoid cystic carcinoma：A population-based analysis of 694 cases［J］. Int Forum Allergy Rhinol, 2017, 7(3)：312-320.

［8］HUSAIN Q, KANUMURI V V, SVIDER P F, et al. Sinonasal adenoid cystic carcinoma：systematic review of survival and treatment strategies［J］. Otolaryngol Head Neck Surg, 2013, 148(1)：29-39.

［9］RHEE C S, WON T B, LEE C H, et al. Adenoid cystic carcinoma of the sinonasal tract：treatment results［J］. Laryngoscope, 2006, 116(6)：982-986.

［10］MICHEL G, JOUBERT M, DELEMAZURE A S, et al. Adenoid cystic carcinoma of the paranasal sinuses：retrospective series and review of the literature［J］. Eur Ann Otorhinolaryngol Head Neck Dis, 2013, 130(5)：257-262.

［11］SONG X M, YANG G, TU Z W, et al. Is prophylactic neck irradiation indicated for patients with cN$_0$ adenoid cystic carcinoma of the paranasal sinuses？［J］Radiother Oncol, 2022, 173：292-298.

［12］ALI S, YEO J C, MAGOS T, et al. Clinical outcomes of adenoid cystic carcinoma of the head and neck：a single institution 20-year experience［J］. J Laryngol Otol, 2016, 130(7)：680-685.

［13］THOMPSON L D, PENNER C, HO N J, et al. Sinonasal tract and nasopharyngeal adenoid cystic carcinoma：a clinicopathologic and immunophenotypic study of 86 cases［J］. Head Neck Pathol, 2014, 8(1)：88-109.

［14］杨婧艺, 王德辉. 鼻腔鼻窦腺样囊性癌治疗进展［J］. 中国眼耳鼻喉科杂志, 2019, 19(4)：287-292.

［15］LUPINETTI A D, ROBERTS D B, WILLIAMS M D, et al. Sinonasal adenoid cystic carcinoma：the M. D. Anderson Cancer Center experience［J］. Cancer, 2007, 110(12)：2726-2731.

［16］SEONG S Y, HYUN D W, KIM Y S, et al. Treatment outcomes of sinonasal adenoid cystic carcinoma：30 cases from a single institution［J］. J Craniomaxillofac Surg, 2014, 42(5)：e171-e175.

［17］VAN DER WAL J E, BECKING A G, SNOW G B, et al. Distant metastases of adenoid cystic carcinoma of the salivary glands and the value of diagnostic examinations during follow-up［J］. Head Neck, 2002, 24(8)：779-783.

［18］TERHAARD C H, LUBSEN H, VAN DER TWEEL I, et al. Salivary gland carcinoma：independent prognostic factors for locoregional control, distant metastases, and overall survival：results of the Dutch head and neck oncology cooperative group［J］. Head Neck, 2004, 26(8)：681-692.

［19］AMIT M, BINENBAUM Y, SHARMA K, et al. Analysis of failure in patients with adenoid cystic carcinoma of the head and neck. An international collaborative study［J］. Head Neck, 2014, 36(7)：998-1004.

［20］SUNG M W, KIM K H, KIM J W, et al. Clinicopathologic predictors and impact of distant metastasis from adenoid cystic carcinoma of the head and neck［J］. Arch Otolaryngol Head Neck Surg, 2003, 129(11)：1193-1197.

［21］STELL P M. Adenoid cystic carcinoma［J］. Clin Otolaryngol Allied Sci, 1986, 11(4)：267-291.

［22］KOKEMUELLER H, ECKARDT A, BRACHVOGEL P, HAUSAMEN JE. Adenoid cystic carcinoma of the head and neck -a 20 years experience［J］. Int J Oral Maxillofac Surg, 2004, 33(1)：25-31.

［23］AMIT M, BINENBAUM Y, SHARMA K, et al. Adenoid cystic carcinoma of the nasal cavity and paranasal sinuses: A meta-analysis[J]. J Neurol Surg B, 2013, 74(3): 118-125.

［24］HOWARD D J, LUND V J. Reflections on the management of adenoid cystic carcinoma of the nasal cavity and paranasal sinuses[J]. Otolaryngol Head Neck Surg, 1985, 93(3): 338-341.

［25］AKBABA S, AHMED D, MOCK A, et al. Treatment outcome of 227 patients with sinonasal adenoid cystic carcinoma(ACC) after intensity modulated radiotherapy and active raster-scanning carbon ion boost: a 10-year single-center experience[J]. Cancers, 2019, 11(11): 1705.

［26］ELLINGTON C L, GOODMAN M, KONO S A, et al. Adenoid cystic carcinoma of the head and neck: Incidence and survival trends based on 1973ww2007 surveillance, epidemiology and end results data[J]. Cancer, 2012, 118(18): 4444-4451.

［27］CASTELNUOVO P, TURRI-ZANONI M. Adenoid cystic carcinoma[J]. Adv Otorhinolaryngol, 2020, 84: 197-209.

［28］CHEN A M, BUCCI M K, WEINBERG V, et al. Adenoid cystic carcinoma of the head and neck treated by surgery with or without postoperative radiation therapy: prognostic features of recurrence[J]. Int J Radiat Oncol Biol Phys, 2006, 66(1): 152-159.

［29］MENDENHALL W M, MORRIS C G, AMDUR R J, et al. Radiotherapy alone or combined with surgery for adenoid cystic carcinoma of the head and neck[J]. Head Neck, 2004, 26(2): 154-162.

［30］HANNA E, DEMONTE F, IBRAHIM S, et al. Endoscopic resection of sinonasal cancers with and without craniotomy: oncologic results[J]. Arch Otolaryngol Head Neck Surg, 2009, 135(12): 1219-1224.

［31］MECCARIELLO G, DEGANELLO A, CHOUSSY O, et al. Endoscopic nasal versus open approach for the management of sinonasal adenocarcinoma: A pooled-analysis of 1826 patients[J]. Head Neck, 2016, 38 Suppl 1: e2267-e2274.

［32］INTERNATIONAL HEAD AND NECK SCIENTIFIC GROUP. Cervical lymph node metastasis in adenoid cystic carcinoma of the sinonasal tract, nasopharynx, lacrimal glands and external auditory canal: a collective international review[J]. J Laryngol Otol, 2016, 130(12): 1093-1097.

［33］VIKRAM B, STRONG E W, SHAH J P, SPIRO RH. Radiation therapy in adenoid-cystic carcinoma[J]. Int J Radiat Oncol Biol Phys, 1984, 10(2): 221-223.

［34］PAPASPYROU G, HOCH S, RINALDO A, et al. Chemotherapy and targeted therapy in adenoid cystic carcinoma of the head and neck: a review[J]. Head Neck, 2011, 33(6): 905-911.

［35］DODD R L, SLEVIN N J. Salivary gland adenoid cystic carcinoma: a review of chemotherapy and molecular therapies[J]. Oral Oncol, 2006, 42(8): 759-769.

［36］TROPE M, TRIANTAFILLOU V, KOHANSKI M A, et al. Adenoid cystic carcinoma of the sinonasal tract: a review of the national cancer database[J]. Int Forum Allergy Rhinol, 2019, 9(4): 427-434.

［37］ZHU G, ZHANG L, DOU S, et al. Apatinib in patients with recurrent or metastatic adenoid cystic carcinoma of the head and neck: A single-arm, phase Ⅱ prospective study[J]. Ther Adv Med Oncol, 2021, 13: 17588359211013626.

［38］COHEN R B, DELORD J P, DOI T, et al. Pembrolizumab for the treatment of advanced salivary gland carcinoma[J]. Am J Clin Oncol, 2018, 41(11): 1083-1088.

［39］LEE A, GIVI BK, OSBORN V W, et al. Patterns of care and survival of adjuvant radiation for major salivary adenoid cystic carcinoma[J]. Laryngoscope, 2017, 127(9): 2057-2062.

［40］朱奕,宋新貌,燕丽,等. 104例鼻腔鼻窦腺样囊性癌临床分析[J].中国癌症杂志, 2016, 26(3): 268-275.

［41］XIN-MAO SONG, GANG YANG, ZI-WEI TU, et al. Is prophylactic neck irradiation indicated for patients with cN$_0$ adenoid cystic carcinoma of the paranasal sinuses[J]. Radiother Oncol, 2022, 173: 292-298.

［42］WANG Z, WU R, ZHANG J, et al. Omitting elective neck irradiation in clinically N$_0$ sinonasal adenoid cystic carcinoma: A propensity score-matched analysis[J]. Oral Oncol, 2022, 124: 105653.

第九章　鼻腔鼻窦神经内分泌癌放疗靶区勾画

　　神经内分泌肿瘤可发生于全身各部位，最常见发生于肺、胃肠胰，如小细胞肺癌。按组织分化程度，既往的病理分型曾将神经内分泌肿瘤分为分化好的神经内分泌肿瘤（典型类癌）、中等分化（不典型类癌）、分化差的神经内分泌癌（包括小细胞型和大细胞型）。2022 年 WHO 新的病理分型基于肿瘤组织分化程度和 ki67 指数进行神经内分泌肿瘤的病理分型，将分化好的神经内分泌肿瘤命名为神经内分泌瘤，分化差（有丝分裂数目 >10/2mm^2，ki67>20%）的肿瘤归为神经内分泌癌，神经内分泌癌按肿瘤细胞形态又进一步分为小细胞神经内分泌癌和大细胞神经内分泌癌[1]。从分类变化可以看出，神经内分泌癌目前特指分化差的高级别神经内分泌肿瘤，而不再纳入分化好的神经内分泌肿瘤，以更好地反映肿瘤生物学行为特点并指导治疗。神经内分泌癌起源于上皮组织（免疫组化细胞角蛋白阳性），同时有神经内分泌分化的组织学特点和免疫组化神经内分泌标记阳性[2]。

　　原发鼻腔鼻窦神经内分泌癌是罕见的头颈部恶性肿瘤，只占鼻腔鼻窦恶性肿瘤 5% 左右[3]。患者平均发病年龄 56 岁，好发于鼻腔和筛窦部位，常见的临床表现类似其他鼻腔鼻窦肿瘤，如鼻塞、鼻出血和面部疼痛等，由于神经内分泌癌为高度侵袭性的肿瘤（多数情况下为 T$_3$、T$_4$ 病变），可能表现出邻近正常组织受累的症状（如累及眼眶、颅底、脑组织或面部软组织），也可出现转移性颈部淋巴结肿大或远处肺、肝、骨转移症状。少数情况下，一些神经内分泌癌患者可出现副瘤综合征，如抗利尿激素分泌失调综合征（SIADA 综合征）[4]。

第一节　综合治疗进展

　　头颈部原发的神经内分泌癌临床过程呈现高度侵袭性，发病率很低，缺少标准治疗模式。目前治疗模式借鉴更常见的神经内分泌癌——肺小细胞癌的治疗，以手术、放疗局部治疗和化疗为主的系统性治疗结合为主。喉是最常见的头颈部神经内分泌肿瘤发生部位，一项大宗的荟萃分析纳入 183 例喉小细胞神经内分泌癌（简称小细胞癌），其 5 年局部控制率、区域控制率及无远处失败生存率分别为 91%、84%、46%，5 年总生存率只有14.8%，提示远处失败是主要失败原因，系统性治疗对头颈神经内分泌癌的治疗有重要价值。采用放疗和化疗综合治疗的患者预后明显优于其他治疗模式，5 年癌症相关生存率分别为 30.8% 和 12.9%（P=0.001）[5]。中国医学科学院肿瘤医院的回顾性资料分析了 34 例头颈部小细胞癌，也发现 T 分期以 T$_3$、T$_4$ 为主，颈部淋巴结转移多见，全组 5 年总生存率 35%。全组以放疗和化疗为主的综合治疗总体疗效更佳，远处失败和局部复发是主要的失败原因，对于放化疗后完全消退的病变不推荐手术治疗。远处失败 11 例中主要是骨、肺、肝转移，只有 1 例脑转移，提示头颈小细胞癌的脑转移发生明显低于肺小细胞癌。日本浜松医科大学附属医院报道 11 例头颈部小细胞癌治疗经验也得到类似结果。初诊时绝大多数患者有颈部转移，主要治疗是依托泊苷联合顺铂（EP 方案）化疗联合局部区域放疗，2 年总生存率 20.8%，考虑到高的远处失败率和局部区域病变对放疗较敏感，不推荐广泛的手术切除，除非病变残存且手术不会带来严重并发症[6]。相对于小细胞癌，头颈部大细胞型神经内分泌癌更罕见，总体上一样容易出现局部进展期病变、区域淋巴结转移和远处失败，放化疗是主要的治疗模式，预后总体也不佳，稍好于小细胞型[7-9]。

　　这些经验说明头颈神经内分泌癌容易局部复发和远处失败，放疗和化疗综合治疗是主要模式，对放化疗不敏感的病变可考虑结合手术治疗。与肺小细胞癌不同，脑转移不常见，不推荐预防性放疗[8]。EP 方案是局限期肺小细胞癌一线系统性治疗方案，也是目前头颈神经内分泌癌最常用的全身化疗方案。近年来在广泛期肺小细胞癌中 IMPower133 研究和 CASPIAN 研究已经证实 PD-L1 单抗免疫治疗与化疗联合较单纯化疗能显著改善患者中位无进展生存和总生存[10,11]，也成为一线推荐系统性治疗方案。一些小样本研究探索了肺外小细胞癌患者免疫治疗与化疗联合的潜在价值，但目前并不清楚能否显著改善患者的远期预后[12]。免疫治疗在非转移性的局限期头颈部小细胞癌中的价值有待探索。

即使在头颈部神经内分泌癌中，鼻腔鼻窦原发病变也是相对少见的，与其他部位神经内分泌癌类似，容易侵犯周围结构、可有区域淋巴结转移和骨、肺、肝等远处转移。但相对于更常见的喉神经内分泌癌，区域淋巴结转移率更低，远期生存明显更好。通过放疗或手术联合放疗控制局部区域病变，结合化疗减少系统性失败是常用的治疗模式（见表 9-1-1）。一项 SEER 数据库的研究纳入 1973~2011 年 201 例鼻腔鼻窦神经内分泌癌，其中鼻腔和筛窦是最常见部位，5 年癌症相关生存率 51%，总体明显优于喉小细胞癌。由于治疗模式数据不完善，难以对不同治疗模式差异得出肯定结论。来自 NCDB 数据库的研究有更多的临床分期和治疗信息，纳入 415 例伴神经内分泌分化的鼻腔鼻窦癌，绝大多数为组织学高级别肿瘤。多数为 T_4 病变，区域淋巴结阳性率 20%，与局部晚期鼻腔鼻窦鳞状细胞癌接近[13]，低于喉小细胞癌，可能与鼻腔鼻窦部位淋巴引流相对不丰富有关。其中亚组生存曲线提示鼻腔鼻窦神经内分泌癌的远期总生存率高于 50%。多因素分析提示 TNM 分期与预后显著相关，放化疗综合治疗与更好的预后有关，加入手术似乎并未显著改善预后[14]。

表 9-1-1　鼻腔鼻窦神经内分泌癌治疗结果

作者	例数	分期	主要治疗	生存率	失败模式	主要发现
Mario 等[15]	22	$T_{3/4}$ 82%	S+RT/CRT IC+S+RT/CRT	5 年 OS 42%	LF 13% RF 18% DM 64%	1. IC 改善生存 2. $T_{3/4}$ 颈部 Ⅰ~Ⅲ区预防
Issa 等[14]	415	T_4 68%; N+ 20%	RT（30%） CRT（27%） S+CRT（12%）	NA	NA	1. T_4、N_{2-3} 预后差 2. CRT 或 S+CRT 生存最优
Likhacheva 等[16]	20	T_4 70%; N+ 15%	S+RT/CRT	58 个月（中位）	LF 25% RF 15% DM 10%	强调包括手术、放疗在内的综合治疗
Patel 等[17]	201	NA	S+RT RT S	5y DSS 51%	NA	1. Ⅲ/Ⅳ期预后更差 2. 单纯 RT 预后差
李正江等[18]	10	NA	S+RT/CRT CRT	NA	LF 2 例 RF 1 例 DM 6 例	1. 均为小细胞癌 2. CRT 预后更好
钱国红等[19]	11	N+ 2/11 例	S+RT/CRT CRT RT	NA	LF 3 例 RF 1 例 DM 3 例	S+CRT 预后更好

注：S. 手术；RT. 放疗；CRT. 放化疗；IC. 诱导化疗；DSS. 癌症相关生存；LF. 局部失败；RF. 区域失败；DM. 远处失败。

另一项来自 MD Anderson 癌症中心的鼻腔鼻窦未分化癌（sinonasal undifferentiated carcinoma，SNUC）的重要临床分析可以为鼻腔鼻窦神经内分泌癌的治疗提供很好的借鉴[20]。SNUC 在病理和临床特征上与鼻腔鼻窦神经内分泌癌类似，在既往回顾性研究中也常常与鼻腔鼻窦神经内分泌癌合并分析，其治疗模式能为神经内分泌癌提供参考。SNUC 是起源于鼻腔和鼻窦上皮的高级别肿瘤，表现为大的未分化细胞同时带有神经内分泌分化的特点,易侵袭周围颅底、眼眶等重要结构,有高的远处转移风险。全组纳入95例初治非转移性病变,主要为T_4,区域淋巴结阳性率14%,全组均先诱导化疗,中位3个周期,主要为EP方案或多西他赛联合顺铂方案,67%患者影像评估有明显消退(CR或PR)。根据诱导化疗后消退情况指导后续治疗,对于消退明显的多采用同步放化疗,对于无明显消退的多建议手术然后再辅助放疗。此模式取得出色的远期生存,5年总生存率56%。对于消退明显的患者采用根治性同步放化疗显著优于手术,5年总生存率分别为81%和49%($P<0.000\ 1$),而消退不明显的患者采用根治性同步放化疗5年总生存率为0,显著差于手术治疗的39%。此研究表明基于铂类化疗和放化疗或手术结合能取得较好的疗效。对于诱导化疗敏感的患者根治性放化疗更优,对于诱导化疗不敏感的患者采用手术能更好地控制病变。这项研究为鼻腔鼻窦神经内分泌癌合理治疗决策提供了重要参考。实际临床中由于小活检标本病理诊断困难,且目前内镜微创外科已在鼻腔鼻窦肿瘤治疗中得到广泛应用,鼻腔鼻窦神经内分泌癌的病理诊断往往是内镜手术切除后明确的,因此不少就诊患者是术后患者。

根据头颈小细胞癌和目前鼻腔鼻窦神经内分泌癌以及未分化癌的治疗结果,结合临床实践经验,对于鼻腔鼻窦神经内分泌癌的治疗做一小结和建议如下。

1. **可手术完整切除的局限期病变**　EP方案诱导化疗2~3周期后影像学评估,若肿瘤明显消退(达PR或CR),可行根治性同步放化疗。若肿瘤消退不明显可考虑外科手术治疗,手术后再行辅助放化疗。如患者已行手术切除,术后行EP方案化疗,根据原发肿瘤范围和手术切除程度考虑是否辅助放疗。考虑到神经内分泌癌的高度侵袭性,除手术能取得充分切缘的很局限的病变外通常还需要结合术后辅助放疗以改善肿瘤控制。

2. **局部区域晚期病变(如$T_{3/4}$、$N_{2/3}$)**　这类病变直接手术往往不能得到充分切缘,或者因累及眶内等手术切除可能导致严重并发症。可予EP方案诱导化疗2~3周期后影像学评估,若肿瘤明显消退(达PR或CR),可行根治性同步放化疗,若有病变残存可考虑手术挽救。若诱导后肿瘤消退不明显且直接手术难以得到安全切缘或可能导致严重并发症,可考虑同步放化疗,放疗中50~60Gy左右影像评估,如病变退缩明显可完成根治性同步放化疗,若消退不明显可休息4~6周后再行外科手术治疗。放疗后12~16周评估肿瘤有明确残存的患者应外科评估可否行挽救性手术。

3. **无法手术切除的广泛病变(如T_{4b}、N_3)**　EP方案诱导化疗2~3周期后根治性同步放化疗,放疗50~60Gy左右影像评估。如病变退缩明显可完成根治性同步放化疗,若消退不明显但已转化为潜在可切除病变,可休息4~6周后再行外科手术治疗,若消退不明显且仍不可切除,完成根治性放化疗。放疗后12~16周评估肿瘤有明确残存的患者应外科评估可否行挽救性手术。

4. **转移性病变**　EP方案为主的系统性治疗4~6周期后若全身病变消退明显,可考虑头颈部放疗以利于改善长期控制率。若转移灶数目少,可考虑同时对转移灶放疗。PD-L1单抗免疫治疗联合EP方案已在广泛期肺小细胞癌治疗中获得成功,但目前还不清楚能否改善转移性肺外小细胞癌的预后。

总之,鼻腔鼻窦神经内分泌癌需要多学科合作,应用化疗来控制全身潜在转移病变,应用放疗和手术控制局部区域病变,尽量使患者治疗后达到肿瘤完全缓解以最大可能改善预后。

第二节　放疗靶区勾画概述

鼻腔鼻窦神经内分泌癌放疗靶区勾画原则总体类似于鼻腔鼻窦分化差的鳞状细胞癌或鼻腔鼻窦未分化癌,考虑到神经内分泌癌局部侵袭性强,原发灶周围要充分包括易潜在受累的结构。鼻腔鼻窦部位相对淋巴引流不丰富,常见的鼻腔鼻窦鳞状细胞癌总体颈部淋巴结转移风险相对其他上呼吸消化道黏膜部位的头颈部鳞状细胞癌要低,初诊时淋巴结转移率通常低于15%~20%,最常见同侧咽后淋巴结、Ib区和Ⅱ区转移,多为循站转移,同侧阴性时很少见对侧颈部转移,但中线结构明显受累时应注意对侧颈部淋巴结转移风险。当面部皮肤软组织明显受累时应注意腮腺区淋巴结、颊淋巴结转移风险[21]。近年来 MRI 的应用提高了初诊时鼻腔鼻窦癌区域淋巴结转移检出率，特别是咽后淋巴结转移。一项基于 MRI 的研究发现鼻腔鼻窦癌总体区域淋巴结阳性率达 30%，咽后淋巴结达 19%，初诊淋巴结阴性患者行上颈部预防照射未出现颈部失败，未预防患者 18% 出现区域淋巴结复发，最常见 I 区和 II 区失败，建议对 $T_{3/4}$ 病变进行同侧咽后和上颈部预防照射[22]。一项纳入 12 项鼻腔鼻窦未分化癌研究的系统性评述分析了颈部预防照射的价值，未行颈部预防的颈部失败率 26.4%，做了预防照射的只有 3.7%[23]。因此，对于同样分化差、侵袭性强、局部晚期病变比例高的神经内分泌癌患者也应该积极考虑颈部预防照射。鼻腔鼻窦神经内分泌癌初诊患者颈部淋巴结转移率可达 20% 左右，应对 $T_{3/4}$ 病变（甚至 T_2 病变）或者累及皮肤、鼻咽、后鼻孔、口腔等淋巴引流丰富结构的患者考虑行颈部预防淋巴结照射。

一、疗前查体和诊断影像

治疗前的查体发现和初始影像对于放疗靶区勾画非常关键，更好地明确治疗前肿瘤侵犯范围才能更准确地勾画放疗靶区。要对头颈部详细查体以完整了解病变范围。要注意前鼻镜观察肿瘤是否累及前鼻腔或鼻前庭，注意观察口腔黏膜，如上颌窦底壁病变会累及上牙龈，面部触诊也可发现颜面部皮下软组织受累，区域淋巴结触诊有助于发现转移淋巴结。疗前内镜检查能补充查体不足，更好地了解鼻腔黏膜情况、有无鼻咽和后鼻孔受累等。鼻腔鼻窦病变也可能出现脑神经累及，特别是三叉神经，要注意脑神经查体。

头颈部增强 MRI 扫描是主要的影像检查，能很好地显示软组织受累情况、区分鼻窦积液和肿瘤、显示颅底硬脑膜受累、发现咽后肿大淋巴结等。同时还需要行 CT 检查，特别是薄层扫描能很好地显示鼻窦颅底骨质是否有破坏，特别是对于像鼻窦壁、眼眶内侧壁等薄的骨质结构显示明显好于 MRI。考虑到神经内分泌癌恶性度高，潜在区域和远处转移风险高，也推荐 PET/CT 的分期检查，能更好地进行肿瘤范围确定和分期。

二、模拟定位

头颈肩面罩固定时使用个体化颈肩枕有利于减少长放疗靶区非刚性变形，提高摆位精度。鼻腔鼻窦病变使用压舌板有利于减少舌和下份口腔受量。CT 定位层厚 2.5~3mm，推荐联合 MRI 定位或图像融合，提高靶区勾画准确性。

三、靶区勾画原则

1. GTV 勾画　原发灶肿瘤范围和阳性区域淋巴结勾画为 GTV，融合 CT、MRI 定位甚至 PET 定位图像能很好地帮助准确勾画 GTV，对于诱导化疗后的患者需要融合化疗前的定位 CT/MRI 图像，以免遗漏肿瘤范围。鼻窦区域常同时伴有积液或慢性炎性鼻窦黏膜增厚，MRI 和 PET 有助于肿瘤区分，积液无 PET 高代谢，T_2 抑脂明显高信号。早期颅底骨质受累在 MRI 图像上更容易区分，常表现为 T_1 低信号，T_2 和增强 T_1 高信号。诱导化疗后患者即使病变明显缩小，原病变浸润的骨性和软组织仍勾画在 GTV 中，气腔或推挤的软组织部分可以不纳入 GTV。术后患者手术瘤床需要勾画为 GTV 瘤床（GTVtb），若有影像残存病变仍勾画 GTV，外扩 3~5mm PTV 后可以给予不同剂量，如 GTVtb 60~66Gy，GTV 70Gy。

2. 中危 CTV 勾画　中危 CTV 主要为原发灶周围潜在累及危险区域和颈部阳性淋巴结所在的淋巴引流区。与头颈肿瘤外科切除时需要在可见肿瘤外 1~1.5cm 扩大切除病灶以获得足够切缘类似，中危 CTV 通常也在原发灶周围 1~1.5cm 范围，可按解剖屏障进行修改回缩。CTV 包括受累的鼻腔鼻窦，若颅底累及需要注意沿颅底解剖孔道或累及硬脑膜外扩 1~1.5cm 以充分包括潜在累及结构。若眼眶受累，需要包括眶内软组织，眼球有天然筋膜屏障可以回缩 CTV。中危 CTV 一般外扩 3~5mmPTV 后给予 60Gy。局部进展期病变靶区容易邻近视神经、视交叉、角膜、泪腺等正常结构，这些结构未被肿瘤累及时需要注意保护，以免严重影响视通路，若已被累及通常以满足肿瘤剂量为先，需要和患者详细沟通说明利弊。若靶区已经涉及视神经、视交叉，应尽量避免视通路大段长度包在 66Gy 以上的剂量范围，以尽量减少失明风险。角膜剂量通常要低于 40Gy，治疗时面罩开窗，患者睁眼以减少角膜剂量建成效应。

3. **低危 CTV 勾画**　低危 CTV 通常为颈部区域淋巴结预防照射范围。应对 $T_{3/4}$ 病变（甚至 T_2 病变）或者累及皮肤、鼻咽、后鼻孔、口腔等淋巴引流结构丰富的患者考虑行预防淋巴结照射。基于鼻腔鼻窦癌区域淋巴结失败模式，颈部预防照射通常推荐为同侧上颈部，至少包括同侧咽后淋巴结、Ⅰb 区及 Ⅱ 区，同侧 Ⅲ 区是否包括有争议，病变明显累及中线结构时也可考虑双侧上颈部预防照射。低危 CTV 一般外扩 3~5mmPTV 后给予 50~54Gy。

第三节　案例分析

一、鼻腔神经内分泌癌

【病历摘要】

1. **基本临床信息**　患者，男性，56 岁，长期吸烟史。因"左侧鼻塞伴涕中带血 2 月"经行内镜下大部切除活检后病理提示神经内分泌癌来就诊。

2. **诊断与分期检查**

（1）MRI 检查：可见左侧鼻腔筛窦异常强化软组织影，累及左侧上颌窦内侧壁。未见颅底骨质异常，咽后和颈部未见淋巴结肿大。

（2）CT 检查：提示左侧鼻腔筛窦小细胞神经内分泌癌累及左侧上颌窦。

（3）病理学检查：考虑（鼻腔）小细胞癌，结合免疫组化符合高级别神经内分泌癌。

3. **诊断与分期**　鼻腔神经内分泌癌（$T_3N_0M_0$，Ⅲ 期）。

4. **治疗策略**　诱导化疗 + 根治性放疗。

（1）诱导化疗方案为 2 程 EP 方案，化疗后 MRI 影像评估肿瘤基本消退，遂行根治性 VMAT 技术放疗并同步化疗 2 周期。治疗结束后定期随访，目前无瘤生存 4 年，无 2 级以上远期毒性，能正常工作。

（2）放疗方案

1）射野范围：原肿瘤范围、双侧鼻腔筛窦、蝶窦、同侧上颌窦、同侧咽后淋巴结、Ⅰb 区和 Ⅱ 区。

2）放疗剂量：GTV1 2.12Gy×33f=69.96Gy；CTV1 1.82Gy×33f=60.06Gy；CTV2 1.82Gy×28f=50.96Gy。

【治疗前后影像】

治疗前后影像见图 9-3-1~图 9-3-2。

【靶区勾画】

不同层面靶区勾画见图 9-3-3。

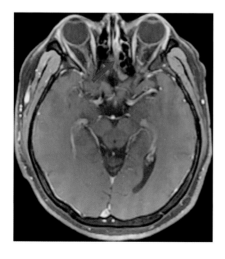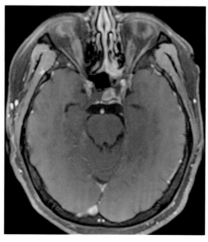

图 9-3-1　治疗前 MRI T_1 增强扫描表现

A~C. 横断位 MRI；

D. 冠状位 MRI。

A | B

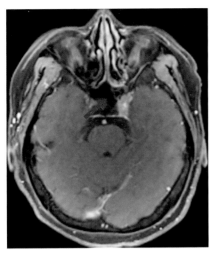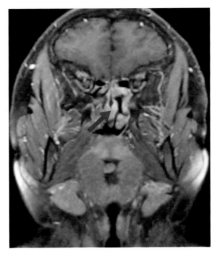

图 9-3-1　治疗前 MRI T$_1$增强扫描表现（续）

C | D

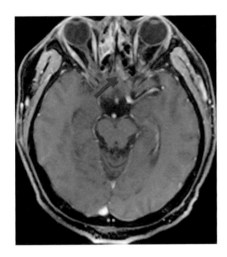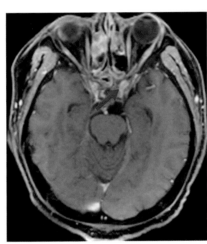

图 9-3-2　治疗后 6 个月，MRI T$_1$增强扫描

A~C. 横断位 MRI；

D. 冠状位 MRI。内镜术后残存鼻腔筛窦病变完全消退，局部黏膜治疗后仍有片状强化。

A | B

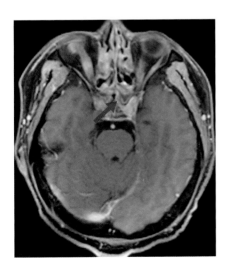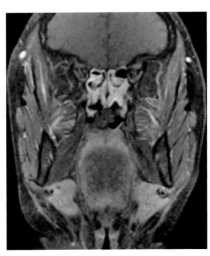

C | D

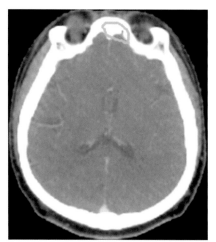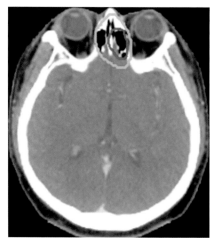

图9-3-3 不同层面靶区勾画

GTV（蓝色线）为原肿瘤范围，中危 CTV（绿线）为肿瘤周围至少 1cm，包括双侧鼻腔筛窦、蝶窦、同侧上颌窦，低危 CTV（橙色线）为区域淋巴结预防范围，包括同侧咽后淋巴结、Ⅰb 区和Ⅱ区。

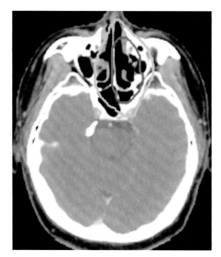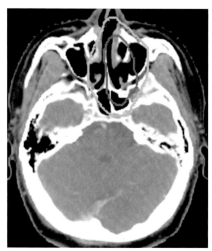

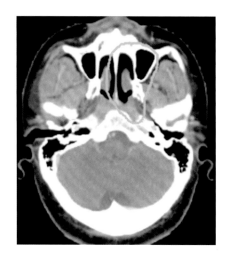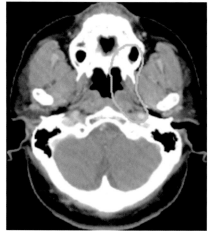

图 9-3-3　不同层面靶区勾画（续）

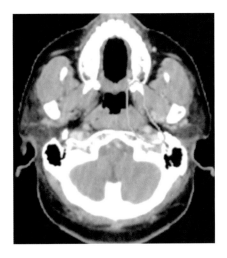
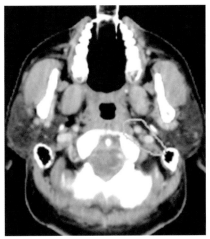
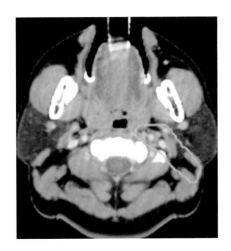
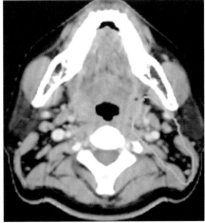
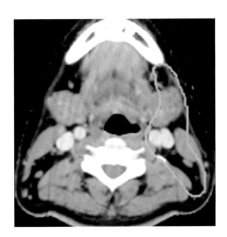
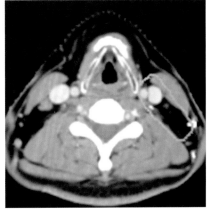

二、上颌窦神经内分泌癌

【病历摘要】

1. **基本临床信息** 患者,男性,44岁。因"反复左侧鼻衄1个月余"就诊。

2. **诊断与分期检查**

(1) MRI检查:可见肿瘤累及左侧鼻腔、翼腭窝、翼板及左侧咽后淋巴结。

(2) 内镜检查:内镜检查发现左侧鼻腔新生物。

(3) 病理学检查:考虑(鼻腔)小细胞癌,结合免疫组化符合高级别神经内分泌癌。

3. **诊断** 鼻腔神经内分泌癌($T_3N_1M_0$,Ⅲ期)。

4. **治疗策略** 诱导化疗+同期放化疗。

(1) 诱导化疗方案为3程EP方案,化疗后MRI影像评估肿瘤CR,遂行根治性VMAT技术放疗并同步化疗2周期。治疗结束后定期随访,目前无瘤生存3年,无2级以上远期毒性,能正常工作。

(2) 放疗方案

1) 射野范围:原肿瘤范围(咽后淋巴结已影像CR,未勾画)、同侧鼻腔筛窦、蝶窦、同侧上颌窦、同侧咽后、同侧Ⅰb区、Ⅱ区。

2) 放疗剂量:GTV1 2.12Gy×33f=69.96Gy;CTV1 1.82Gy×33f=60.06Gy;CTV2 1.82Gy×28f=50.96Gy。

【治疗前后影像】

治疗前后影像见图9-3-4~图9-3-5。

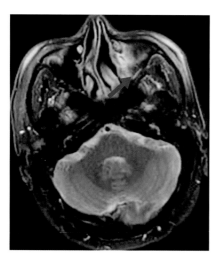
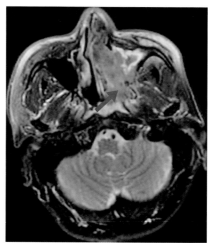

图 9-3-4 治疗前 MRI T_2 压脂扫描

A~C. 横断位 MRI;

D. 冠状位 MRI。

A | B

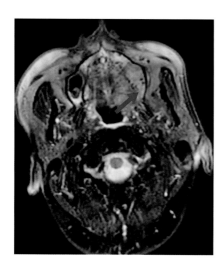
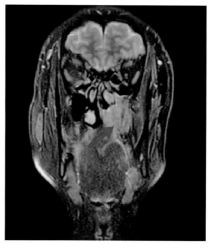

C | D

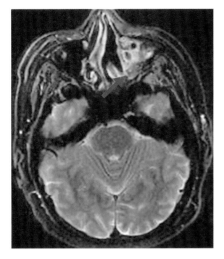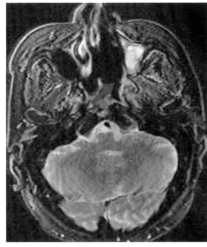

图 9-3-5　治疗后 6 个月 MRI T₂ 压脂扫描

A~C. 横断位 MRI；
D. 冠状位 MRI。治疗前红色箭头所指鼻腔、上颌窦的病变已完全消退。

A | B

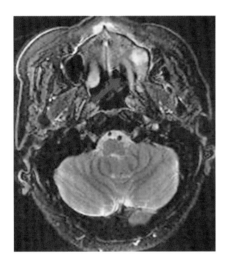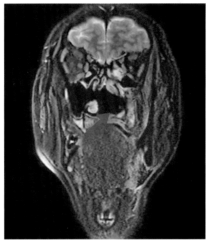

C | D

【靶区勾画】

不同层面靶区勾画见图 9-3-6。

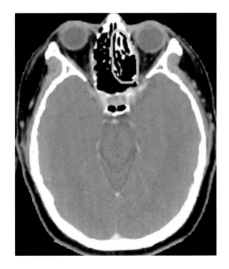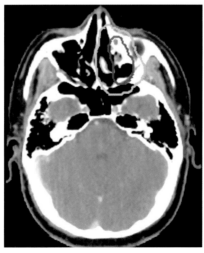

图 9-3-6　不同层面靶区勾画

其中 GTV（蓝色线）为原肿瘤范围（咽后淋巴结已影像 CR，未勾画）；中危 CTV（绿线）为肿瘤周围至少 1cm，包括同侧鼻腔筛窦、蝶窦、同侧上颌窦、同侧咽后、部分 Ⅱ区；低危 CTV（橙色线）为区域淋巴结预防范围，包括 Ⅰb 区和 Ⅱ区。

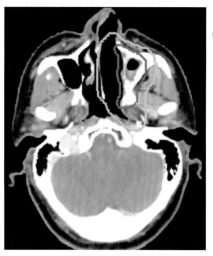

图 9-3-6　不同层面靶区勾画
（续）

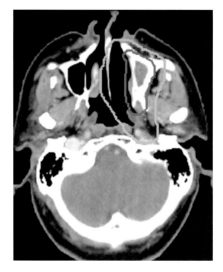

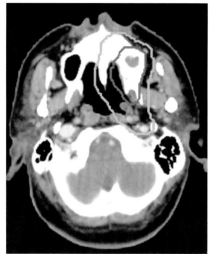

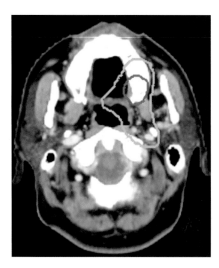

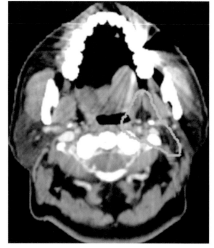

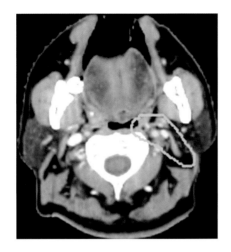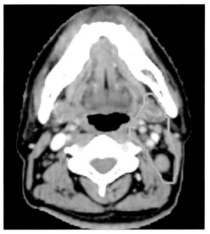

图9-3-6　不同层面靶区勾画
（续）

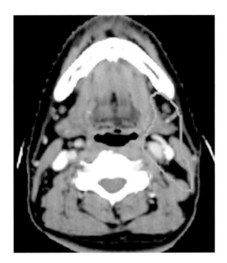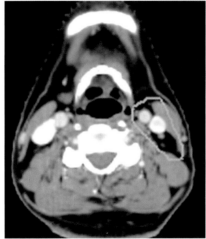

（吴润叶）

参考文献

［1］METE O, WENIG B M. Update from the 5th Edition of the World Health Organization Classification of Head and Neck Tumors：Overview of the 2022 WHO Classification of Head and Neck Neuroendocrine Neoplasms［J］. Head Neck Pathol, 2022, 16(1)：123-142.

［2］SHAH K, PEREZ-ORDÓÑEZ B. Neuroendocrine neoplasms of the sinonasal tract：Neuroendocrine carcinomas and olfactory neuroblastoma［J］. Head Neck Pathol, 2016, 10(1)：85-94.

［3］RENNER G. Small cell carcinoma of the head and neck：A review［J］. Semin Oncol, 2007, 34(1)：3-14.

［4］ABDELMEGUID A S, BELL D, HANNA E Y. Neuroendocrine carcinoma and sinonasal undifferentiated carcinoma［J］. Adv Otorhinolaryngol, 2020, 84：168-184.

［5］VAN DER LAAN T P, PLAAT B E, VAN DER LAAN B F, et al. Clinical recommendations on the treatment of neuroendocrine carcinoma of the larynx：A meta-analysis of 436 reported cases［J］. Head Neck, 2015, 37(5)：707-715.

［6］HOSOKAWAS, TAKAHASHI G, BABA S, et al. Small cell neuroendocrine carcinomas arising in the head and neck region ［J］. J Oral Maxillofac Surg, 2016, 74(5)：1091-1095.

［7］KUSAFUKAK, ABE M, IIDA Y, et al. Mucosal large cell neuroendocrine carcinoma of the head and neck regions in

Japanese patients: a distinct clinicopathological entity[J]. J Clin Pathol, 2012, 65(8): 704-709.

[8] STROJAN P, HERNANDEZ-PRERA J C, BEITLER J J, et al. Small cell and large cell neuroendocrine carcinoma of the larynx: A comparative analysis[J]. Cancer Treat Rev, 2019, 78: 42-51.

[9] RAI Y, NISHIOKA H, HARA T. Large cell neuroendocrine carcinoma in the sinonasal cavity with large intracranial extension treated with endonasal endoscopic and transcranial combined surgery: A case report[J]. NMC Case Rep J, 2021, 8(1): 485-491.

[10] HORNL, MANSFIELD A S, SZCZĘSNA A, et al. First-line atezolizumab plus chemotherapy in extensive-stage small-cell lung cancer[J]. N Engl J Med, 2018, 379(23): 2220-2229.

[11] PAZ-ARESL, DVORKIN M, CHEN Y, et al. Durvalumab plus platinum-etoposide versus platinum-etoposide in first-line treatment of extensive-stage small-cell lung cancer(CASPIAN): a randomised, controlled, open-label, phase 3 trial[J]. Lancet, 2019, 394(10212): 1929-1939.

[12] ALY R, GUPTA S, POTDAR R. The role of immune checkpoint inhibitors in the treatment of extensive-stage extrapulmonary small cell carcinoma[J]. Cureus, 2020, 12(6): e8862.

[13] GUANX, WANG X, LIU Y, et al. Lymph node metastasis in sinonasal squamous cell carcinoma treated with IMRT/3D-CRT[J]. Oral Oncol, 2013, 49(1): 60-65.

[14] ISSAK, ACKALL F, JUNG S HO, et al. Survival outcomes in sinonasal carcinoma with neuroendocrine differentiation: A NCDB analysis[J]. Am J Otolaryngol, 2021, 42(2): 102851.

[15] TURRI-ZANONIM, MARAGLIANO R, BATTAGLIA P, et al. The clinicopathological spectrum of olfactory neuroblastoma and sinonasal neuroendocrine neoplasms: Refinements in diagnostic criteria and impact of multimodal treatments on survival[J]. Oral Oncol, 2017, 74: 21-29.

[16] LIKHACHEVA A, ROSENTHAL D I, HANNA E, et al. Sinonasal neuroendocrine carcinoma: impact of differentiation status on response and outcome[J]. Head Neck Oncol, 2011, 3: 32.

[17] PATELT D, VAZQUEZ A, DUBAL P M, et al. Sinonasal neuroendocrine carcinoma: a population-based analysis of incidence and survival[J]. Int Forum Allergy Rhinol, 2015, 5: 448-453.

[18] 李正江, 李会政, 刘文胜, 等. 头颈部小细胞神经内分泌癌的临床分析[J]. 中华医学杂志, 2008, 88(46): 3275-3278.

[19] 钱国红, 赏金标, 王可敬, 等. 鼻腔鼻窦神经内分泌癌 11 例诊疗分析[J]. 中华耳鼻咽喉头颈外科杂志, 2011, 46(12): 1033-1035.

[20] AMITM, ABDELMEGUID A S, WATCHERPORN T, et al. Induction chemotherapy response as a guide for treatment optimization in sinonasal undifferentiated carcinoma[J]. J Clin Oncol, 2019, 37: 504-512.

[21] 李晔雄. 肿瘤放射治疗学[M]. 5 版. 北京: 中国协和医科大学出版社, 2018.

[22] GUAN X, WANG X, LIU Y, et al. Lymph node metastasis in sinonasal squamous cell carcinoma treated with IMRT/3D-CRT[J]. Oral Oncol, 2013, 49(1): 60-65.

[23] FAISAL M, SEEMANN R, LILL C, et al. Elective neck treatment in sinonasal undifferentiated carcinoma: Systematic review and meta-analysis[J]. Head Neck, 2020, 42(5): 1057-1066.

第十章　鼻腔鼻窦嗅神经母细胞瘤放疗靶区勾画

第一节　综合治疗进展

一、概述

嗅神经母细胞瘤（olfactory Neuroblastoma，ONB）是一种罕见的鼻颅底恶性肿瘤。1924 年 Berger 和 Luc 首次对该肿瘤进行了报道[1]。该病常发生于鼻穹窿上部鼻腔与筛板之间，起源仍不明确，一般认为肿瘤细胞起源于鼻腔顶部及筛部嗅区嗅神经上皮或嗅基板神经外皮质[2]。目前已使用多种命名法，其中最被接受的是 ONB 和感觉神经母细胞瘤（esthesioneuroblastoma，ENB）。ONB 起病隐匿，生物学行为多样，可表现惰性生长缓慢，也可出现局部和远处转移、短期复发等高侵袭性特性[3]。由于 ONB 发病率低，目前缺乏探求最佳治疗方案的前瞻性研究，对于 ONB 的诊断和治疗尚无明确标准。

二、疾病特点

（一）临床特点

ONB 发病率低，仅占鼻腔、鼻窦恶性肿瘤的 2%~3%[4]。该肿瘤发病无性别差异，可发生于任何年龄，存在 11~20 岁和 51~60 岁两个发病高峰期[5]，也有报道称发病年龄高峰为 40~70 岁，无双峰倾向[6]。ONB 主要发生在鼻腔与筛板之间，是局部浸润性恶性肿瘤，常侵犯眼眶、颅底甚至颅内。最常见的症状是鼻塞、鼻衄，还可因侵犯范围不同表现为头痛、面部疼痛、鼻窦炎以及嗅觉减退。因早期患者鼻部症状与其他鼻窦肿瘤症状相似，缺乏特异性，常出现延误诊断，部分患者确诊时已为局部晚期，发生了颅底和/或眼眶的侵犯[7]。ONB 初诊颈部及远处转移率较低（5%~8%），但在随访期间颈部淋巴结复发及远处转移率高达 20%~25%[3,8]。颈部 Ⅱ 区、Ⅰb 区、Ⅲ 区和 Ⅶa 区淋巴结是最常受累的区域[9]。远处转移最常累及肺、脑和骨[5,10]。

（二）病理及分子生物学特点

ONB 临床表现不典型，诊断主要依靠组织学形态。一般分化较好的肿瘤在光镜下可见由形态较一致的小细胞环状排列形成 Flexner 及 H-W 菊形团，肿瘤细胞之间存在嗜酸性纤维样背景。分化差的肿瘤常与鼻腔其他未分化小细胞肿瘤混淆（如鼻腔鼻窦未分化癌、淋巴瘤、胚胎性横纹肌肉瘤、黏膜黑色素瘤、髓外浆细胞瘤和神经内分泌癌等），可进一步通过免疫组织化学或透射电镜观察鉴别。电镜下可观察到呈平行或交叉排列的肿瘤细胞突起、肿瘤细胞胞质或突起内的神经内分泌颗粒。ONB 特有的免疫组化阳性染色标志物包括神经元特异性烯醇酶（NSE）、S-100、微管相关蛋白（MAP）、突触素（synaptophysin）等[11,12]。ONB 的低发病率限制了细胞遗传、基因组和表观遗传学研究，目前并无 ONB 患者遗传组学的大样本研究。不同研究报道的基因组畸变存在差异，并无统一结论，有研究报道 11 号染色体缺失和 1p 染色体扩增与 ONB 转移及不良预后相关[13]。除遗传组学外，二代测序发现 ONB 患者基因组水平的改变同样存在异质性，有报道显示 50% 的 ONB 患者存在 *TP53*、*EGFR*、*CTNBB1*、*KIT*、*RET*、*APC*、*FGFR2*、*KDR*、*PDGFRA*、*SMAD4*、*MET*、*CDH1* 等基因的突变[14-16]。

（三）诊断

ONB 早期诊断的关键是尽早进行鼻内镜组织活检。对于单侧鼻塞或持续超过 1~2 个月的反复鼻衄应及时进行耳鼻咽喉专科体检。影像学检查对 ONB 的诊断和分期具有重要意义，通常需要 CT 和 MRI 综合评估。ONB 无特异的放射学表现，通常表现为鼻穹窿中的软组织肿块，多均匀强化。冠状位 CT 对于观察评估前颅窝底和眼眶骨质的破坏更具优势。MRI 则在判断肿瘤软组织侵袭范围上优于 CT，对硬脑膜、脑实质及周围神经侵犯的评估也更加准确。由于颈部淋巴结转移存在延迟复发转移现象，颈部 CT/MRI 的评估和随访同样重要。对于晚期 ONB，PET/CT 在全身状况评估中更具价值。

病理诊断是 ONB 的诊断"金标准"。对于分化良好的 ONB，光镜下诊断并不困难，但对于分化的差 ONB，电镜以及免疫组化检测相对特异性的抗原表达谱对 ONB 的组织病理诊断提供了重要帮助。

（四）分期和分级

ONB 有多种分期方法，目前国际上尚无统一标准。临床上常用 1976 年提出的 Kadish 分期及 1993 年提出的 Foote 改良分期。Kadish 分期根据肿瘤浸润范围将 ONB 分为：A 期，肿瘤局限于鼻腔；B 期，肿瘤侵及鼻窦；C 期，肿瘤超出鼻腔和鼻窦范围，包括筛板、颅底、眼眶、颅内受侵及颈部淋巴结转移和远处转移[17]。Kadish 分期精准度欠缺，缺乏对肿瘤局部侵袭和颈淋巴结转移情况的评估。Foote 等提出了一种改良分期，将发生颈部淋巴结转移或远处转移的患者归为 D 期[18]。目前认为该分期对临床预后判断更具价值。目前 AJCC/UICC 尚未发布 ONB 的官方分期系统[19]，此前 Biller 和 Dulguerov 分别提出 TNM 分类的改编版本[20,21]，由于 Biller 提出的分期仅限于接受开颅手术的患者，并未被广泛采用。目前较为常用的 TNM 分期方法为沿用 AJCC 鼻腔筛窦肿瘤分期或 Dulguerov 提出的改良 TNM 分期。但一项基于 NCDB 的研究发现，目前常用的 Kadish 分期、AJCC TNM 分期以及 Dulguerov 改良版 TNM 分期均不能准确地预测 ONB 患者的临床预后[22]。

目前唯一的病理分级系统由 Hyams 于 1988 年提出，该分级系统根据细胞有丝分裂活性、核多形性、坏死、结构紊乱、纤维基质稀疏、菊形团形成等特征，将 ONB 按照分化程度从高（Ⅰ级）到低（Ⅳ级）分为 4 级。这一分级反映了 ONB 的生物学特性与肿瘤侵袭性的关系，且研究提示Ⅲ～Ⅳ级与不良预后相关[23]。

三、治疗进展

ONB 因其发病率低，发病部位特殊，尚缺乏统一的治疗策略。目前多主张根据肿瘤的病理学分级和临床分期选择治疗方案。早期病变单一治疗即可取得较好的疗效，但中晚期病变通常需要采取手术联合放化疗的综合治疗方案。随着内镜和颅底重建技术及调强放射技术的发展及应用，ONB 的治疗策略也在不断进行调整。

（一）放射治疗

ONB 具有较高的放射敏感性，Dulguerov 等发现手术和放疗的组合比单独手术（48%）或放化疗（51%）具有更好的生存率（65%）[24]。手术联合放疗的治疗策略被广泛认可。一项基于 SEER 数据库纳入 931 名患者的大规模回顾性分析研究显示，尤其对于中晚期 ONB 患者，对比单纯手术，增加术后放疗可显著提高总生存[25]。对于术前还是术后放疗目前尚无明确标准。术后放疗的选择多根据手术及术后病理情况。一项纳入 77 例 ONB 的多中心回顾性分析研究发现，R_0 或 R_1 切除后的 ONB，接受至少 54Gy 的术后辅助放疗可显著提高患者 5 年总生存率（分别为 71%、43%，$P=0.08$）、无病生存率（分别为 61%、19%，$P=0.02$）以及局部区域控制率（分别为 72%、29%，$P=0.003$）[26]。但对于 Kadish A 期患者，R_0 切除后是否需要补充术后放疗仍存在争议。

此外术前放疗能够有效抑制肿瘤细胞增殖、促进亚临床病灶清除、缩小肿瘤体积以提高手术全切率。多采用的放疗剂量为 50~60Gy，评估疗效如达到 PR/CR，可考虑给予根治剂量 66~70Gy，若肿瘤消退不明显，可停止放疗并由外科评估是否进行手术切除。复旦大学附属眼耳鼻喉科医院 1991~2019 年数据显示，54.4% 患者接受了术后放疗，30.9% 患者接受了术前放疗，且无论患者 Kadish 分期如何，放疗先后顺序并不影响患者总生存。但单纯放疗患者总生存明显降低[27]。

局部复发和远处转移仍是 ONB 治疗失败的主要原因，复旦大学附属眼耳鼻喉科医院数据提示淋巴结转移为预后不良因素[28]，目前对于颈部选择性照射仍存在争议，此前有学者认为 N_0 患者区域复发率低，不推荐行颈部选择性照射，只对 N_1 患者进行颈部照射[26]。但 2016 年一项针对 ONB 治疗失败模式的回顾性分析研究则显示，17% 的患者在中位时间 60 个月时发生淋巴结转移，且淋巴结转移风险与 Kadish 分期无关。在淋巴结复发患者中，超过一半的患者发生了远处转移，中位时间 40 个月时，远处转移的累计发生率为 39%[29]。目前对于 N_0 患者颈部最佳治疗尚无共识，近期一项 Meta 分析纳入了 9 项回顾性研究共 489 例 N_0 患者，结果提示，与不治疗相比，颈部选择性照射显著降低了区域复发的风险，但总生存和无远处转移生存率则没有统计学差异[30]。复旦大学附属眼耳鼻喉科医院放疗科一项纳入 60 例 ONB 患者的回顾性研究得到了同样的结论，N_0 患者颈部选择性照射可显著降低区域复发风险（5 年 LRFS 100% vs. 58.1%，$P=0.004$）[31]。同单位一项基于倾向性匹配分析纳入 178 例 ONB 的回顾性研究发现，该中心 63.8% 的 N_0 患者接受了颈部选择性照射，其中 62.9% 患者的照射范围包括同侧Ⅰb区、Ⅱ区、Ⅲ区、Ⅶa区，中位照射剂量为 5 500Gy，分析结果提示 N_0 患者颈部选择性照射可显著提高无进展生存期并降低区域复发风险（未发表数据）。颈部淋巴结选择性照射的临床价值及照射规范的制订需要真实世界多中心大规模回顾性以及前瞻性研究数据支持。

（二）手术治疗

手术是 ONB 重要的治疗方式。手术切除是否彻底明显影响患者预后。传统的手术方式为前颅面切开术，但创伤大、术后多存在面部畸形。随着内镜技术的发展，鼻内镜微创手术目前被广泛应用。内镜出色的可视化功能使以分层的方式对肿瘤进行分段切除成为可能，并可在术中持续评估切缘，获得与开放手术相当的临床手术效果。一项 6 个大型临床中心参与的多中心回顾性和前瞻性研究发现，在相对应的分期亚组中，内镜治疗组相比于开放手术，可获得更高的生存率。这项研究中阴性切缘切除率很高，他们认为对于晚期 ONB 患者鼻内镜手术也可实现手术清除并具有良好的预后[9]。目前对于分期晚的 Foote C/D 期患者，颅面切开颅底重建联合内镜下鼻腔切开术常作为手术选择[24, 32]。复旦大学附属眼耳鼻喉科医院一项回顾性研究显示眼眶侵犯虽然与不良预后相关，但并不是保留眼球手术的禁忌证[31]。严密的颅底重建是防止脑脊液鼻漏和颅内感染等并发症的重要方法[33]。

（三）化学治疗

研究显示 ONB 对化疗敏感[34-36]。虽不作为一线治疗，但化疗在晚期 ONB 和术后切缘阳性患者中应用更为广泛[37]。M. D. Anderson 癌症中心一项纳入 15 例晚期 ONB 患者的回顾性分析研究显示，大多数患者（$n=12$）接受了依托泊苷和顺铂方案的诱导化疗，反应率可达 68%[35]。另外，不同中心的真实世界数据显示对于晚期 ONB，对比单一治疗模式，手术联合同步放化疗或单纯放疗的基础上增加同步化疗均改善了患者生存[27, 38]。一般来说，对于晚期、Hyams 分级高、局部浸润广（眼眶/颅内浸润）、远处转移、切缘阳性、不可切除和复发肿瘤的患者，可考虑化疗。目前对于 ONB 化疗的适应证及最佳药物仍存在争议，其疗效需更多真实世界数据支持及前瞻性研究验证。

四、疗效和预后

ONB 发病率低但预后较好，不同中心的生存数据多有差异，5 年总生存率为 57%~93%[27, 34, 39-42]。目前研究认为，影响预后高危因素主要包括 Foote 分期晚期、Hyams 分级高、颅内侵袭及手术切除残留。虽然 ONB 总生存率较高，但延迟复发是主要的失败模式，目前研究发表的中位复发时间多为 3~6 年，有的甚至可达十余年，因此 ONB 患者需长期随访[42]。

五、小结

ONB 作为一种极罕见的恶性肿瘤，最佳治疗方式并非单一形式，手术联合放疗作为治疗的基石，仍需前瞻性临床研究数据的进一步探求，以提高患者的远期生存。

第二节　放疗靶区勾画概述

一、放疗的应用

由于 ONB 具有较高的放射敏感性，所以放疗在该疾病的治疗中占有非常重要的位置。包括根治性放疗、术前放疗以及术后放疗。

1. **根治性放疗适应证**

（1）T_{4b} 的病变：可根据放疗后肿瘤退缩情况决定是否后续手术。

（2）有手术禁忌证的患者（年龄大或伴严重基础疾病无法手术）。

2. **术前放疗适应证**　肿瘤侵犯范围达到颅底、颅内、咽旁、视路等结构，需要缩瘤减负荷的病变。

3. **术后放疗适应证**

（1）T_3~T_4 期的病变。

（2）术后切缘阳性、切缘不足或肉眼可见残存病灶。

（3）有血管神经以及包膜外侵犯的病变。

（4）有颈部淋巴结转移者。

（5）早期患者（T_1~T_2）术后是否放疗需根据手术记录及病理报告综合判断。

二、调强放射治疗的靶区勾画

（一）可见肿瘤靶区（GTV）

对于术后残留、切缘阳性或未手术患者的原发灶 GTVp 靶区的确定需结合临床查体、鼻内镜检查及影像学检查。

（二）临床靶区（CTV）

因 ONB 发病率低，尚无标准靶区勾画指南，也无大样本的前瞻性临床研究提出的靶区勾画共识。CTV 的勾画一般为 GTV 外扩 20~30mm，但需充分考虑高危的邻近解剖结构，因此扩放范围可能有所调整，尤其是头颈部感觉器官丰富，需慎重考虑视路、脑干、脊髓等危重器官的保护。在勾画 CTV 时一般需在肿瘤侵犯的基础上外放一个邻近结构，例如，病灶位于一侧鼻腔，CTV 靶区应包括同侧上颌窦、对侧鼻腔、双侧蝶窦、筛窦；对于未受侵的骨质可作为阻挡肿瘤侵袭的天然屏障，CTV 可以将这些骨质解剖结构作为靶区勾画边界，减少正常组织的不必要照射剂量；当肿瘤累及咽旁间隙、颞下窝、翼内外肌等软组织时，因无骨质屏障的保护，CTV 的范围需适当扩大；对于肿瘤侵犯中线的病变需要酌情勾画对侧鼻腔鼻窦。

（三）颈部淋巴结靶区（CTV）

目前对于颈部选择性照射仍存在争议，此前有学者认为 N_0 患者区域复发率低，不推荐行颈部选择性照射，只对 N+ 患者进行颈部照射，但也有学者认为对于 N_0 的预防性照射可降低复发风险。对于 N+ 的病变，同侧淋巴结引流区应该包括在 CTV 中，并将淋巴结单独勾画出来给予 GTVn 剂量，且外放 1~2 个淋巴结引流区作为高危区进行预防性照射，对侧颈部若无淋巴结侵犯则给予 Ib 区、Ⅶa 区和Ⅱ区及Ⅲ区的预防性照射；对于 N_0 的病变，需根据肿瘤分期情况以及病理报告和病理学分级综合判断淋巴结照射与否以及靶区范围，对于局部进展期的 N_0 的 ONB（Foote B 期及 Foote C 期），笔者所在单位建议给予病灶同侧上颈部预防性照射，主要包括 Ib 区、Ⅶa 区和Ⅱ区以及Ⅲ区；当肿瘤侵犯越过中线时建议给予双侧上颈部预防性照射。

三、放疗剂量

1. **根治性放疗**　GTVp 69.96/33f；GTVn 69.96/33f；CTV1 61.05Gy/33f；CTV2 54.45/33f；在放疗过程中需密切关注肿瘤退缩情况。

2. **术后放疗**

（1）切缘阴性：CTV1 60Gy/30f；CTV2 54Gy/30f。

（2）切缘阳性或术后肿瘤残留：GTVp 69.96/33f；GTVn 69.96/33f；CTV1 61.05Gy/33f；CTV2 54.45/33f。

3. **术前放疗**　GTVp 60Gy/30f，CTV1 54Gy/30f，放疗结束时 MRI 评价肿瘤退缩情况，并确定下一步治疗方案。

第三节　案例分析

一、嗅神经母细胞瘤根治性放疗

【病历摘要】

1. **基本临床信息**　患者,男性,56岁,因"双侧鼻塞伴嗅觉丧失"就诊。查体见双侧鼻腔新生物,左侧为主,表面欠光滑。

2. **诊断与分期检查**

（1）MRI检查：可见双侧鼻腔、筛窦、蝶窦弥漫不规则软组织肿块,并涉及双侧眼眶内侧肌锥外、双侧前颅底、后鼻孔及上颌窦口区。

（2）病理学检查：鼻腔嗅神经母细胞瘤。

3. **诊断与分期**　双侧鼻腔嗅神经母细胞瘤（Foote C）。

4. **治疗策略**　因病变累及颅内,进展较快,先行诱导化疗,再行根治性放射治疗。

（1）诱导化疗方案：3周期VP-16+DDP,同期化疗为二程DDP。目前放疗后4年,继续随访中。

（2）放疗方案

1）射野范围

A. CTV1：包括原发肿瘤、颅内、前颅底、海绵窦、额窦、筛窦、蝶窦、双侧眼眶、上颌窦、部分颞下窝、鼻腔及鼻咽腔。

B. CTV2：包括双侧上中颈淋巴结引流区。

2）放疗剂量：GTV1 2.2Gy×32次=70.4Gy；CTV1 1.8Gy×32次=57.6Gy；CTV2 1.7Gy×32次=54.4Gy（治疗过程中,密切跟踪肿瘤退缩情况,适当给予靶区调整以最大限度保护危及器官）。

【治疗前后影像】

治疗前后影像见图10-3-1。

【靶区勾画】

不同层面靶区勾画见图10-3-2。

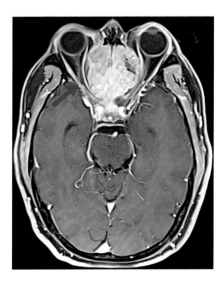
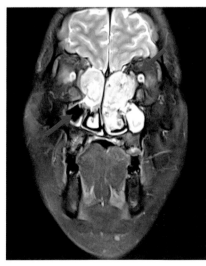

图10-3-1　治疗前后MRI影像
治疗前（A和B）,MRI增强 T_1WI 扫描,双侧鼻腔、筛窦、蝶窦弥漫不规则软组织肿块,并涉及双侧眼眶内侧肌锥外、双侧前颅底、后鼻孔及上颌窦口区（红色箭头所指）；治疗后（C和D）,MRI增强 T_1WI 扫描,放疗后完全缓解。A和C.横断位MRI；B、D冠状位MRI。

A｜B

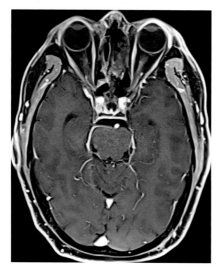
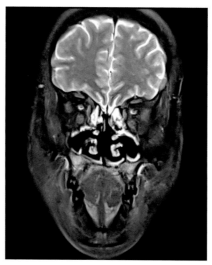

图 10-3-1　治疗前后 MRI 影像
（续）

C｜D

图 10-3-2　不同层面靶区勾画

● GTV1（肿瘤）　● CTV1（高危）　● CTV2（低危）

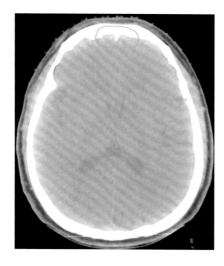
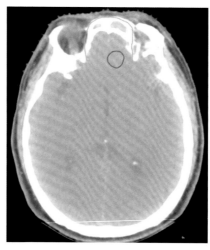

A. CTV1 上界包括病变侧额窦及邻近脑膜；

A

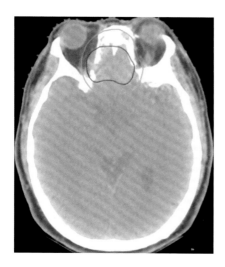
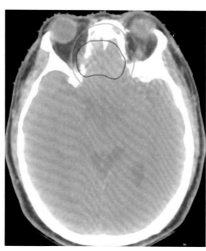

B. CTV1 包括额窦、双侧筛窦及双侧部分眼眶，注意避开角膜晶状体；

B

图 10-3-2　不同层面靶区勾画（续）

● GTV1（肿瘤）　● CTV1（高危）　● CTV2（低危）

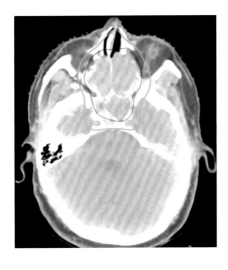

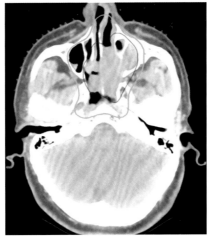

C. CTV1 包括鼻腔筛窦、双侧上颌窦、蝶窦、颅底、海绵窦、部分颞下窝；

C

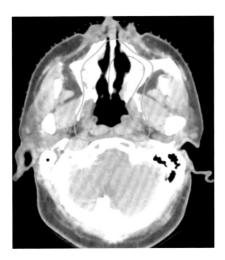

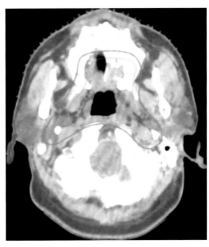

D. CTV1 包括上颌窦底壁、牙槽突、鼻咽腔；

D

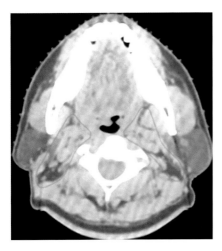

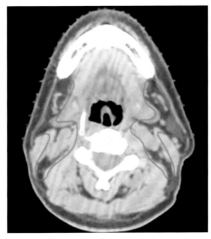

E. CTV2 包括双侧 Ⅰb 区、Ⅱ 区；

E

图10-3-2　不同层面靶区勾画（续）　　● GTV1（肿瘤）　● CTV1（高危）　● CTV2（低危）

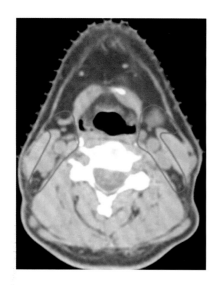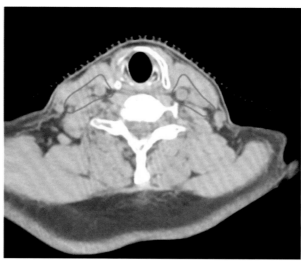

F. CTV2包括双侧Ⅰb区、Ⅲ区。

F

二、嗅神经母细胞瘤术后放疗

【病历摘要】

1. **基本临床信息**　患者，男性，54岁，因"左侧鼻腔出血伴鼻塞"就诊。查体见左侧鼻腔新生物，表面欠光滑。

2. **诊断与分期检查**

（1）MRI检查：左侧后鼻腔、鼻腔顶 - 嗅裂区弥漫性软组织增生灶，涉及左侧蝶筛隐窝、蝶窦开口、筛窦及少量颅前窝底。

（2）病理学检查：鼻腔嗅神经母细胞瘤。

3. **诊断与分期**　左侧鼻腔嗅神经母细胞瘤（Foote C）。

4. **治疗**

（1）治疗策略：先于内镜下行"全组鼻窦开放 + 前颅底肿瘤切除 + 颅底重建术"。术后行调强放疗。目前放疗后5年，继续随访中。

（2）放疗方案

1）射野范围：CTV1为左侧鼻腔、左侧筛窦、左侧额窦、左侧上颌窦、左侧蝶窦、左侧前颅底、左侧翼腭窝、左侧鼻咽腔、右侧部分鼻腔、右侧部分筛窦。CTV2为左侧额窦及部分额骨、部分颅内、右侧鼻腔筛窦、右侧部分额窦、右侧上颌窦口、左侧眼眶内侧壁、左侧海绵窦、左侧眶下裂、左侧圆孔、左侧卵圆孔、左侧破裂孔、右侧鼻咽腔，以及双侧Ⅶ区、Ⅰb区、Ⅱ区及Ⅲ区。

2）放疗剂量：CTV1 2Gy × 30次 =60Gy；CTV2 1.8Gy × 30次 =54Gy。

【术前影像】

手术前影像见图10-3-3。

【靶区勾画】

不同层面靶区勾画见图10-3-4。

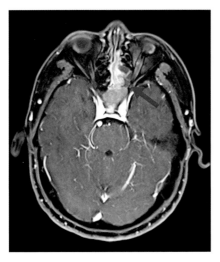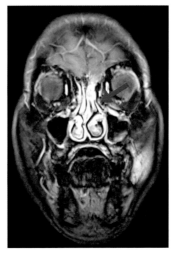

图 10-3-3　手术前 MRI 增强 T₁WI 扫描

左侧后鼻腔、鼻腔顶 - 嗅裂区弥漫性软组织增生灶，涉及左侧蝶筛隐窝、蝶窦开口、筛窦及少量颅前窝底。

A. 横断位 MRI；

B. 冠状位 MRI。

A｜B

图 10-3-4　不同层面靶区勾画　　　　● CTV1（高危）　● CTV2（低危）

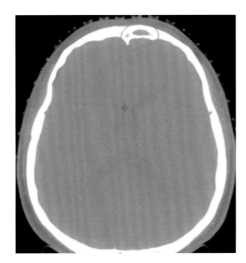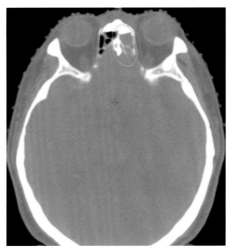

A. CTV2 上界包括左侧额窦、额骨、部分脑膜及右侧部分额窦，CTV1 包括左侧额窦；

A

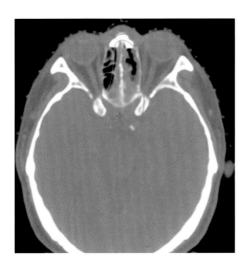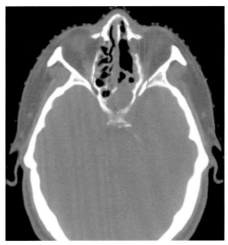

B. CTV1 包括左侧筛窦、右侧部分筛窦、左侧蝶窦、左侧前颅底，CTV2 包括右侧筛窦、左侧海绵窦、左侧眶下裂、左侧眼眶内侧壁；

B

图 10-3-4　不同层面靶区勾画（续）　　　　　　　　　　　● CTV1（高危）　● CTV2（低危）

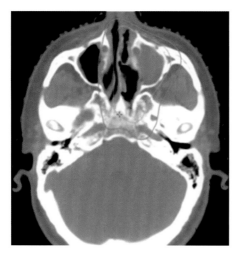
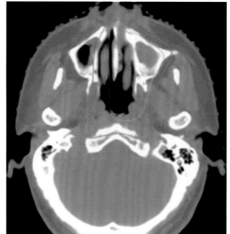

C. CTV1包括左侧鼻腔、左侧上颌窦、左侧翼腭窝、左侧鼻咽腔、右侧部分鼻腔，CTV2包括左侧圆孔、左侧卵圆孔、左侧破裂孔、右侧鼻腔、右侧上颌窦口、右侧鼻咽腔及双侧颈动脉鞘、咽后区域；

C

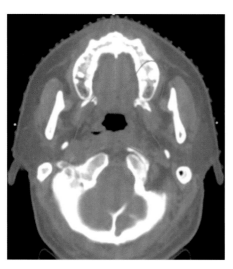
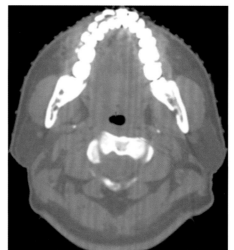

D. CTV2包括左侧上颌窦底及牙槽突、双侧咽后区域及双侧Ⅱ区；

D

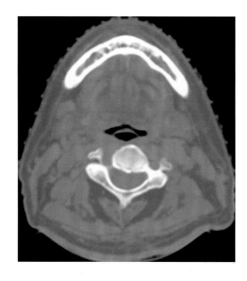
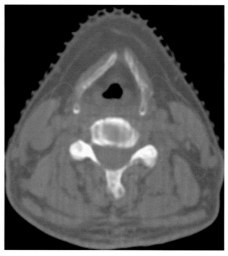

E. CTV2包括双侧Ⅰb区、Ⅱ区及Ⅲ区颈部淋巴结引流区域。

E

三、嗅神经母细胞瘤术前放疗

【病历摘要】

1. **基本临床信息**　患者,男性,49岁,因"左侧鼻塞伴左上颈部肿物3个月"就诊。查体见左鼻腔新生物。

2. **诊断与分期检查**

（1）MRI检查:左侧鼻腔、筛窦区肿块占位,涉及鼻腔顶嗅裂区,涉及左侧蝶窦、上颌窦,符合恶性肿瘤表现,伴左咽后、上中下颈部多发淋巴结转移,右侧颈部可疑淋巴结转移。

（2）病理学检查:鼻腔嗅神经母细胞瘤。

3. **诊断与分期**　左侧鼻腔嗅神经母细胞瘤(Foote D)。

4. **治疗策略**　因病变范围广,颈部淋巴结广泛转移,诱导化疗后行术前调强放疗,放疗后行左侧鼻内镜手术+双侧颈部淋巴结清扫术。

（1）诱导化疗方案:2周期CVP化疗方案,同期化疗为2程DDP。目前治疗后4年,继续随访中。

（2）放疗方案

1）放疗剂量:GTV1 1.8Gy×30次=54Gy;CTV1 1.7Gy×30次=51Gy;CTV2 1.6Gy×30次=48Gy。

2）射野范围

A. GTV:包括原发肿瘤GTVp及颈部转移淋巴结GTV-LN。

B. CTV1:包括原发肿瘤、颅内、前颅底、左侧海绵窦、额窦、筛窦、蝶窦、上颌窦、左侧眼眶内侧壁、部分颞下窝、左侧圆孔、卵圆孔、破裂孔、左侧鼻腔及鼻咽腔、左侧颈动脉鞘及咽后区域、右侧部分鼻腔筛窦、右侧部分额窦蝶窦、右侧部分鼻咽。

C. CTV2:包括双侧咽后及颈动脉鞘区域、双侧Ⅰb区、Ⅱ区、Ⅲ区、Ⅳ区及Ⅴ区颈淋巴结引流区。

【治疗前后影像】

治疗前后影像见图10-3-5。

【靶区勾画】

不同层面靶区勾画见图10-3-6。

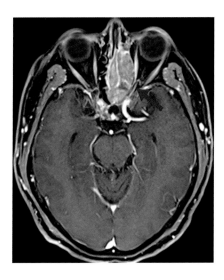
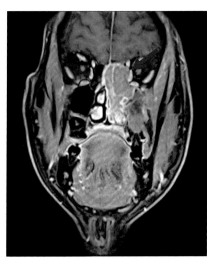

图10-3-5　治疗前后影像

治疗前(A和B)MRI增强T_1WI扫描见左侧鼻腔、筛窦区肿块占位,涉及鼻腔顶嗅裂区、左侧蝶窦、上颌窦,符合恶性肿瘤表现(红色箭头所指);放疗后(C和D),部分缓解;手术后(E和F),肿瘤全部切除。

A~E. 横断位MRI;

B~F. 冠状位MRI。

A | B

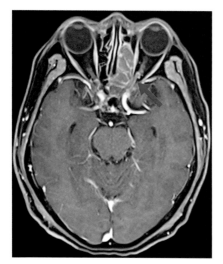
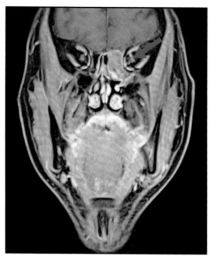

图 10-3-5　治疗前后影像（续）

C | D

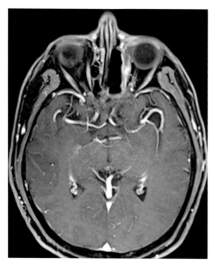
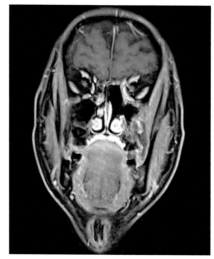

E | F

图 10-3-6　不同层面靶区勾画

● GTV1（肿瘤）　● GTV2（淋巴结）　○ CTV1（高危）　● CTV2（低危）

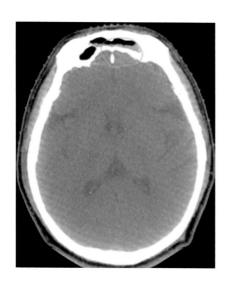
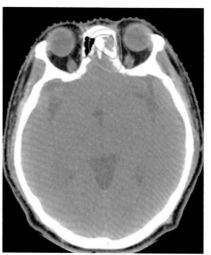

A. CTV1上界包括病变侧额窦及邻近脑膜，右侧部分额窦；

A

图 10-3-6 不同层面靶区勾画（续）

● GTV1（肿瘤） ● GTV2（淋巴结） ● CTV1（高危） ● CTV2（低危）

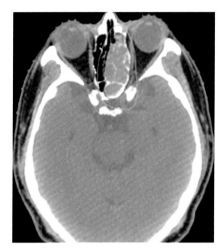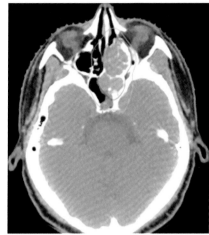

B. CTV1 包括左侧筛窦蝶窦、眼眶内侧壁、左侧海绵窦、前颅底；

B

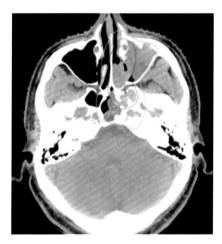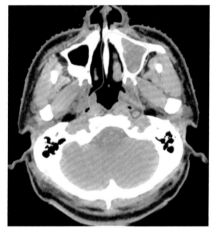

C. CTV1 包括左侧鼻腔上颌窦、左侧蝶窦颅底、左侧圆孔、卵圆孔、破裂孔、翼腭窝、部分颞下窝、鼻咽腔、左侧颈动脉鞘咽后区域、右侧部分鼻腔鼻咽；

C

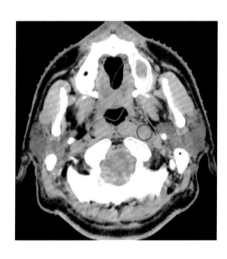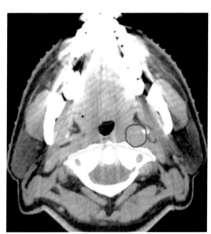

D. CTV1 包括左侧上颌窦底及牙槽突、双侧鼻咽，CTV2 包括双侧咽后区域、颈动脉鞘区及 Ⅱ 区淋巴结；

D

图 10-3-6　不同层面靶区勾画（续）

● GTV1（肿瘤）　● GTV2（淋巴结）　● CTV1（高危）　● CTV2（低危）

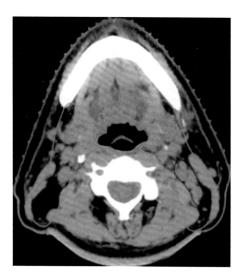
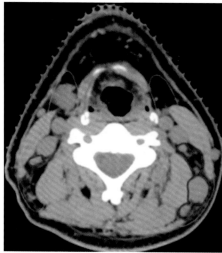

E. CTV2 包括双侧 Ⅰb 区、Ⅱ区、Ⅲ区、Ⅴ区淋巴结；

E

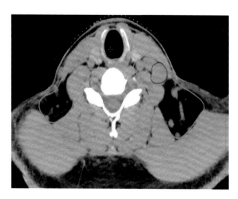
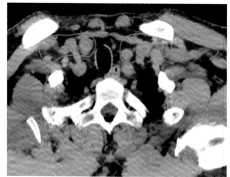

F. CTV2 包括双侧Ⅲ区、Ⅴ区淋巴结引流区域。

F

（朱奕　李瑞辰　赵阳）

参考文献

［1］BROICH G, PAGLIARI A, OTTAVIANI F. Esthesioneuroblastoma: A general review of the cases published since the discovery of the tumour in 1924［J］. Anticancer Res, 1997, 17(4a): 2683-2706.

［2］SU S Y, BELL D, HANNA E Y. Esthesioneuroblastoma, neuroendocrine carcinoma, and sinonasal undifferentiated carcinoma: differentiation in diagnosis and treatment［J］. Int Arch Otorhinolaryngol, 2014, 18(Suppl 2): S149-S156.

［3］RIMMER J, LUND V J, BEALE T, et al. Olfactory neuroblastoma: a 35-year experience and suggested follow-up protocol［J］. Laryngoscope, 2014, 124(7): 1542-1549.

［4］FERLITO A, RINALDO A, RHYS-EVANS P H. Contemporary clinical commentary: esthesioneuroblastoma: an update on management of the neck［J］. Laryngoscope, 2003, 113(11): 1935-1938.

［5］ELKON D, HIGHTOWER S I, LIM M L, et al. Esthesioneuroblastoma［J］. Cancer, 1979, 44(3): 1087-1094.

［6］FIANI B, QUADRI SA, CATHEL A, et al. Esthesioneuroblastoma: A comprehensive review of diagnosis, management, and current treatment options. World Neurosurg, 2019, 126: 194-211.

［7］SCHMIDT C, POTTER N, PORCEDDU S, et al. Olfactory neuroblastoma: 14-year experience at an Australian tertiary centre and the role for longer-term surveillance［J］. J Laryngol Otol, 2017, 131(S2): s29-s34.

［8］ZANATION A M，FERLITO A，RINALDO A，et al. When，how and why to treat the neck in patients with esthesioneuroblastoma：a review［J］. Eur Arch Otorhinolaryngol，2010，267（11）：1667-1671.

［9］HARVEY R J，NALAVENKATA S，SACKS R，et al. Survival outcomes for stage-matched endoscopic and open resection of olfactory neuroblastoma. Head Neck，2017，39（12）：2425-2432.

［10］RESTO V A，EISELE D W，FORASTIERE A，et al. Esthesioneuroblastoma：the Johns Hopkins experience［J］. Head Neck，2000，22（6）：550-558.

［11］戚沛霖，王伟，刘尚廉. 嗅神经母细胞瘤的病理和免疫组化的研究［J］. 中华神经精神科杂志，1990，23（04）：243-244.

［12］CHOI H S，ANDERSON P J. Immunohistochemical diagnosis of olfactory neuroblastoma［J］. J Neuropathol Exp Neurol，1985，44（1）：18-31.

［13］BOCKMÜHL U，YOU X，PACYNA-GENGELBACH M，et al. CGH pattern of esthesioneuroblastoma and their metastases［J］. Brain Pathol，2004，14（2）：158-163.

［14］CAPPER D，ENGEL N W，STICHEL D，et al. DNA methylation-based reclassification of olfactory neuroblastoma［J］. Acta Neuropathol，2018，136（2）：255-271.

［15］CLASSE M，YAO H，MOUAWAD R，et al. Integrated multi-omic analysis of esthesioneuroblastomas identifies two subgroups linked to cell ontogeny［J］. Cell Rep，2018，25（3）：811-821.

［16］KAUR R P，IZUMCHENKO E，BLAKAJ D M，et al. The genomics and epigenetics of olfactory neuroblastoma：A systematic review［J］. Laryngoscope Investig Otolaryngol，2021，6（4）：721-728.

［17］KADISH S，GOODMAN M，WANG C C. Olfactory neuroblastoma. A clinical analysis of 17 cases［J］. Cancer，1976，37（3）：1571-1576.

［18］FOOTE R L，MORITA A，EBERSOLD M J，et al. Esthesioneuroblastoma：The role of adjuvant radiation therapy［J］. Int J Radiat Oncol Biol Phys，1993，27（4）：835-842.

［19］EDGE S B，COMPTON C C. The American Joint Committee on Cancer：The 7th edition of the AJCC cancer staging manual and the future of TNM［J］. Ann Surg Oncol，2010，17（6）：1471-1474.

［20］DULGUEROV P，CALCATERRA T. Esthesioneuroblastoma：The UCLA experience 1970-1990［J］. Laryngoscope，1992，102（8）：843-849.

［21］BILLER H F，LAWSON W，SACHDEV V P，et al. Esthesioneuroblastoma：Surgical treatment without radiation［J］. Laryngoscope，1990，100（11）：1199-1201.

［22］JOSHI R R，HUSAIN Q，ROMAN B R，et al. Comparing Kadish，TNM，and the modified Dulguerov staging systems for esthesioneuroblastoma［J］. J Surg Oncol，2019，119（1）：130-142.

［23］VEYRAT M，VÉRILLAUD B，FIAUX-CAMOUS D，et al. Olfactory neuroblastoma［J］. Adv Otorhinolaryngol，2020，84：154-167.

［24］DULGUEROV P，ALLAL A S，CALCATERRA T C. Esthesioneuroblastoma：A meta-analysis and review［J］. Lancet Oncol，2001，2（11）：683-690.

［25］PLATEK M E，MERZIANU M，MASHTARE T L，et al. Improved survival following surgery and radiation therapy for olfactory neuroblastoma：analysis of the SEER database［J］. Radiat Oncol，2011，6：41.

［26］OZSAHIN M，GRUBER G，OLSZYK O，et al. Outcome and prognostic factors in olfactory neuroblastoma：a rare cancer network study［J］. Int J Radiat Oncol Biol Phys，2010，78（4）：992-997.

［27］SONG X，WANG J，WANG S，et al. Prognostic factors and outcomes of multimodality treatment in olfactory neuroblastoma［J］. Oral Oncol，2020，103：104618.

［28］王伟芳，袁伟，王胜资，等. 嗅神经母细胞瘤和嗅神经上皮瘤的临床特点和治疗评价［J］. 中国癌症杂志，2006，16（6）：487.

［29］BANUCHI V E，DOOLEY L，LEE N Y，et al. Patterns of regional and distant metastasis in esthesioneuroblastoma［J］. Laryngoscope，2016，126（7）：1556-1561.

［30］DE VIRGILIO A，COSTANTINO A，SEBASTIANI D，et al. Elective neck irradiation in the management of esthesioneuroblastoma：a systematic review and meta-analysis［J］. Rhinology，2021，59（5）：433-440.

［31］LI R，TIAN S，ZHU Y，et al. Management of orbital invasion in esthesioneuroblastoma：14 years' experience［J］. Radiat

Oncol, 2019, 14(1): 107.

[32] LUND V J, HOWARD D, WEI W, et al. Olfactory neuroblastoma: Past, present, and future? [J]. Laryngoscope, 2003, 113(3): 502-507.

[33] PRASAD K C, KUMAR A, PRASAD S C, et al. Endoscopic-assisted excision of esthesioneuroblastoma [J]. J Craniofac Surg, 2007, 18(5): 1034-1038.

[34] MODESTO A, BLANCHARD P, TAO Y G, et al. Multimodal treatment and long-term outcome of patients with esthesioneuroblastoma [J]. Oral Oncol, 2013, 49(8): 830-834.

[35] SU S Y, BELL D, FERRAROTTO R, et al. Outcomes for olfactory neuroblastoma treated with induction chemotherapy [J]. Head Neck, 2017, 39(8): 1671-1679.

[36] VENKATRAMANI R, PAN H, FURMAN W L, et al. Multimodality treatment of pediatric esthesioneuroblastoma [J]. Pediatr Blood Cancer, 2016, 63(3): 465-470.

[37] ORTON A, BOOTHE D, EVANS D, et al. Esthesioneuroblastoma: A patterns-of-care and outcomes analysis of the National Cancer Database [J]. Neurosurgery, 2018, 83(5): 940-947.

[38] SUN M, WANG K, QU Y, et al. Long-term analysis of multimodality treatment outcomes and prognosis of esthesioneuroblastomas: a single center results of 138 patients [J]. Radiat Oncol, 2020, 15(1): 219.

[39] JETHANAMEST D, MORRIS L G, SIKORA A G, et al. Esthesioneuroblastoma: A population-based analysis of survival and prognostic factors [J]. Arch Otolaryngol Head Neck Surg, 2007, 133(3): 276-280.

[40] BELL D, SAADE R, ROBERTS D, et al. Prognostic utility of Hyams histological grading and Kadish-Morita staging systems for esthesioneuroblastoma outcomes [J]. Head Neck Pathol, 2015, 9(1): 51-59.

[41] YUAN Y, YE J, QIU H, et al. Exploration of the optimal treatment regimes for Esthesioneuroblastoma: A single center experience in China [J]. J Cancer, 2018, 9(1): 174-181.

[42] ABDELMEGUID A S, BELL D, ROBERTS D, et al. Long-term outcomes of olfactory neuroblastoma: MD Anderson Cancer Center experience and review of the literature [J]. Laryngoscope, 2022, 132(2): 290-297.

第十一章　鼻腔鼻窦横纹肌肉瘤放疗靶区勾画

第一节　综合治疗进展

一、概述

（一）发病概况

横纹肌肉瘤（rhabdomyosarcoma，RMS）是一类具有骨骼肌分化特征的罕见肿瘤。RMS 在儿童和青少年中更常见，在成人中较为少见，占所有软组织肿瘤的 2%~5%[1,2]。RMS 发病率为每 100 万儿童 4.5 例，50% 的病例发生在出生后的第一个十年。RMS 也可发生于成人各年龄阶段，成人 RMS 约占全部 RMS 病例的 40%[3]。成人 RMS 的总体预后很差，估计成人患者的 5 年总生存率为 27%，而儿童患者为 63%[3]。

RMS 可发生在身体任何部位，可以是骨骼肌，也可以是通常不容易发现骨骼肌的部位，好发部位依次为头颈部、躯干（包括泌尿生殖系统）和四肢[4]，组织学亚型也因原发部位不同而有所不同。头颈部作为 RMS 好发部位之一，约占 40%[5]。其根据肿瘤部位分为三类：眼眶部、脑膜旁（包括鼻腔、鼻窦、鼻咽、颅底、中耳、乳突、颞下窝、翼腭窝、咽旁间隙等）、非眼眶部非脑膜旁[6]。横纹肌肉瘤发病部位广泛，临床表现和症状与发生的部位密切相关。RMS 通常表现为迅速生长的无痛性、边界不清的软组织肿块，其他症状取决于肿瘤原发部位。当肿块对组织和器官有占位效应时，则出现相应临床症状。位于眼眶的病变，常引起眼球突出、眼球活动障碍、视觉障碍和疼痛；脑膜旁肿瘤患者往往表现为鼻、耳或鼻窦的阻塞症状，如侵犯颅底可致头痛和脑神经麻痹。

原发部位在 RMS 分期系统中作为一个重要的分期和预后因素（见第一部分第三章，RMS 分期），鼻腔鼻窦归属于脑膜旁，为预后不良部位。因此，在头颈部 RMS 的诊断中，评估肿瘤的原发部位非常重要。因为鼻腔鼻窦是空腔结构，鼻腔鼻窦 RMS（sinonasal RMS，SNRMS）往往发病较为隐匿，难以早期发现。患者往往因鼻塞、眼球突出等症状就诊，确诊时肿瘤病灶巨大。SNRMS 可侵犯颅底，致脑神经麻痹，甚至直接浸润至中枢神经系统。SNRMS 也容易发生区域淋巴结转移、血行转移和软脑膜播散，血行转移最常见的部位是肺和骨[3,5-6]。

（二）临床检查和诊断

根据临床表现、体格检查确认肿瘤生长部位，取得病理诊断。WHO 2013 年版的骨与软组织肿瘤分类将 RMS 分为 4 种亚型：胚胎性横纹肌肉瘤、腺泡状横纹肌肉瘤、梭形细胞横纹肌肉瘤和多形性横纹肌肉瘤[7]。每种亚型都具有独特的病理形态学、分子生物学特征，对应不同的生物学行为和复发风险（表 11-1-1）[7]。

表 11-1-1　横纹肌肉瘤亚型的临床病理特征和遗传变异

病理亚型	发病年龄	部位	形态学	基因改变	预后
胚胎性横纹肌肉瘤	儿童（0~5 岁）	头颈部、泌尿生殖系统、妇科	原始到小的蓝色圆形细胞，散在的横纹肌细胞，葡萄花样图案	染色体增益和丢失的非整倍体性；RAS 家族基因（HRAS、NRAS、KRAS）、FGFR4、PIK3CA、NF1 和 FBXW7 的变化	好
腺泡状横纹肌肉瘤	青少年（10~20 岁）	四肢	片状中等大小细胞，散在巨细胞	PAX3:FOXO1 基因融合；PAX7:FOXO1 基因融合	差

病理亚型	发病年龄	部位	形态学	基因改变	预后
梭形细胞横纹肌肉瘤	婴儿,儿童和成人	头颈部、睾丸旁、四肢	四肢梭形细胞束;硬化"假血管"模式	VGLL2/NCOA2 基因融合(婴儿);MYOD1 基因突变	婴儿:预后好 / MYOD1 突变:差
多形性横纹肌肉瘤	成人	四肢	多形性横纹肌母细胞	复杂遗传学改变	差

除了常规的分期检查如体格检查、实验室检查外,其他一些检查也非常重要。如乳酸脱氢酶可以作为肿瘤负荷的指标;原发部位的影像学检查包括增强 MRI 或增强 CT;胸部 CT、骨扫描等明确是否存在肺、骨转移性疾病。成人患者可能出现淋巴结转移和不常见的远处转移病灶,PET/CT 检查有助于初始分期,提高分期的准确性。对于 SNRMS,肿瘤常浸润至颅底甚至脑膜,需要进行脑部增强 MRI 或 CT 检查。脑脊液细胞学检查适用于脑膜旁疾病患者[8]。前哨淋巴结穿刺或活检侵袭性较少,可以准确评估区域淋巴结受累情况[9]。通常颈淋巴结清扫术不用于头颈部 RMS 的分期。化疗前通常需要进行超声心动图检查以评估心功能。

二、治疗方法

SNRMS 患者治疗推荐至具有治疗 RMS 专业知识的机构,强烈建议由肿瘤内科、外科和放射肿瘤学家组成的多学科团队进行评估,强调整合分期、危险因素的多学科综合治疗。目前国际上有两大组织对儿童横纹肌肉瘤的治疗进行多中心合作研究。一个研究组是美国的儿童肿瘤软组织肉瘤委员会(Soft Tissue Sarcoma Committee of the Children's Oncology Group, COG,即以前的横纹肌肉瘤研究协作组 Intergroup RMS Study Group, IRSG),该组织已经对青少年横纹肌肉瘤开展了 I ~ V 个前瞻性随机对照研究。另一个是欧洲儿童软组织肉瘤研究组(European Paediatric Soft tissue sarcoma study group, EpSSG),是由儿童肿瘤国际协会恶性间质肿瘤委员会(International Society of Pediatric Oncology Malignant Mesenchymal Tumors Committee, SIOP-MMT)、德国软组织协作组和意大利协作组(Italian Cooperative Group)联合组成的。我国在 2013 年经中国小儿肿瘤专业委员会(Chinese Children Cancer Group, CCCG)批准,建立了中国儿童及青少年 RMS 协作组。

多学科综合治疗模式和前瞻性治疗方案的改进提高了低风险和中等风险疾病患者的总存活率。15 岁以下儿童的 5 年总生存率从 53% 上升至 67%,15~19 岁青少年的 5 年总生存率从 30% 上升至 51%。鉴于临床罕见,成人 RMS 治疗的研究数据非常有限(大部分来自单机构回顾性研究),也都采用了多学科综合治疗模式(手术、放疗和化疗)。尽管每种治疗手段都很重要,这些方法的最佳治疗顺序和各自的具体应用方式仍在进一步探索中。此外,治疗的目的虽然是获得长期的治愈,但是随着治疗效果的提高,SNRMS 患者的生存质量也越来越受到重视,特别是尽可能实现功能保存和美容效果。

(一)手术治疗

对于身体其他部位的 RMS,首选手术切除,并直接影响 IRSG 术后 - 病理分期系统中 I ~ IV 组分类的风险分层。在完全切除手术中,通常要保证至少 5mm 的安全切缘。在某些情况下,切缘阴性的大体全切除(gross total resection, GTR,即 R_0 切除)可以避免放射治疗。鉴于儿童放疗后带来的急性和晚期毒性,部分严格筛选的低危组 RMS 可省略放疗,仅接受手术和化疗。

尽管根治性手术非常重要,而头颈部 RMS 有着特殊性。对于头颈部部分较小的表浅病灶,可以做到完整切除并保持良好的美容效果,但是对于大多数眼眶和脑膜旁 RMS 而言,由于美容和功能的要求手术切除难度大,R_0 切除通常是不可行的。头颈部肿瘤患者中尤其重视保留视力、语音、吞咽功能及外观,目前合理手术的理念是在最大限度保护正常解剖结构的同时切除大部分的肿瘤。SNRMS 病例中,治疗前活检是诊断和分级的首选方法,可以进行鼻内镜下的切取活检,如果能够不影响功能或美观,也可以手术切除。鼻腔鼻窦毗邻重要的器官和复杂解剖结构,这给根治性手术切除带来困难,手术安全切缘要求可以适当降低,1mm 切缘是可以接受的。

SNRMS 通常情况下不能省略放疗，且其对于放化疗相对敏感，即使是在原发肿瘤不能完全切除后，采用综合治疗也能取得良好的局控。因此，通常 SNRMS 的手术治疗不强求对容貌和器官功能产生影响的 R0 切除。鉴于后续还需接受放疗和化疗，头颈部 RMS 中不常规进行根治性颈部淋巴结清扫术。在放化疗等综合治疗失败后可考虑施行颈清扫术。对于颈部淋巴结分期评估，通常也不常规进行颈淋巴结清扫术，可采用前哨淋巴结评估[9]。

延迟原发灶切除（delayed primary excision，DPE）是在诱导化疗后切除残留肿瘤[10]。鉴于大多数中风险 RMS 患者第一次手术后有肉眼残留病灶（Ⅲ组），故而研究者探究了施行 DPE 及 R0/R1 切除后减量放疗的局控情况[10]，根据手术的病理缓解情况调整后续放疗的剂量，以期减少放疗副反应。D9803 研究中，如果原发肿瘤可切除，在第 12 周时进行 DPE，而后根据 DPE 后的病理调整放疗剂量：无残留 36Gy，显微镜残留 41.4Gy，大体残留病灶（gross residual disease，GRD）50.4Gy。45% 的Ⅲ组 RMS 患者在选定的解剖部位（膀胱顶、四肢和躯干）接受了 DPE，84% 的 DPE 患者有资格接受 RT 剂量减少，局部控制率与既往未减量放疗的结果相似[10]。合并分析 D9803 和 ARST0531 两项研究中符合 DPE 发病部位的 RMS 患者的研究表明，Ⅲ组 RMS 的儿童接受 DPE 治疗的结果相同或有所改善（躯干或腹膜后肿瘤），可以接受较低的放疗剂量而不影响局部控制率。局部控制方式的选择应该权衡手术和高剂量放射治疗的潜在并发症[11]。然而，DPE 在 SNRMS 中的价值还有待探究。小样本回顾性数据表明，在化疗反应良好的头颈部 RMS 患者中，DPE 组的 3 年局部控制率明显好于同期放化疗（CRT）组（DPE 组与 CRT 组分别为 100% 和 44%，$P=0.018$）。然而，治疗方式与 OS 无关（DPE 组与 CRT 组，65% 与 57%，$P=0.98$）。不同治疗方法的复发模式不同，DPE 组的远处转移更常见[12]，笔者认为 DPE 可能影响局部非转移性成人头颈部 RMS 的局部控制。

（二）化疗

从 20 世纪 70 年代化疗引入 RMS 的治疗后，RMS 的疗效得到大幅度提高。欧洲和美国研究组开展了一系列临床研究，各期病例均有必要使用化疗，根据危险度分组，采用不同强度的化疗。

IRS Ⅰ～Ⅴ临床研究一直探索根据危险分组的最优化的化疗方案。IRS Ⅲ～Ⅳ[13-14]临床研究表明：低危组患者中，对第一组，胚胎性横纹肌肉瘤的患者，采用长春新碱（V）、放线菌素 -D（Act）方案（VA 方案）和 VActC（环磷酰胺，C）方案的疗效一样（5 年无进展生存率分别为 83% 和 76%，$P=0.18$）。对于第二组中的眼眶 / 眼睑肿瘤的患者，予以 VA 方案化疗联合放疗即可获得良好的生存率。D9602 研究[15-16]表明，低风险 RMS 患者接受 VA 治疗和接受 VActC 治疗的 5 年无失败生存（failure-free survival，FFS）率相似（分别为 89% 和 85%）。为了降低化疗带来的相关毒性，尤其是减少环磷酰胺的剂量以保持生育能力并避免晚期并发症，COG 针对低危患者开展了一项非随机非劣效性临床研究 ARST0331[17]。该研究中患者接受 4 周期 VActC 方案（环磷酰胺总累积剂量 4.8g/m²）和 4 周期 VA 方案联合低剂量放疗，缩短了治疗时间。结果显示 3 年 FFS 和 OS 分别为 89% 和 98%，这表明包括低剂量环磷酰胺和放疗的较短疗程治疗不会降低第一组低风险 ERMS 患者的 FFS。

对于中风险患者的化疗，研究者主要探究新药的加入和新方案的使用是否可以给患者带来生存获益。IRS-Ⅳ研究[14]应用 VActC、VIE（长春新碱 + 异环磷酰胺 + 依托泊苷）和 VAI（长春新碱 + 放线菌素 –D+ 异环磷酰胺）三种化疗方案在生存率上没有任何差异。在针对中风险患者的 D9803 研究中[18]，中位随访 4.3 年，VActC 和 VAC/VTC（长春新碱、拓扑替康和环磷酰胺）交替治疗的患者的 4 年 FFS 分别为 73% 和 68%（$P=0.30$）。这提示中风险 RMS 在标准 VAC 方案中加入拓扑替康没有显著的生存益处。SIOP-MMT95 研究比较了 IVA（异环磷酰胺 + 长春新碱 + 放线菌素 –D）和 IVA 基础上增加卡铂、表柔比星和依托泊苷的六药联合方案，结果表明六药联合在疗效上未优于 IVA 方案，但是感染、骨髓抑制、黏膜炎等毒性显著增加[19]。ARST0531 研究[20]发现在中风险 RMS 儿童中，与使用 VActC 标准化疗相比，VAC/VI（长春新碱和伊立替康）交替使用可降低血液毒性并降低累积环磷酰胺剂量，同时获得类似的疗效：VActC 组和 VAC/VI 组的四年无事件生存率（event-free survival，EFS）分别为 63% 和 59%（$P=0.51$），四年总生存率分别为 73% 和 72%（$P=0.80$）。然而，分析发现与历史对照 D9803 相比，ARST0531 研究中两个组的局部失败率更高，第Ⅲ组 ERMS 中最为明显，其中 5 年局部失败累计发生率从 D9803 的 19.4% 增加到 27.9%（$P=0.03$）[21]。对此一种可能的解释是，与 D9803（25.1~30.8g/m²）相比，ARST0531（8.4~16.8g/m²）的累积环磷酰胺剂量显著降低。研究显示环磷酰胺剂量大于 20g/m² 与改善局部控制之间存在关联[22]。目前尚不清楚环磷酰胺的总剂量或给药方式是否是影响生存的最重要因素，因此如何在环磷酰胺的毒性和疗效获益之间取得最佳平衡仍然是需要进一步探究的问题。此外，ARST0531 的次要研究目标是通过在第 4 周早期引入放疗以及同时实施放疗与潜在的放射增敏剂伊立替康来改善局部控制，由于放疗时间的问题，不鼓励但是允许施行 DPE[20]。因此，放疗的时间安排和 DPE 利用率的降低有可能导致局部失败率增加。

随着肿瘤分子靶向的进展，在传统化疗基础上加入靶向药物治疗 RMS，取得了一定的疗效。替西罗莫司是哺乳动物雷帕霉素靶蛋白（mTOR）的抑制剂，在复发性 RMS 的治疗中具有疗效[23]。ARST1431 是一项正在进行的针对中风险患者的临床研究，评估了西罗莫司（Temsirolimus）联合 VAC 与长春新碱 / 伊立替康交替使用的疗效（NCT02567435）。为应对先前 ARST0531 中出现的局部失败率增加，ARST1431 鼓励在可行的情况下使用 DPE，将 >5cm 的肿瘤 RT 剂量增加至 59.4Gy。在完成所有计划的化疗后，将使用环磷酰胺和长春瑞滨进行 24 周的维持治疗。先前 EpSSG 的研究证明了维持治疗的益处，标准治疗后缓解的患者接受维持治疗改善了无病生存率和总生存率[24]。一项来自 COG 的研究主要针对转移性 RMS 的儿童患者，研究了放疗联合密集的多药化疗，接受 54 周的治疗：用长春新碱 / 伊立替康（VI）阻断治疗（1~6 周、20~25 周和 47~52 周），VAdrC 和依托泊苷 / 异环磷酰胺（IE）间歇性加压（7~19 周和 26~34 周），以及 VActC 治疗（38~46 周）。放射治疗施行时间在 20~25 周（原发灶），但也允许在 1~6 周（颅内或椎旁侵犯）和 47~52 周（广泛转移部位）进行放射治疗。对于 0~1 个 Oberlin 危险因素的患者，与历史对照组相比，3 年 EFS 为 69%（95%CI，52%~82%），而高危疾病的 3 年 EFS 为 20%（95%CI，11%~30%）[25]。一项 Ⅱ 期研究为放疗联合伊立替康 / 卡铂治疗中度或高危 RMS 患者的疗效和耐受性提供了初步证据[26]。一些化疗药物如卡铂、伊立替康、拓扑替康和长春瑞滨也显示出对儿童转移性、复发 / 难治性 RMS 的治疗活性。克唑替尼、贝伐单抗、西妥木单抗（cixutumumab，抗胰岛素样生长因子 -1 受体）等用于难治 / 复发 RMS 也显示有一定疗效。CCCG-RMS-2016 首次提出中枢侵犯组的概念，该共识推荐此类患儿采用包括卡铂、异环磷酰胺、阿霉素、长春新碱、放线菌素 -D 及依托泊苷在内的六药联合方案，可达到更好的中枢渗透性[27]。对于转移性患者，该共识推荐前 25 周密集治疗，为后期放疗及手术创造机会[27]。

成人 RMS 患者使用的化疗方案通常参考国际合作组织开展的儿童 RMS 临床试验。在缺乏前瞻性临床试验数据的情况下，没有明确的、最佳的成人 RMS 治疗方案。在 MD Anderson 癌症中心研究中，接受 VAdrC（多柔比星）化疗方案的成年患者的 10 年 OS、无病和无转移生存率分别为 47%、45% 和 59%[28]。Esnaola 等报道在接受 VAdrC 或其他基于多柔比星的化疗方案治疗的成人 RMS 中，总体缓解率为 82%，完全缓解（complete remission，CR）率为 45%[29]。对新辅助化疗的反应率可作为 RMS 生存的预后因素，在 MD Anderson 癌症中心的研究中，对化疗有反应的患者的十年无转移生存率为 72%，而对化疗无反应的患者的无转移生存率为 19%[28]。在 Dana Farber 癌症研究所的系列研究中，出现转移性疾病和对化疗反应差是预后不良的独立预测因素；化疗达 CR 患者的 5 年发生率为 57%，而反应差的患者仅为 7%[29]。

多形性 RMS 通常被排除在 RMS 随机临床试验之外，临床可参照软组织肿瘤指南非 RMS 方案对这类患者进行治疗。Ogilvie 等报道：长春新碱、多柔比星和异环磷酰胺化疗在 11 名多形性 RMS 成年患者中的总体反应率为 86%，两年总生存率和无病生存（disease-free survival，DFS）率分别为 55% 和 64%[30]。此外，有研究显示长春新碱、伊立替康和替莫唑胺联合局部治疗可能为复发性 RMS 提供一定程度的疾病控制[31]。

（三）放射治疗

放射治疗在 SNRMS 的综合治疗中占据重要地位。考虑到对容貌外观保留的需求和切除脑膜旁疾病的技术挑战，对于头颈部 RMS 来说，完全手术切除通常是不可行的，导致许多患者被指定为 Ⅲ 组。美国和欧洲的研究组开展的一系列前瞻性研究表明，放射治疗可以改善融合阴性疾病中显微镜（Ⅱ组）或肉眼（Ⅲ组）残留肿瘤患者以及所有融合阳性肿瘤患者的局部控制。除了完全切除融合阴性肿瘤外，包括融合阳性肿瘤在内的中危患者，无论切除的程度如何，均需接受放射治疗，因此在非转移头颈部 RMS 中几乎总是使用放疗。

放射治疗与外科治疗、联合化疗之间必须仔细协调时间安排，以达到最优化的局部控制，并确保最佳的药物剂量以及不影响术后愈合。放射治疗通常在化疗 3~4 周期后给予，低风险疾病的同期化疗可使用长春新碱，中风险疾病的同期化疗可使用长春新碱和环磷酰胺等。放疗与常用的一些化疗药物之间的相互作用会产生不良的早期和晚期的影响,尤其如放线菌素 -D 和多柔比星,通常避免在放疗的同时给予这些药物,而长春新碱和环磷酰胺等可以作为同期化疗药物。在 IRS-Ⅱ组 ~IRS-Ⅳ组[14-15]研究发现,对于有颅底 / 颅内受侵的患者,放疗开始与确诊时间 >2 周和 <2 周相比,局部复发率分别为 33% 和 18%(P=0.03)。而没有颅底 / 颅内受侵征象的患者,放疗开始与确诊时间 >10 周和 <10 周相比,局部复发率差异没有统计学意义(分别为 10% 和 8%)。这提示早期放疗可提高高危脑膜旁 RMS 的局部控制率和总生存率。在 D9803 方案中,对部分高危脑膜旁 RMS 进行了延迟放疗。在出现脑神经麻痹和颅底骨质浸润的患者中,D9803 的延期放疗和 IRS- Ⅳ组的早期放疗,两者局部控制失败率没有显著差异[32]。CCCG-RMS-2016 推荐对于中危组患者在化疗 4 周期后即第 13 周进行放疗[27]。

脑膜旁 RMS 是否需要全脑放疗,随着对疾病的认识而发生变化。IRS-Ⅰ 研究发现患者肿瘤位于脑膜旁并有高风险因素(脑神经麻痹、颅底受侵或颅内浸润)时,中枢神经系统的复发概率很高。在 IRS-Ⅱ 组中,引入了全脑放疗 ± 鞘内注射化疗,防止了脑膜旁高危患者的脑膜复发,也提高了生存率。IRS-Ⅲ 研究发现在脑膜旁肿瘤并有高危因素患者不予全脑放疗,采用病灶局部放疗,其中枢神经系统的复发风险及生存率并不受影响。IRS- Ⅳ 研究进一步证实,脑膜旁患者除非有脑脊液受累的细胞学证据,不行全脑放疗不影响生存率。有弥漫性颅内脑膜浸润以及多部位的脑实质病变才给予全脑放疗。鞘内化疗和全中枢照射已不再应用。

目前常用的放疗技术为调强放射治疗(intensity-modulated radiation therapy,IMRT)和容积调强放射治疗(volumetric modulated arc therapy,VMAT)。这要求准确地勾画出靶区,与三维适形放射治疗(three dimentional conformal radiation therapy,3D-CRT)相比,IMRT 有利于提高肿瘤剂量,降低周围组织剂量从而降低放疗相关急、慢性毒性反应。在治疗中度危险患者的 D9803 临床研究中,分析比较了 IMRT 与 3D-CRT 两种治疗方式,在局部区域控制率或 FFS 方面没有差异;在剂量分析中,IMRT 提高了靶区覆盖率[33]。质子治疗的应用也变得更加广泛。由于它能进一步减少对邻近正常组织的剂量,因此也常用于儿童肿瘤的治疗。与调强放疗相比,它还能将对患者的总剂量降至最低,可降低继发性恶性肿瘤的风险[34-36]。

在 IRS- Ⅳ 研究中[37],研究人员对有较大残留病灶的儿童予以更高的放疗剂量(59.4Gy,1.1Gy/ 次,每日两次,间隔 6h)。结果发现这种超分割治疗方式与常规分割治疗方式(50.4Gy,1.8Gy/d)相比,在疾病的局部控制、无失败生存率及总生存率上没有任何差异。因此,对于中危组 RMS 患者而言,其标准的治疗模式仍然是常规分割放疗联合化疗。

第二节　放疗靶区勾画概述

一、放疗的应用

在头颈部 RMS 中,非转移性眼眶和非脑膜旁头颈部病例归类分为融合阴性肿瘤的低风险和融合阳性肿瘤的中风险。非转移性脑膜旁肿瘤无论基因融合状态如何大多被归类为中等风险;除非在极少数情况下,对于融合阴性疾病且实现 R_0/R_1 切除的脑膜旁肿瘤归类于低风险组。对于中风险组,放疗是不可缺少的治疗手段。鼻腔鼻窦属于脑膜旁部位,除了可以实现 R_0/R_1 切除的 Ⅰ / Ⅱ 组 ERMS 病例外,其他 SNRMS 病例均需要进行放射治疗。

二、调强放射治疗的靶区勾画

(一)可见肿瘤靶区(GTV)

因 SNRMS 发病率低,目前尚无标准靶区勾画指南。GTV 为临床体检及影像学检查证实的肿瘤部位和肿瘤范围,包括肿瘤原发灶(GTVp)和受累的淋巴结(GTVnd)。增强 MRI 检查的软组织分辨率高、对比度好,临床评估 SNRMS 局部软组织侵犯范围时作为首选。由于 RMS 往往可以广泛浸润周围组织,超越筋膜腔隙及明显可见的边界,在最初诊断时,须仔细确定正确的肿瘤范围。很多 SNRMS 患者接受新辅助化疗,GTV 按照发病时(化疗前)肿瘤的侵犯范围勾画。对于手术后放疗患者,若 R_2 切除,GTVp 为术后残留肿瘤范围;若 R_1 切除,GTVp 则为瘤床范围。瘤床需参考术前术后影像学检查、术前大体肿瘤所在范围。当肿瘤累及浅表皮肤组织时,需在定位时于皮肤表面加用放疗补偿膜(Bolus)确保放疗剂量均匀分布。

SNRMS 在临床实践中很少行颈淋巴结清扫术,咽后淋巴结或颈部淋巴结转移灶的诊断一般需结合 MRI 及 PET/CT 检查[阳性淋巴结定义标准:咽后淋巴结 ≥5mm;颈部淋巴结短径 ≥10mm;PET/CT 提示代谢显著升高的淋巴结(炎性淋巴结除外);或虽未达到上述标准,但是淋巴结有明显坏死或环形强化,强化程度与原发灶相仿;同一高危区内 ≥3 个成簇淋巴结且最大横断面最大径 ≥8mm;细胞学证实]。

(二)原发灶临床靶区(CTVp)

CTVp 在 GTVp 的基础上外放一定的边界。SNRMS 通常在 GTVp 基础上外放 1~2cm 范围。CTV 在外放基础上结合骨性结构或其他解剖学屏障做一些修改。利用解剖结构如骨和筋膜作为天然屏障而成为 CTV 边界,可适当减少外扩,允许 ≤1cm。

肿瘤位于脑膜附近时(如中耳、鼻窦、鼻咽、鼻腔、颞下窝、咽旁区等部位),若放射治疗的范围不足则可能促使肿瘤沿着脑膜浸润生长。在 IRS-Ⅳ 研究中,照射野 CTVp 沿肿瘤外放 2cm[14],脑膜或脑组织受侵时,适当包括 1~2cm 脑组织。对于没有颅底受累或颅内浸润的患者,CTV 不包括正常的脑组织。肿瘤周围水肿区域,可能存在临床播散风险,建议 CTV 包括水肿并适当外扩 1~2cm 的边界。PTV 计划靶区在 CTV 基础上外放 3~5mm。

(三)颈部淋巴结临床靶区(CTVnd)

头颈部 RMS 的淋巴结转移概率高达 20%~46%[20,37-38]。若原发肿瘤侵犯到特定器官,建议结合该器官的淋巴引流规律相应高危淋巴结引流区域预防照射。阳性淋巴结给予放射治疗,如果分期较晚的患者,临床评价颈部淋巴结 N_0 时,建议给予同侧 1~2 站淋巴结区域预防照射,对于中线结构的肿瘤,应给予双颈淋巴结引流区预防照射。RMS 较容易出现淋巴结转移,建议给予预防性照射淋巴结引流区。颈部接受过不规则手术的患者需要考虑区域淋巴引流的逆流改变,适当调整照射范围。

三、放疗剂量

IRS 试验数据的早期结果表明,对微小残余灶而言,36Gy 的剂量可能足够;而对原发于眼眶的肿瘤而言,45Gy 的剂量可能足以控制较大肿块[14]。对中危患者在肿瘤完全手术切除后对手术范围予以 36~41.4Gy 剂量的放疗。接受 DPE 治疗的患者可以在不影响局部失败率的情况下受益于 RT 的剂量调整。接受 R_0 或 R_1 切除的 DPE 接受较低的放疗剂量(无病变 36Gy,微残留 41.4Gy),而大体残留病变或仅局部切除的根治性 RT 剂量为 50.4Gy,肿瘤大小 ≥5cm 与局部失败率增加相关[18]。因此,目前针对中等风险 RMS ARST1431 的研究对于 ≥5cm 的肿瘤的 RT 剂量可增加到 59.4Gy[39]。根据我国儿童及青少年 RMS 协作组共识,放疗剂量推荐如表 11-2-1[27]。

表 11-2-1　不同分期、亚型横纹肌肉瘤的放疗剂量

分期及亚型	放疗剂量 /Gy	分期及亚型	放疗剂量 /Gy
IRS-Ⅰ 胚胎性横纹肌肉瘤	0	IRS-Ⅲ(其他部位)	50.4
IRS-Ⅰ 腺泡性横纹肌肉瘤	36	二次活检阴性	36
IRS-ⅡA	36	二次活检阳性	41.4
IRS-ⅡB、ⅡC(淋巴结区域)	41.4	肉眼残留或较大肿物	50.4
IRS-Ⅲ(仅眼眶)	45		

注:IRS 为美国横纹肌肉瘤研究组。

目前认为对于中危 RMS 患者，存在预后不良特征，包括诊断时肿瘤大小≥5cm、对诱导化疗反应差或者存在颅内浸润等高危脑膜侵犯风险这些情况时，原发肿瘤可局部加量至 55.8~59.4Gy[40]。而成人 SNRMS 预后更差，往往难以施行根治性手术或者术后存在肿瘤残留，笔者所在科室近 15 年治疗的成人 RMS 数据显示，中位 GTV 处方剂量为 63Gy，中位 CTV 处方剂量为 57Gy，中危组 SNRMS 患者的 5 年总生存率为 35.1%（数据待发表）。对于足量化疗后标准剂量放疗仍然残留，详细交代肿瘤残留和加量照射对人体的影响，在家属与患者充分知情同意的前提下，可酌情加量照射，总剂量达到 60~66Gy。

第三节 案例分析

一、鼻腔、筛窦横纹肌肉瘤

【病历摘要】

1. **基本临床信息** 患者，男性，27 岁。因"左鼻塞、涕血伴左眼溢泪 1 月余"就诊。查体见左鼻腔新生物，右鼻腔通畅，双颈未及肿大淋巴结。

2. **MRI 检查** 可见左侧筛窦、鼻腔软组织肿块，侵犯左眼眶鼻侧肌锥外间隙、左上颌窦开口区。左眼内直肌受侵犯、受压稍向左移。咽后、颈部未见明显肿大淋巴结（图 11-3-1）。

3. 本院行"鼻内镜下左侧全组鼻窦开放 + 鼻腔鼻窦肿物切除术"术后病理提示（左鼻腔、筛窦、上颌窦）恶性肿瘤，结合形态及免疫组化，考虑横纹肌肉瘤，部分呈腺泡状，部分呈胚胎性。

4. **诊断** 鼻腔、筛窦横纹肌肉瘤（pT$_{2a}$N$_0$M$_0$，混合型，2 期，Ⅱ组，中危组）。

5. **治疗策略** 术后辅助化疗 + 放疗 + 化疗。

（1）术后辅助化疗方案为环磷酰胺、表柔比星、长春新碱，化疗 4 周期后行放疗（术后复查 MRI 见图 11-3-2）。放疗后原方案辅助化疗 6 周期。目前患者已经无病生存 5 年。

（2）放疗方案

1）靶区设计：CTV1（绿线）包括左侧筛窦、额窦、上颌窦、蝶窦、双侧鼻腔、左眼内直肌、双侧Ⅶa 区。淋巴结分期 cN$_0$，淋巴结引流区给予预防性照射，CTV2（橘线）包括双侧 Ⅰb 区、Ⅱ区、Ⅲ区。

2）放疗剂量：采用 IMRT 技术，CTV1 60Gy/2Gy/30 次，CTV2 54Gy/1.8Gy/30 次。

【治疗前后影像】

治疗前后影像见图 11-3-1~ 图 11-3-2。

【靶区勾画】

靶区勾画见图 11-3-3。

二、鼻腔鼻窦横纹肌肉瘤

【病历摘要】

1. **基本临床信息** 患者，女性，11 岁，因"右眼视力进行性下降 1 个月余"外院就诊，外院影像学检查发现右侧筛窦占位，累及右侧眼眶、上颌窦及蝶窦，行"鼻内镜下右侧鼻颅底肿瘤切除 + 鼻窦恶性肿瘤切除 + 右侧视神经减压术"。术后患者右眼视力进一步下降直至无光感，遂就诊。查体示右眼球突出，无光感，眼球活动可，右鼻腔术后改变，双颈部未及肿大淋巴结。

2. **诊断与分期检查**

（1）MRI 检查：可见右侧筛窦 - 鼻腔不规则软组织肿块，边界不清，涉及右侧眼眶鼻侧及眶底肌锥外、眶尖、眶下裂、翼腭窝、翼板、蝶骨大翼（中颅底、眼眶外侧壁）、蝶窦、上颌窦、嗅裂区、前颅底脑外。右侧咽旁间隙小结节影，双侧咽后肿大淋巴结，双侧上颈部多发小淋巴结（图 11-3-4）。

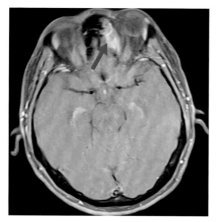 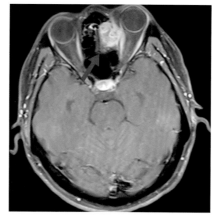

图 11-3-1　治疗前横断位 MRI T₁增强扫描

示左侧筛窦、鼻腔软组织肿块,侵犯左眼眶鼻侧肌锥外间隙、左上颌窦开口区。左内直肌受侵犯、受压稍向左移。咽后、颈部未见明显肿大淋巴结。

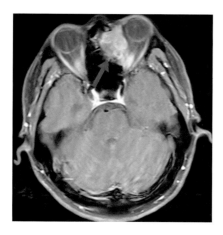 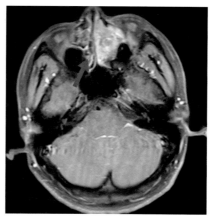

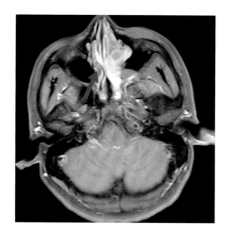 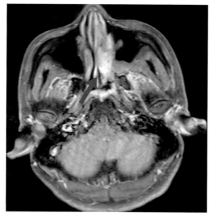

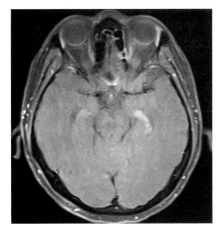
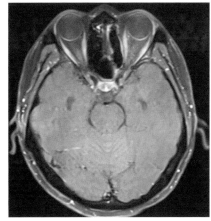

图 11-3-2　手术后 MRI T_1 增强扫描

可见左侧中鼻甲、钩突、筛窦间隔缺损，术腔表面光，左侧筛窦、鼻腔软肿块已切除。

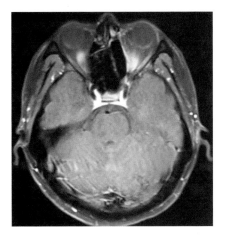
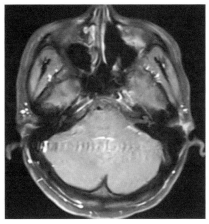

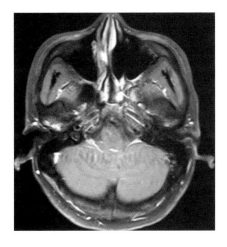
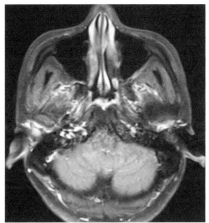

图 11-3-3　不同层面靶区勾画

● CTV1（高危）　● CTV2（低危）

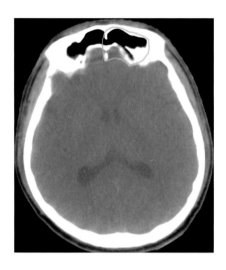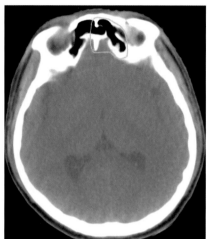

A．额窦层面、鸡冠层面靶区勾画；

A

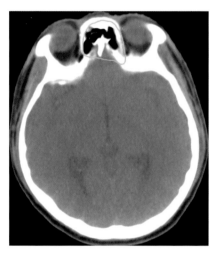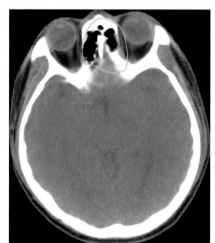

B．额窦层面、前颅底层面靶区勾画；

B

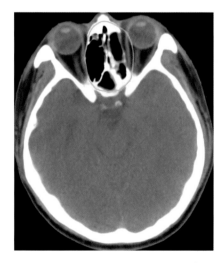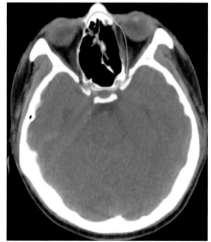

C．视交叉层面、垂体层面靶区勾画；

C

图 11-3-3　不同层面靶区勾画（续）　　　　　　　　　　　◎ CTV1（高危）　● CTV2（低危）

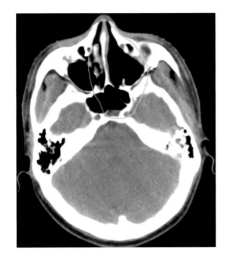
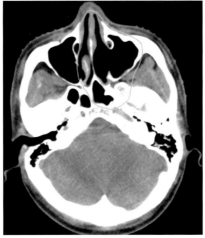

D. 蝶窦 1/2 层面、鼻腔上颌窦层面靶区勾画；

D

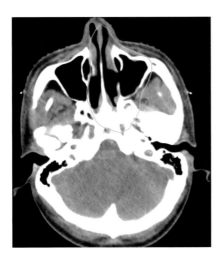
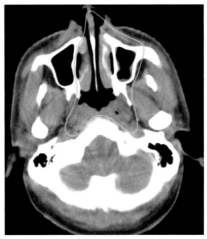

E. 颅底层面、鼻咽层面靶区勾画；

E

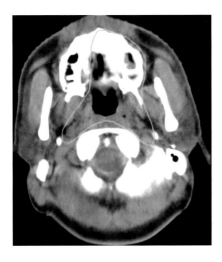
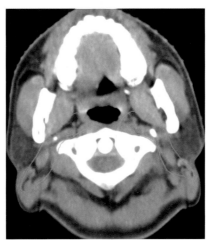

F. 上颌窦底层面、C_1 颈椎横突层面靶区勾画；

F

图11-3-3 不同层面靶区勾画（续）

● CTV1（高危）　● CTV2（低危）

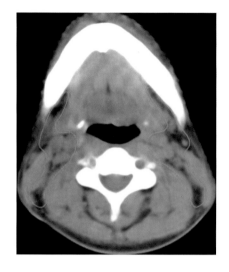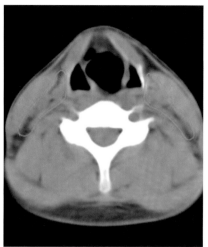

G. C$_3$ 颈椎层面、C$_5$ 颈椎层面靶区勾画；

G

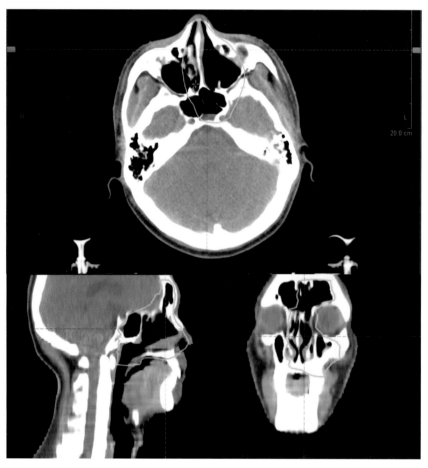

H. 三维层面显示的靶区。

H

（2）病理学检查：（右鼻腔）恶性肿瘤，结合形态及免疫组化、基因检测，符合腺泡状横纹肌肉瘤，肿瘤侵及骨组织。

3. **诊断**　鼻腔鼻窦横纹肌肉瘤（$pT_{2b}N_1M_0$，腺泡状，3 期，Ⅲ组，中危组）。

4. **治疗策略**　化疗 + 同期放化疗 + 化疗。

（1）经耳鼻咽喉科评估无法行根治性手术切除，先行诱导化疗。化疗方案为 VActC 方案（长春新碱 + 放线菌素 D+ 环磷酰胺）。化疗 4 周期后疗效评估 PR 复查 MRI（图 11-3-5），化疗后患者右眼视力逐渐改善。随后行根治性放疗，其间 VC 方案（长春新碱 + 环磷酰胺）同期化疗 2 周期。放疗后 VActC 方案辅助化疗 4 周期。放疗结束后 2 个月复查 MRI（图 11-3-6）。目前患者放化疗后 1 年，仍为无病生存状态。

（2）放疗方案：采用 VMAT 技术。

1）靶区设计：GTVp（红线）包括原发肿瘤病灶；GTVnd（紫线）包括双咽后淋巴结、右上颈阳性淋巴结；CTV1（绿线）包括双侧鼻腔、筛窦、额窦、蝶窦、右侧上颌窦、右眶尖、眶下裂、翼腭窝、翼突、海绵窦、中颅底前壁、前颅底、双侧Ⅶa区、右侧 Ⅰb 区、Ⅱ区、Ⅲ区、Ⅴa 区、左侧 Ⅰb 区、Ⅱ区、Ⅲ区。CTV2（橘线）包括右侧Ⅳ区、Ⅴb 区。

2）放疗剂量：GTVp 64Gy/2Gy/32 次，GTVnd 64Gy/2Gy/32 次，CTV1 57.6Gy/1.8Gy/32 次，CTV2 54.4Gy/1.7Gy/32 次。

【治疗前后影像】

治疗前后影像见图 11-3-4~ 图 11-3-6。

【靶区勾画】

靶区勾画见图 11-3-7。

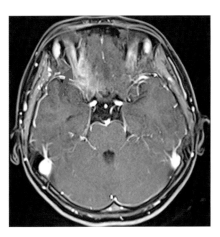
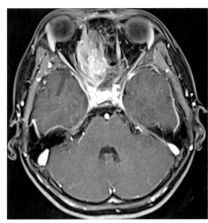

图 11-3-4　治疗前鼻腔鼻窦增强 MRI T₁增强图像

右侧筛窦 - 鼻腔不规则软组织肿块，边界不清，涉及右侧眼眶鼻侧及眶底肌锥外、眶尖、眶下裂、翼腭窝、翼板、蝶骨大翼（中颅底、眼眶外侧壁）、蝶窦、上颌窦、嗅裂区、前颅底脑外；右侧咽旁间隙小结节影，双侧咽后肿大淋巴结，双侧上颈部多发小淋巴结。

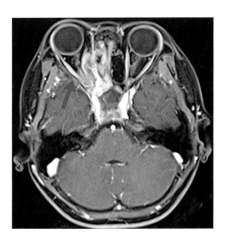
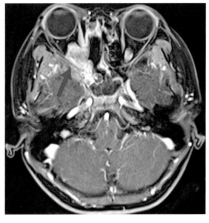

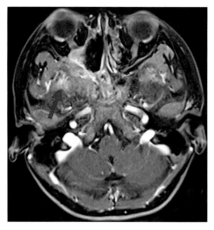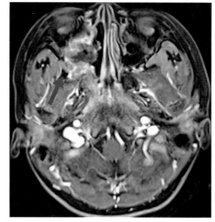

图 11-3-4 治疗前鼻腔鼻窦增强
MRI T$_1$ 增强图像（续）

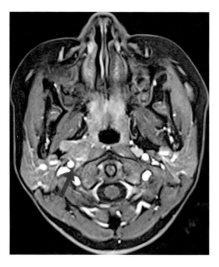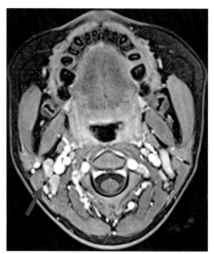

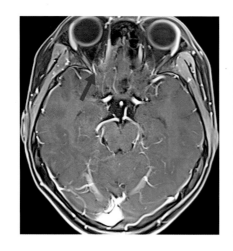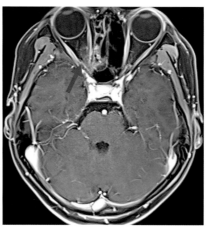

图 11-3-5 四周期化疗后复查
MRI T$_1$ 增强图像
右鼻腔鼻窦、眼眶、颅底弥漫软组
织稍厚，较前退缩，右颅底骨质强
化程度减轻。右咽后、右上颈部
淋巴结较前缩小。

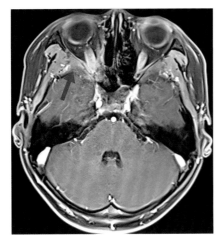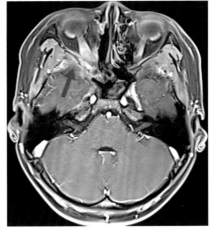

图 11-3-5　四周期化疗后复查
MRI T$_1$增强图像（续）

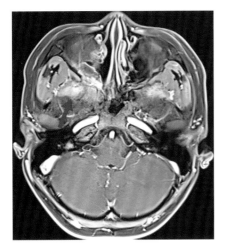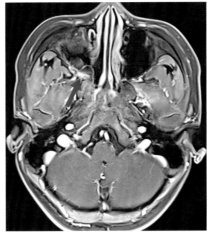

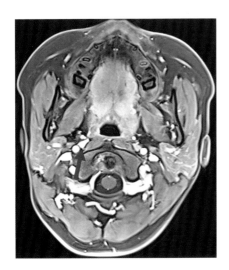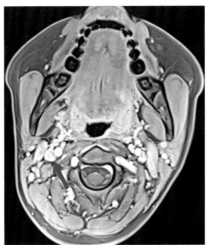

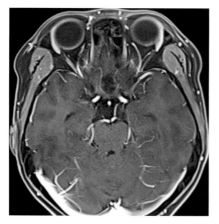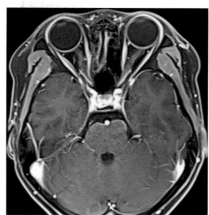

图 11-3-6　放疗后复查 MRI T$_1$增强图像

右鼻腔鼻窦、眼眶、颅底弥漫软组织稍厚，较前进一步退缩，右颅底骨质强化程度减轻。右咽后、右上颈部淋巴结小淋巴结。

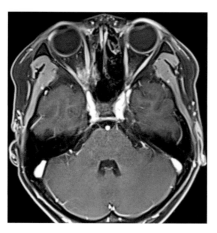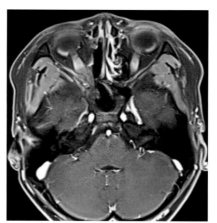

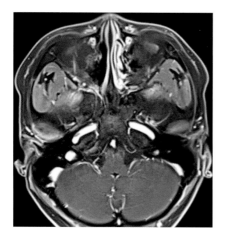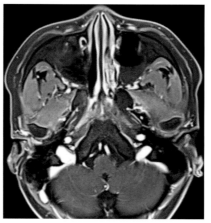

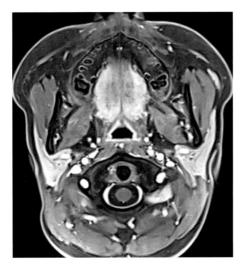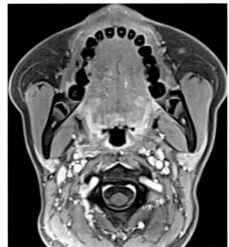

图 11-3-6　放疗后复查
MRI T$_1$增强图像（续）

图 11-3-7　不同层面靶区勾画

● GTV1（肿瘤）　● GTVnd（阳性淋巴结）　● CTV1（高危）　● CTV2（低危）

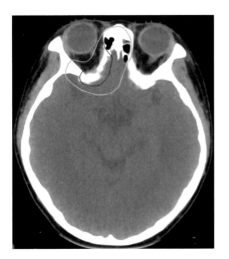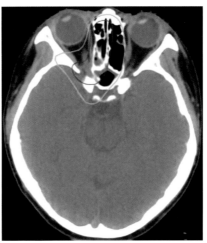

A. 筛窦顶层面、垂体层面靶区
勾画；

A

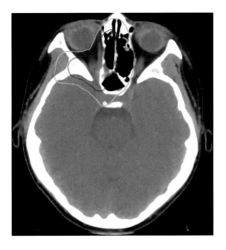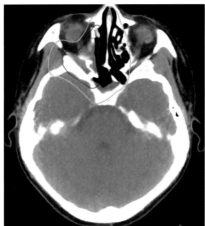

B. 筛窦层面、蝶窦 1/2 层面靶区
勾画；

B

图 11-3-7 不同层面靶区勾画（续）

● GTV1（肿瘤） ● GTVnd（阳性淋巴结） ● CTV1（高危） ● CTV2（低危）

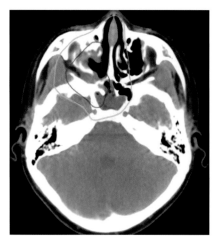 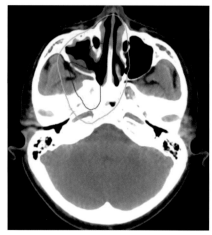

C. 蝶窦面、颅底层面靶区勾画；

C

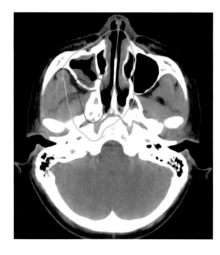 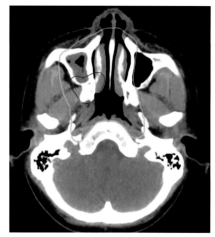

D. 鼻咽顶层面、鼻咽层面靶区勾画；

D

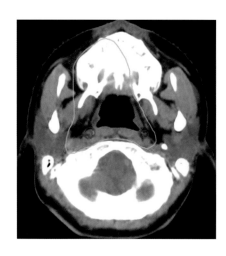 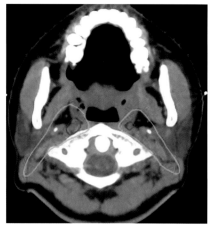

E. 硬腭层面、C_1 颈椎横突层面靶区勾画；

E

图 11-3-7　不同层面靶区勾画（续）

● GTV1（肿瘤）　● GTVnd（阳性淋巴结）　● CTV1（高危）　● CTV2（低危）

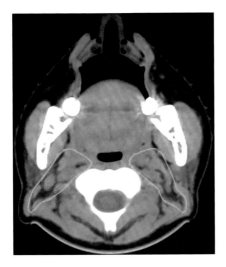 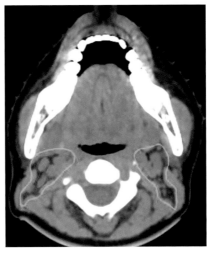

F．C_2 颈椎中心层面、C_2 颈椎下缘层面靶区勾画；

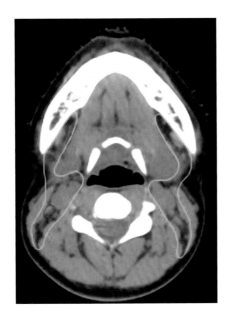 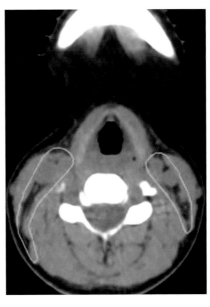

G．舌骨体层面、甲状软骨层面靶区勾画；

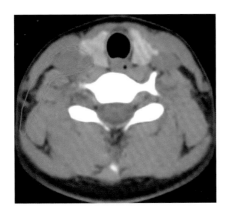 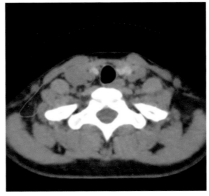

H．C_6 颈椎层面、C_7 颈椎下缘层面靶区勾画；

图11-3-7　不同层面靶区勾画(续)

● GTV1(肿瘤) ● GTVnd(阳性淋巴结) ● CTV1(高危) ● CTV2(低危)

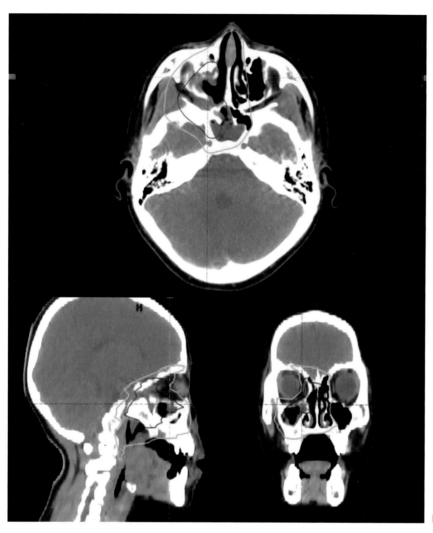

I. 三维层面显示的靶区。

（田姝）

参考文献

[1] SMITH M A, ALTEKRUSE S F, ADAMSON P C, et al. Declining childhood andadolescent cancer mortality[J]. Cancer, 2014, 120(16): 2497-2506.

[2] RIES L A, KOSARY C L, HANKEY B F, et al. SEER Cancer Statistics Review, 1973-1996[M]. National Cancer Institute, 1999.

[3] SULTAN I, QADDOUMI I, YASER S, et al. Comparing adult and pediatric rhabdomyosarcoma in the surveillance, epidemiology and end results program, 1973 to 2005: an analysis of 2, 600 patients[J]. J Clin Oncol, 2009, 27(20): 3391-3397.

[4] RUDZINSKI E R, TEOT L A, ANDERSON J R, et al. Dense pattern of embryonal rhabdomyosarcoma, a lesion easily confused with alveolar rhabdomyosarcoma: a report from the Soft Tissue Sarcoma Committee of the Children's Oncology Group[J]. Am J Clin Pathol, 2013, 140(1): 82-90.

[5] HÄUßLER S M, STROMBERGER C, OLZE H, et al. Head and Neck Rhabdomyosarcoma in Children: A 20-Year

Retrospective Study at a Tertiary Referral Center[J]. Cancer Res Clin Oncol, 2018, 144(2): 371-379.

[6] TURNER J H, RICHMON J D. Head and neck rhabdomyosarcoma: A critical analysis of population-based incidence and survival data[J]. Otolaryngol Head Neck Surg, 2011, 145(6): 967-73.

[7] AGARAM N P. Evolving classification of rhabdomyosarcoma[J]. Histopathology, 2022, 80(1): 98-108.

[8] JAWAD N, MCHUGH K. The Clinical and Radiologic Features of Paediatric Rhabdomyosarcoma[J]. Pediatr Radiol, 2019, 49(11): 1516-1523.

[9] RODEBERG D A, GARCIA-HENRIQUEZ N, LYDEN E R, et al. Prognostic Significance and Tumor Biology of Regional Lymph Node Disease in Patients With Rhabdomyosarcoma: A Report From the Children's Oncology Group[J]. JCO 2011, 29(10): 1304-1311.

[10] RODEBERG D A, WHARAM M D, LYDEN E R, et al. Delayed primary excision with subsequent modification of radiotherapy dose for intermediate-risk rhabdomyosarcoma: A report from the Children's Oncology Group soft tissue sarcoma Committee[J]. Int J Cancer, 2015, 137(1): 204-211.

[11] LAUTZ T B, CHI Y Y, LI M, et al. Benefit of delayed primary excision in rhabdomyosarcoma: A report from the Children's Oncology Group[J]. Cancer, 2021, 127(2): 275-283.

[12] KOBAYASHI K, MATSUMOTO F, KODAIRA M, et al. Significance of delayed primary excision in localized nonmetastatic adult head and neck rhabdomyosarcoma[J]. Cancer Med, 2016, 5(10): 2708-2714.

[13] CRIST W, GEHAN E A, RAGAB A H, et al. The Third Intergroup Rhabdomyosarcoma Study[J]. J Clin Oncol, 1995, 13 (3): 610-30.

[14] CRIST W M, ANDERSON J R, MEZA J L, et al. Intergroup rhabdomyosarcoma study- IV: Results for patients with nonmetastatic disease[J]. J Clin Oncol, 2001, 19(12): 3091-102.

[15] RANEY R B, WALTERHOUSE D O, MEZA J L, et al. Results of the Intergroup Rhabdomyosarcoma Study Group D9602 protocol, using vincristine and dactinomycin with or without cyclophosphamide and radiation therapy, for newly diagnosed patients with low-risk embryonal rhabdomyosarcoma: A report from the Soft Tissue Sarcoma Committee of the Children's Oncology Group[J]. J Clin Oncol, 2011, 29(10): 1312-1318.

[16] BRENEMAN J, MEZA J, DONALDSON S S, et al. Local control with reduced-dose radiotherapy for low-risk rhabdomyosarcoma: A report from the Children's Oncology Group D9602 study[J]. Int J Radiat Oncol Biol Phys, 2012, 83(2): 720-726.

[17] WALTERHOUSE D O, PAPPO A S, MEZA J L, et al. Shorter-duration therapy using vincristine, dactinomycin, and lower-dose cyclophosphamide with or without radiotherapy for patients with newly diagnosed low-risk rhabdomyosarcoma: A report from the Soft Tissue Sarcoma Committee of the Children's Oncology Group[J]. J Clin Oncol, 2014, 32(31): 3547-3552.

[18] ARNDT C A, STONER J A, HAWKINS D S, et al. Vincristine, actinomycin, and cyclophosphamide compared with vincristine, actinomycin, and cyclophosphamide alternating with vincristine, topotecan, and cyclophosphamide for intermediate-risk rhabdomyosarcoma: children's oncology group study D9803[J]. J Clin Oncol, 2009, 27(31): 5182-5188.

[19] OBERLIN O, REY A, SANCHEZ DE TOLEDO J, et al. Randomized comparison of intensified six-drug versus standard three-drug chemotherapy for high-risk nonmetastatic rhabdomyosarcoma and other chemotherapy-sensitive childhood soft tissue sarcomas: Long-term results from the International Society of Pediatric Oncology MMT95 study[J]. J Clin Oncol, 2012, 30(20): 2457-2465.

[20] HAWKINS D S, CHI Y Y, ANDERSON J R, et al. Addition of vincristine and irinotecan to vincristine, dactinomycin, and cyclophosphamide does not improve outcome for intermediate-risk rhabdomyosarcoma: A report from the children's oncology group[J]. J Clin Oncol, 2018, 36(27): 2770-2777.

[21] CASEY D L, CHI Y Y, DONALDSON S S, et al. Increased local failure for patients with intermediate-risk rhabdomyosarcoma on ARST0531: A report from the Children's Oncology Group[J]. Cancer, 2019, 125(18): 3242-3248.

［22］CASEY D L, WEXLER L H, WOLDEN S L. Worse outcomes for head and neck rhabdomyosarcoma secondary to reduced-dose cyclophosphamide［J］. Int J Radiat Oncol Biol Phys, 2019, 103(5): 1151-1157.

［23］MASCARENHAS L, CHI Y Y, HINGORANI P, et al. Randomized phase Ⅱ trial of bevacizumab or temsirolimus in combination with chemotherapy for first relapse rhabdomyosarcoma: A report from the children's oncology group［J］. J Clin Oncol, 2019, 37(31): 2866-2874.

［24］BISOGNO G, DE SALVO G L, BERGERON C, et al. Vinorelbine and continuous low-dose cyclophosphamide as maintenance chemotherapy in patients with high-risk rhabdomyosarcoma(RMS 2005): A multicentre, open-label, randomised, phase 3 trial［J］. Lancet Oncol, 2019, 20(11): 1566-1575.

［25］WEIGEL B J, LYDEN E, ANDERSON J R, et al. Intensive multiagent therapy, including dose-compressed cycles of ifosfamide/etoposide and vincristine/doxorubicin/cyclophosphamide, irinotecan, and radiation, in patients with high-risk rhabdomyosarcoma: A report from the children's oncology group［J］. J Clin Oncol, 2016, 34(2): 117-122.

［26］DHARMARAJAN K V, WEXLER L H, WOLDEN S L. Concurrent radiation with irinotecan and carboplatin in intermediate-and high-risk rhabdomyosarcoma: A report on toxicity and efficacy from a prospective pilot phase Ⅱ study［J］. Pediatr Blood Cancer, 2013, 60(2): 242-247.

［27］中华医学会儿科学分会血液学组, 中国抗癌协会小儿肿瘤专业委员会, 中华医学会小儿外科学分会肿瘤组. 中国儿童及青少年横纹肌肉瘤诊疗建议［J］. 中华儿科杂志, 2017, 55(10): 724-728.

［28］LITTLE D J, BALLO M T, ZAGARS G K, et al. Adult rhabdomyosarcoma: outcome following multimodality treatment［J］. Cancer, 2002, 95(2): 377-388.

［29］ESNAOLA N F, RUBIN B P, BALDINI E H, et al. Response to chemotherapy and predictors of survival in adult rhabdomyosarcoma［J］. Ann Surg, 2001, 234(2): 215-223.

［30］OGILVIE C M, CRAWFORD E A, SLOTCAVAGE R L, et al. Treatment of adult rhabdomyosarcoma［J］. Am J Clin Oncol, 2010, 33(2): 128-131.

［31］SETTY B A, STANEK J R, MASCARENHAS L, et al. VIncristine, irinotecan, and temozolomide in children and adolescents with relapsed rhabdomyosarcoma［J］. Pediatr Blood Cancer, 2018, 65(1): 10. 1002/pbc. 26728.

［32］WOLDEN S L, LYDEN E R, ARNDT C A, et al. Local control for intermediate-risk rhabdomyosarcoma: Results from D9803 according to histology, group, site, and size: A report from the children's oncology group［J］. Int J Radiat Oncol Biol Phys, 2015, 93(5): 1071-1076.

［33］LIN C, DONALDSON S S, MEZA J L. et al. Effect of radiotherapy techniques(IMRT vs. 3D-CRT)on outcome in patients with intermediate-risk rhabdomyosarcoma enrolled in COG D9803-A report from the children's oncology group［J］. Int J Radiat Oncol Biol Phys, 2012, 82(5): 1764-1770.

［34］MIRALBELL R, LOMAX A, CELLA L, et al. Potential reduction of the incidence of radiation-induced second cancers by using proton beams in the treatment of pediatric tumors［J］. Int J Radiat Oncol Biol Phys, 2002, 54(3): 824-829.

［35］NGUYEN F, RUBINO C, GUERIN S, et al. Risk of a second malignant neoplasm after cancer in childhood treated with radiotherapy: correlation with the integral dose restricted to the irradiated fields［J］. Int J Radiat Oncol Biol Phys, 2008, 70(3): 908-915.

［36］SPIOTTO M T, MCGOVERN S L, GUNN G B, et al. Proton radiotherapy to reduce late complications in childhood head and neck cancers［J］. Int J Part Ther, 2021, 8(1): 155-167.

［37］DONALDSON S S, MEZA J, BRENEMAN J C, et al. Results from the IRS- Ⅳ randomized trial of hyperfractionated radiotherapy in children with rhabdomyosarcoma—a report from the IRSG［J］. Int J Radiat Oncol Biol Phys, 2001, 51(3): 718-728.

［38］王胜资, 陈浮, 李骥, 等. 现代放疗技术下鼻腔鼻窦恶性肿瘤转归分析［J］. 临床耳鼻咽喉头颈外科杂志, 2011, 25(14): 636-640, 644.

［39］FRANKART A J, BRENEMAN J C, PATER L E. Radiation therapy in the treatment of head and neck rhabdomyosarcoma ［J］. Cancers(Basel), 2021, 13(14): 3567.

［40］CASEY D L, MANDEVILLE H, BRADLEY J A, et al. Local control of parameningeal rhabdomyosarcoma: An expert consensus guideline from the International Soft Tissue Sarcoma Consortium(INSTRuCT)［J］. Pediatr Blood Cancer, 2022, 69(7): e29751.

第十二章　鼻腔鼻窦黏膜黑色素瘤放疗靶区勾画

第一节　综合治疗进展

一、概述

黑色素瘤是来源于能够产生黑色素的神经嵴细胞,可发生于皮肤、黏膜等部位,国外黑色素瘤以皮肤亚型为主,国内则以黏膜亚型为主。黏膜亚型黑色素瘤恶性程度极高,侵袭性强且远处转移概率高,预后很差[1]。头颈黏膜黑色素瘤占全身黑色素瘤比例接近 40%,其中 70%~80% 发生于鼻腔鼻窦区域,剩余部分多发生于口腔,很少部分发生在口咽、鼻咽和喉区域[2,3]。鼻腔鼻窦黏膜黑色素瘤(sinonasal mucosal melanoma,SNMM)恶性程度高,易激惹,易远处转移,既往数据显示 SNMM 患者 5 年生存率仅 22%~30%[4]。就诊患者多为老年人,发病高峰年龄为 60 岁(63~70 岁),男女患病率相仿[5]。近年来 SNMM 的发展呈上升趋势,初治患者原发灶肿块多局限,发生淋巴结转移的概率并不高,因此目前对于初诊时无淋巴结转移的患者不主张选择性颈淋巴结清扫术[6]。该病的发病原因尚不十分清楚,甲醛吸入、抽烟、糖尿病等可能与其发病相关。

二、诊断和分期

（一）临床表现

鼻腔鼻窦黏膜黑色素瘤临床表现无特异性,常见发病部位为鼻中隔和鼻腔侧壁(鼻腔较鼻窦多见),就诊时多表现为单侧鼻塞、鼻衄,以及有或无色的息肉,因侵犯眼眶、颅底而出现相应症状,如头痛、复视、眼球移位等。初诊远处转移率 <10%,病程中颈淋巴结转移率增加 20%,远处转移率达 40%~50%(远处转移多以肺、骨、肝为主)。SNMM 患者就诊时均为晚期,AJCC 第八版分期中将 SNMM 患者分期从 T_3 期分起。有学者提出患者肿瘤的体积 $\geqslant 5cm^3$ 时其生存预后明显变差,其预后敏感性可能取决于 AJCC 分期和独立 T 分期[7]。

（二）病理学诊断

鼻腔鼻窦黑色素瘤的确诊主要依赖病理学诊断,对于初诊无远处转移的患者,活检建议完整切除,不建议穿刺活检或局部切除。同时建议患者治疗前进行基因检测,目前成熟的靶点包括 *BRAF/CKIT/NRAS*,基因检测与预后、分子分型和晚期治疗有关。黏膜型黑色素瘤发生 *KIT* 突变的概率较高,其次为 *BRAF* 突变,多因素显示 *KIT* 基因和 *BRAF* 基因突变均是黑色素瘤的独立预后因素[8]。

（三）影像学检查

局部影像学检查包括头颈部增强 CT/MRI、胸部 CT、腹部超声、全身骨扫描等,经济情况好的患者可行全身PET/CT 排查患者有无远处转移,近年来 PET/CT 在黑色素瘤患者的分期检查中起到越来越重要的作用[9]。影像学检查主要协助判断患者局部病灶及远处转移情况,协助治疗前评估。

（四）实验室检查

血常规、肝肾功能、心肺功能和乳酸脱氢酶等,这些指标主要为后续治疗做准备,同时了解患者的血液基线情况,为后续药物治疗的毒副反应及治疗提供基础参考。研究显示乳酸脱氢酶是黑色素瘤预后不良的指标,尤其与远处转移关系密切[10,11]。黑色素瘤尚无特异的血清肿瘤标志物。

（五）临床分期

AJCC 第八版分期中头颈黏膜黑色素瘤均为晚期,分为 T_3、$T_{4a/4b}$ 期。T_3 期定义为肿瘤局限于黏膜和其下方紧邻的软组织，不论肿瘤厚度和最大径；肿瘤侵犯深部软组织、软骨、骨组织、皮肤等为 T_{4a} 期，为中度进展疾病；肿瘤侵犯脑、硬脑膜、颅底、低位脑神经、咬肌间隙、颈动脉、椎前间隙、纵隔等广泛组织为 T_{4b} 期，为高度进展疾病；淋巴结分期根据患者有无淋巴结转移分为 N_0/N_1 期。目前头颈黏膜黑色素瘤尚无组织病理学分期及其对预后的影响[12]。

三、治疗进展

鼻腔鼻窦黏膜黑色素瘤的诊治应重视多学科团队（MDT）的作用，MDT 的实施过程尽量贯穿每一位患者，由多个学科的专家共同分析患者的临床表现、影像分期、基因检测、病理分子生物学资料等，对患者进行全面综合的评估，制订最优的治疗手段。其综合治疗包括手术、放化疗、基因治疗、免疫治疗等。

（一）手术

目前手术完整切除是最主要的治疗方式，$T_3N_{0~1}$ 和 $T_{4a}N_{0~1}$ 可切除的疾病多推荐先行手术治疗，对于 T_{4b} 期患者目前多鼓励多学科综合治疗[13]。一项涉及 936 例鼻腔鼻窦黑色素瘤的大样本 Meta 分析中，94.9% 的患者接受了手术治疗，46.9% 的患者进行了术后单纯放疗[14]。医疗技术及医疗器械的不断改进为手术治疗鼻腔肿瘤提供了新思路和新方法，近年来鼻内镜手术技术得到不断推广，内镜的应用是一种图像引导下的手术方式，使局部视野更清晰，更有助于肿瘤边界的确定，还可做到微创、住院时间短、出血少、并发症轻微，因此在临床中得到越来越广泛的应用[15]。一项入组 20 例鼻腔鼻窦黑色素瘤患者的回顾性研究中，10 例行鼻内镜手术，10 例行开放性手术，结果显示内镜手术较开放性手术改善了患者的生存预后[16]，也有研究显示两种手术方式对患者预后无差异[17]。手术切除的基本原则是整块切除，禁忌挤压力求切缘阴性，常规不建议行颈部淋巴结预防性清扫术。

（二）放疗与化疗／靶向治疗

术后辅助放疗可以提高鼻腔鼻窦黑色素肿瘤患者局部控制率，但是否存在远期生存获益尚不清晰[18-20]。笔者所在医院回顾性分析发现 SNMM 患者术后行放化疗显著改善 5 年总生存率，为避免手术引发的激惹，宜尽快行术后放疗[21]。放疗靶区包括原发灶联合上颈部淋巴结的预防性照射，对于不可切除的 SNMM 患者，可以考虑行诱导放疗，增加可手术的机会，对于疾病控制也有一定的效果。有研究显示术前放疗可以增加患者手术切缘的阴性率[22]。

鼻腔鼻窦黑色素瘤患者目前尚无标准药物治疗方案，传统化疗药物包括达卡巴嗪、替莫唑胺、顺铂、紫杉醇等，目前 2 项前瞻随机临床研究显示替莫唑胺联合铂类药物可以延长术后黏膜黑色素瘤患者的无复发生存期，且辅助化疗优于辅助干扰素的治疗效果[23]。总体而言其对传统化疗药物不够敏感，治疗效果尚不如皮肤黑色素瘤。对于不可切除 SNMM 患者，化疗联合抗血管药物是其备选方案之一，原因在于黏膜黑色素瘤易侵犯血管，常用方案为：达卡巴嗪（或替莫唑胺或紫杉类）+ 顺铂 + 恩度（或贝伐珠单抗）[24]。

（三）基因突变与治疗

相较于高突变率的皮肤黑色素瘤，黏膜黑色素瘤单核苷酸突变率要低很多，两者在基因组学方面的表现差异显著。亚洲人黏膜黑色素瘤患者发生 *BRAF* 突变的概率为 0~12.5% 且有不同分型，*c-KIT* 突变的概率为 0~9.2% 左右，即使存在显著的 *BRAF* 突变，达帕菲尼（Dabrafenib）、曲美替尼（Trametinib）等 *BRAF* 突变抑制剂的疗效多有限[25, 26]。*KIT* 突变与头颈部黏膜黑色素瘤预后相关[27]，几项 II 期临床研究显示 *c-KIT* 抑制剂在黏膜黑色素瘤中 ORR 率为 16%~23%，*mPFS* 为 2.8~3.7 个月[28, 29]。一项对 65 例来自全球黏膜黑色素瘤的样本行全基因组学分析显示：东南亚人群（主要人群为中国人）黑色素瘤主要集中于上半身，以鼻腔、口腔多见，欧美国家则多集中于下半身，以肛门直肠、泌尿生殖系多见；基因突变率很低，其中 SNMM 患者以 NRAS 突变为主；黏膜黑色素瘤多表现为染色体结构的异常包括基因倒置、插入、易位等表现[30]。国内 65 例口腔黏膜黑色素瘤样本对比正常组织行全基因组学分析，同样表现为基因突变率低、染色体结构异常多见，染色体 5/12 易位事件发生率高且与预后有显著相关性，染色体结构异常造成周围的基因扩增事件：*CDK-4/MDM2/AGAP2/TP53* 可能是未来黏膜黑色素瘤治疗更有效的靶点[31]。

（四）免疫药物治疗

黑色素瘤在既往研究中被认为是一种免疫原性高度相关的肿瘤，该肿瘤周围富集肿瘤浸润免疫细胞包括辅助 T 细胞、抑制 T 细胞、效应 T 细胞等，且不同类型免疫细胞的存在与预后也有相关性，肿瘤周围免疫环境中高富集 CD8+T 细胞与患者预后好相关，因此黑色素瘤是免疫治疗很好的靶肿瘤[32,33]。目前免疫药物包括抗 PD-1 及抗 CTLA-4 等，研究显示在可切除Ⅲ~Ⅳ期黑色素瘤中，抗 PD-1 药物较抗 CTLA-4 药物展现了更好的药物疗效，主要与其激活毒性 T 细胞发挥抗肿瘤作用相关[34]。PD-L1 阳性是黑色素瘤的独立预后因素[35]。2014 年，日本获批了晚期黑色素瘤的首个抗 PD-1 药物纳武单抗，2016 年推出了帕博利珠单抗并进入临床应用。随后免疫药物在黑色素瘤的应用中相继开展起来。

对于可切除的Ⅲ或Ⅳ期黑色素瘤，checkmate-238 探究术后辅助纳武单抗对比伊匹单抗，结果显示纳武单抗组 4 年 RFS/DFS 率显著优于伊匹单抗组，而 OS 上两者无显著差异，但入组 906 例患者中黏膜黑色素瘤仅 29 例[36]。2021 年 ASCO 黑色素瘤专场，术后辅助干扰素对比辅助特瑞普利两者均能延长黏膜黑色素瘤的 PFS，在 PD-L1 表达阳性的患者人群中，辅助特瑞普利获益更大。对于不可切除的黏膜黑色素瘤，一项荟萃 checkmate-003、037、038、066、067 研究分析纳武单抗 + 伊匹单抗（双抗）对比单药纳武单抗对黏膜黑色素瘤的疗效，入组 86 例患者，两药联合组 ORR 为 37%，显著高于对照组 23%，但是 3~4 级副反应高达 40%[37]。Keynote151——国内首次探究帕博利珠单抗治疗晚期或转移黑色素瘤的 Ib 期临床研究，入组的 103 例患者中黏膜黑色素瘤 15 例，结果显示作为二线药物治疗黏膜黑色素瘤，患者 ORR 率为 13.3%[38]。Keynote-001、002 和 006 事后荟萃分析（84 例黏膜黑色素瘤）显示，晚期黏膜黑色素瘤对帕博利珠单抗的 ORR 约为 19%，疗效显著低于皮肤黑色素瘤[39]。特瑞普利联合阿昔替尼一线治疗转移黏膜黑色素瘤的 Ib 期临床研究，两药联合对未接受过化疗的晚期黑色素瘤可获得 48.3% 的 ORR，中位无进展生存期高达 7.5 个月，其前瞻Ⅲ期临床研究也在进行中[40]。一项回顾性研究总结免疫药物结合放疗在 SNMM 患者中的应用，中位 PFS 为 29.4 个月，半年 PFS 率高达 60%，放疗可以促进肿瘤抗原的释放进而增加免疫药物的功效[41]。目前越来越多研究着眼于将免疫药物与化疗、放疗、靶向、抗血管药物相结合或双免联合以期待增加免疫药物在黏膜黑色素瘤中的疗效，值得期待[42]。

鼻腔鼻窦黏膜黑色素瘤发病率不高且预后很差，对于治疗的选择缺乏大宗临床研究的数据，已有的研究多是回顾性小样本研究，结论尚存在一定的偏倚和局限性。需要探究更多更合适的治疗模式以期待改善鼻腔鼻窦黏膜黑色素瘤的远期生存。

第二节　放疗靶区勾画概述

一、放疗的应用

（一）放疗适应证

1. **术前放疗**　无放疗禁忌证的 T_3、T_{4a}、T_{4b} 期均可行术前放疗。鼻腔鼻窦黏膜黑色素瘤不同于皮肤黑色素瘤，临床实践中发现其具有较高的放射敏感性。术前放疗较术后放疗的优势在于：①术前放疗使肿瘤缩小，使不可手术变为可手术，提高手术切除率；②术前放疗使肿瘤缩小，进一步可缩小肿瘤的切除范围，保留容貌与器官功能；③术前放疗可提高手术切缘阴性率，进而提高局控率；④术前放疗后病理反应程度不同，预后不同，达到 pCR 预后最佳。刘志萍等[22]研究中，虽然术前放疗组中 T_4 期高于术后放疗组，术前放疗组手术切缘阴性率为 100%，术后放疗组手术切缘阴性率只有 50%（P=0.004），且术前放疗组 pCR 率达 28.6%。

2. **术后放疗**　无论 T_3、T_4 期，均建议尽早行术后放疗。黑色素瘤活检可导致肿瘤细胞迅速扩散，一般不建议作钳取活检。活检与根治性手术的时间越近越好，一旦病理检查确诊即行病灶组织广泛切除。鼻腔鼻窦黑色素瘤术后局部治疗失败率很高，首次治疗失败不仅严重影响患者的生存质量，而且将增加远处转移率、降低生存率,原因可能为:①鼻腔鼻窦黏膜黑色素瘤常有卫星灶、病灶呈多灶性,使得局部复发率较高;②鼻腔鼻窦解剖部位特殊,限制了根治性手术切除的范围,增大了肿瘤残留的可能性,使得局部复发率增高;③黏膜下散在的随淋巴道扩散的黑色素瘤细胞使区域淋巴结转移率较高;④随着原发灶的不断扩展或反复发作,进入血液循环中的肿瘤细胞不断增加,使远处转移率增加。研究表明,局部未控是患者迅速死亡的主要原因,首次治疗效果是影响预后的独立因素。单因素及多因素分析均显示放疗为局控的影响因素[43]。目前以鼻内镜手术为主导的手术方式需辅以术后放疗,方可提高肿瘤的局控率。术后放疗建议在术后4周内进行。

3. 颈部预防性照射指征　肿瘤局限于一侧鼻腔时,除非明确病灶(包括鼻腔黏膜的色素沉着斑)未累及鼻腔外侧壁或鼻腔后1/3,可不做颈部预防性照射,不过这种情况临床上罕见。一旦病灶超过上述范围,或无论病灶大小,一旦经历鼻部手术,都需要行颈部预防性照射,包括双侧咽后及双侧Ⅰb区、Ⅱ区、Ⅲ区淋巴结引流区。

病变累及鼻咽时,需行双侧咽后及双侧Ⅰb区、Ⅱ区、Ⅲ区、Ⅴa区淋巴结引流区。

国外文献报道鼻腔鼻窦黏膜黑色素瘤初诊时颈部淋巴结转移率8%~11%,有区域淋巴结转移的鼻腔鼻窦黏膜黑色素瘤患者预后并不比无区域淋巴结转移者差。由于区域性淋巴结转移低且对生存率无影响,不建议进行选择性颈清扫术[44]。国内彭瑞清等[45]报道44例鼻腔鼻窦黑色素瘤初治时12例(27.3%)出现颈淋巴结转移,在随访过程中有10例出现颈淋巴结转移,在疾病过程中累计50%的患者出现颈淋巴结转移。

4. 颈部有阳性淋巴结时　这种情况多数见于有鼻咽受累、未及时行术后放疗病例或术后复发病例,需要照射双侧咽后及双颈Ⅰb区、Ⅱ~Ⅴ区淋巴结。

(二)放疗前准备工作

如果患者是术后2周以上(甚至是活检后、不完整手术切除术后数天),建议复查鼻腔增强MRI及颈部增强CT,以了解原发灶及颈部有无进展。进一步完善全身检查(包括胸部CT、腹部彩超或CT、骨扫描等),有条件者可行全身PET/CT以了解有无隐匿性远处转移。分期详见第一部分第三章。

二、调强放射治疗的靶区勾画

(一)靶区定义及靶区勾画概述

靶区定义及靶区勾画参考2021年《CSCO黑色素瘤诊疗指南》(表12-2-1)。鼻腔鼻窦黏膜黑色素瘤恶性程度高,血管侵袭性强,术后易出现复发转移,术后辅助放疗能够改善肿瘤的局控率。临床上常见鼻腔鼻窦黏膜黑色素瘤活检或术后颈淋巴结转移率明显增加,而且术后复发往往见于第一次手术后未行放疗或未及时放疗的患者。强调:①术后尽早放疗,越早越好;②给予瘤床及颈部淋巴引流区域放疗;③关注颌面颅底神经孔道及肿瘤沿神经侵犯的可能性。

表 12-2-1　各靶区定义及描述

靶区	定义及描述
GTV1	临床体检、鼻内镜和影像学检查(CT和/或MRI)显示的原发灶可见肿瘤,包括咽后淋巴结。
GTV2	临床体检和影像学检查(CT和/或MRI)显示的颈部阳性淋巴结。淋巴结短径直径≥1cm;短径不足1cm出现中央坏死或环形强化;PET/CT提示代谢显著升高的<1cm淋巴结;同一高危区域内≥3个淋巴结,最大横断面最大径≥8mm;临床高度怀疑转移但未达诊断标准的小淋巴结。
CTV1	在GTV1基础上外扩至少5~10mm并包括邻近的结构,根据周围解剖结构适当调整(完整的骨壁可视为天然屏障)。肿瘤局限于一侧鼻腔时,CTV1需包括双侧鼻腔、筛窦和同侧上颌窦。 肿瘤侵犯鼻腔后1/3、后鼻孔和鼻咽、翼板、翼内肌时,须包括鼻咽部。
CTV2	双侧咽后淋巴结区域、颈部淋巴结引流区。
PTV	GTV或CTV外放3mm(根据本单位的摆位误差决定),但在邻近重要正常组织的区域时,外放边界可以缩小至1mm。

（二）放疗剂量

GTV1：2.2~2.25Gy/fx，67.5~68.2Gy/30~31fx。

GTV2：2.2~2.25Gy/fx，67.5~68.2Gy/30~31fx。

CTV1：2Gy/fx，60~62Gy/30~31fx。

CTV2：1.8Gy/fx，54~55.8Gy/30~31fx。

（三）放疗技术

推荐调强放疗技术，提高局部放疗剂量，在提高疗效的同时，尽可能减少对邻近重要器官及组织的放射损伤。有条件的单位可选择容积旋转调强（VMAT），可以进一步缩短放疗时间，减轻副作用，提高疗效。

第三节　案例分析

一、鼻腔黑色素瘤术前放疗

（一）案例1

【病历摘要】

1. **基本临床信息**　患者，女性，71岁。因"左侧鼻塞4~5个月"就诊。

2. **诊断与分期检查**

（1）专科查体：KPS 90，双侧颈未及明显肿大淋巴结。

（2）鼻内镜检查：左总鼻道后段新生物，鼻咽少许淋巴组织增生。

（3）鼻窦 MRI 检查：左侧后鼻孔不规则软组织肿块，大小约 1.7×1.8cm，T_1WI 呈等信号，T_2WI 呈稍高信号，弥散受限，Gd-DTPA 增强扫描后病灶强化，病灶累及左侧下鼻甲、鼻咽腔。双侧咽后小淋巴结，短径小于 0.5cm。双侧上颈部稍大淋巴结，无明显坏死，短径小于 1.0cm。

（4）胸部 CT、腹部彩超、ECT 未见远处转移征象。

（5）病理学检查：（左鼻腔）黑色素瘤。Vimentin（+），HMB45（+），Melan-A（+），S100（-），CD56（-），Ki67（30%+）。

3. **诊断与分期**　左鼻腔黑色素瘤（$cT_{4a}N_0M_0$）。

4. **治疗策略**　术前放疗联合同步化疗+手术。

（1）化疗方案为替莫唑胺 150mg/m² d1~5 q.3w.，4 程。放疗结束 3 个月行鼻内镜术，目前放疗结束 1 年，病情稳定。

（2）放疗方案

1）射野范围：双鼻腔、筛窦、蝶窦、左侧部分上颌窦、鼻咽+双侧咽后淋巴结、Ib 区、Ⅱa 区、Ⅱb 区、Ⅲ区、Va 区。

2）放疗剂量：采用 VMAT 技术，GTV1 2.25Gy×30fx=67.5Gy；CTV1 2.0Gy×30fx=60Gy；CTV2 1.8Gy×30fx=54Gy。

【治疗前后影像】

治疗前后影像见图 12-3-1。

【靶区勾画】

不同层面靶区勾画见图 12-3-2。

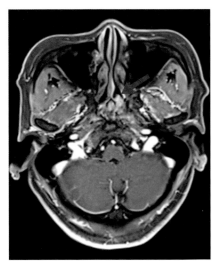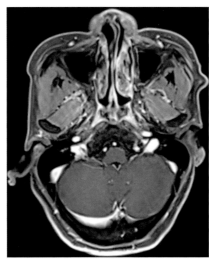

图12-3-1　MRI 增强 T$_1$WI 扫描

放疗前，左侧后鼻孔不规则软组织肿块，病灶累及左侧下鼻甲、鼻咽腔，如红色箭头所示；放疗结束 2 个月，与放疗前对比，左侧后鼻孔软组织肿块已基本退缩。

A、C、E、G. 放疗前横断位 MRI；

B、D、F、H. 放疗后横断位 MRI。

A｜B

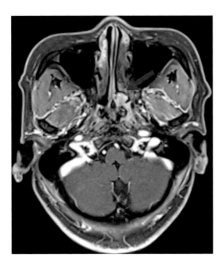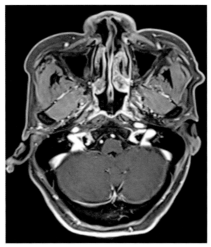

C｜D

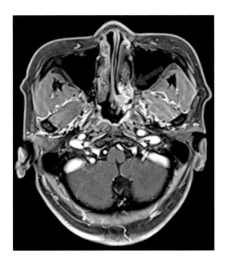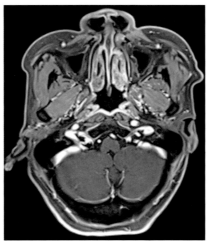

E｜F

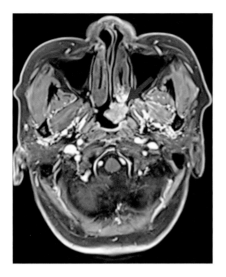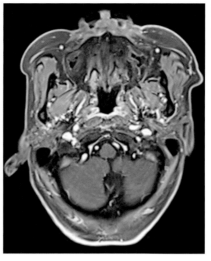

图 12-3-1　MRI 增强 T_1WI 扫描（续）

G|H

图 12-3-2　不同层面靶区勾画

● GTV1（肿瘤）　● CTV1（高危）　● GTV2（低危）

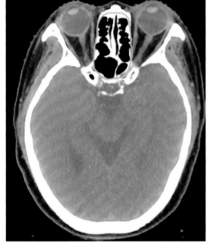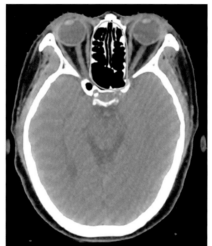

A. 筛窦层面靶区勾画，CTV1 上界包括双侧筛窦、蝶窦；

A

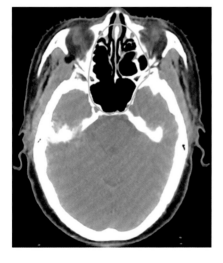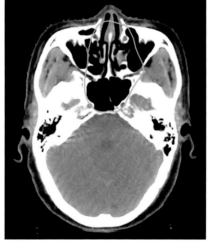

B. 蝶窦层面靶区勾画，CTV1 包括双侧鼻腔、左侧翼腭窝、左侧部分上颌窦、蝶窦；

B

图 12-3-2　不同层面靶区勾画（续）　　　● GTV1（肿瘤）　● CTV1（高危）　● GTV2（低危）

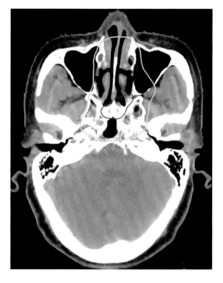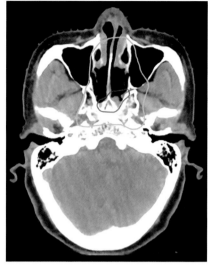

C. 颅底层面靶区勾画，CTV1 包括双侧鼻腔、左侧部分上颌窦、鼻咽顶壁；

C

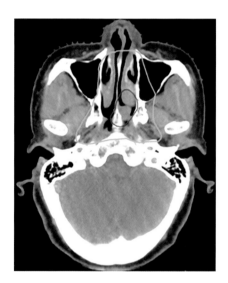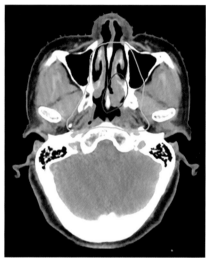

D. 鼻咽顶层面靶区勾画，CTV1 包括双侧鼻腔、左侧部分上颌窦、鼻咽、双侧咽后淋巴结；

D

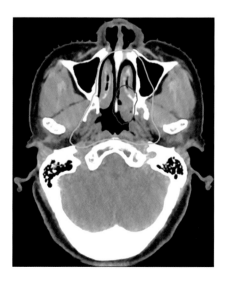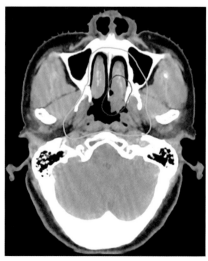

E. 鼻咽中部层面靶区勾画，CTV1 包括双侧鼻腔、左侧上颌窦、鼻咽、双侧咽后淋巴结；

E

图 12-3-2 不同层面靶区勾画（续）

● GTV1（肿瘤） ● CTV1（高危） ● GTV2（低危）

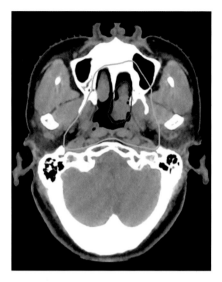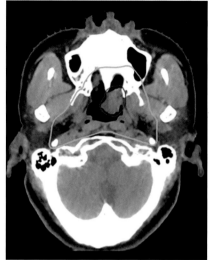

F. 鼻底层面靶区勾画，CTV1 包括双侧鼻腔、鼻咽、双侧咽后淋巴结；

F

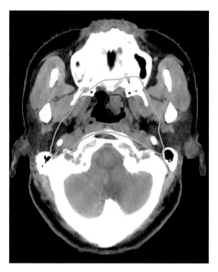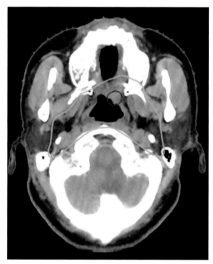

G. 硬腭层面靶区勾画，CTV1 包括鼻咽、双侧咽后淋巴结、Ⅱa 区淋巴结起始部；

G

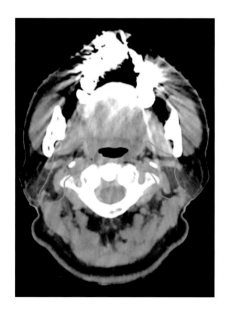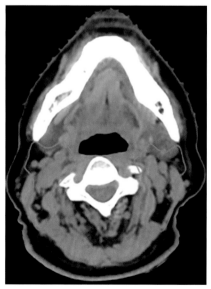

H. 下颌骨层面靶区勾画，CTV2 包括双侧咽后淋巴结、Ⅱ区淋巴结；

H

图12-3-2　不同层面靶区勾画(续)　　　　　　● GTV1(肿瘤)　　○ CTV1(高危)　● GTV2(低危)

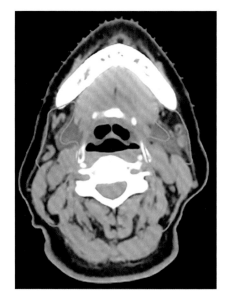 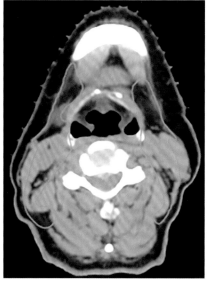

I. 舌骨层面靶区勾画,CTV2 包括双侧颈部 Ib 区、Ⅱ区、Va 区淋巴结;

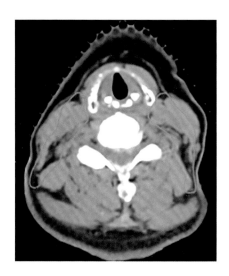 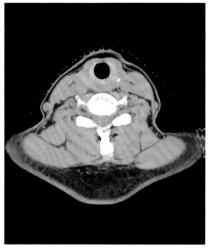

J. 甲状软骨至环状软骨层面靶区勾画,CTV2 包括双侧颈部Ⅲ区、Va 区淋巴结,下界至环状软骨下缘。

（二）案例 2

【病历摘要】

1. 基本临床信息　患者,女性,78 岁。因"左鼻出血 4 个月,伴左侧鼻塞渐加重"就诊。

2. 诊断与分期检查

（1）专科查体检查:KPS90,双侧颈部未扪及明显肿大淋巴结。鼻外形正常,左侧鼻腔见坏死肿物,脑神经征（-）。

（2）鼻腔增强 CT 检查:可见左侧鼻腔内较大膨胀性肿块,涉及筛窦,稍涉及前颅底区以及左侧眼眶内下方,相应左侧中下鼻甲、筛窦间隔、纸板、前颅底骨质有吸收,鼻中隔受压右偏伴骨质吸收。左侧额窦、筛窦、上颌窦、蝶窦见炎症。（患者因口内有固定金属义齿,不宜做 MRI 检查。）

（3）PET/CT 检查:左鼻腔不规则肿块伴 FDG 摄取增高,符合黑色素瘤累及邻近鼻中隔、左上颌窦内侧壁、左眼眶内侧壁及左翼腭窝、筛窦等。全身未见远处转移灶。

（4）病理学检查：（左中鼻道）黑色素瘤。Vimentin（部分＋），HMB45（部分＋），Melan-A（＋），S100（＋），CD56（少量散在＋），Ki67（部分区域 30%＋）。

3. **诊断与分期**　左鼻腔黑色素瘤（$cT_{4b}N_0M_0$）。

4. **治疗策略**　术前放疗联合同步化疗＋手术。

（1）化疗方案为替莫唑胺 150mg/m^2，d1~5，q3w，4 程。放疗结束 3 个月行鼻内镜术，术后病理提示 pCR。目前放疗结束 3 年，病情稳定。

（2）放疗方案

1）射野范围：双鼻腔、额窦、筛窦、蝶窦、左侧上颌窦、鼻咽＋双侧咽后淋巴结、Ib 区、IIa 区、IIb 区、III区、Va 区。

2）放疗剂量：采用 VMAT 技术，GTV1 2.25Gy×30fx=67.5Gy；CTV1 2.0Gy×30fx=60Gy；CTV2 1.8Gy×30fx=54Gy。

【治疗前后影像】

治疗前后影像见图 12-3-3。

【靶区勾画】

不同层面靶区勾画见图 12-3-4。

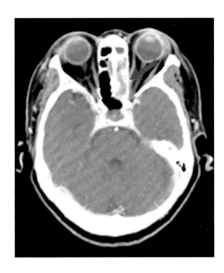
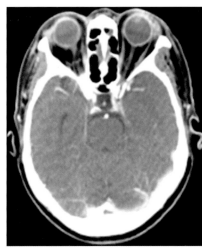

图12-3-3　治疗前后CT增强影像

放疗前，左侧鼻腔内较大膨胀性肿块，涉及筛窦，稍涉及前颅底区以及左侧眼眶内下方，如红色箭头所示；放疗结束 1 个月，与放疗前对比，原左侧鼻腔内较大膨胀性肿块明显消退；

A、C、E、G、I、K. 放疗前横断位 CT；

B、D、F、H、J、L. 放疗后横断位 CT。

A|B

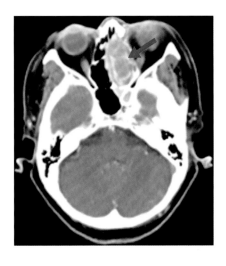
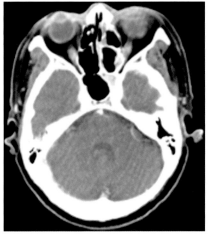

C|D

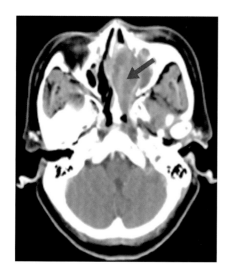
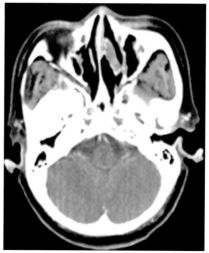

图 12-3-3　治疗前后 CT 增强影像（续）

E | F

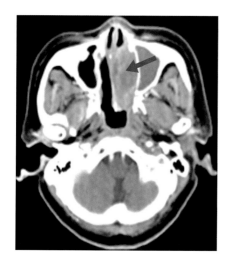
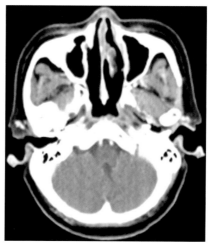

G | H

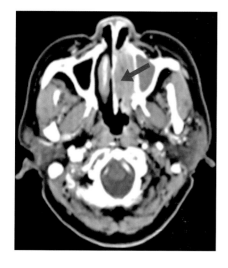
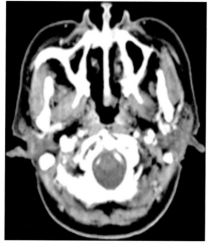

I | J

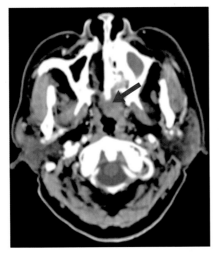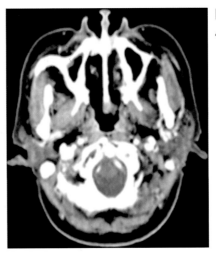

图 12-3-3　治疗前后 CT 增强影像（续）

KIL

图 12-3-4　不同层面靶区勾画

● GTV1（肿瘤）　● CTV1（高危）　● CTV2（低危）

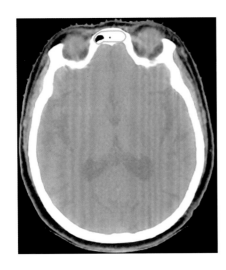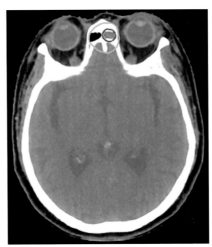

A. 额窦顶、鸡冠层面靶区勾画因筛窦累及，CTV1 上界包括额窦、鸡冠；

A

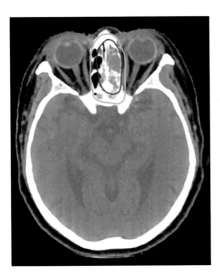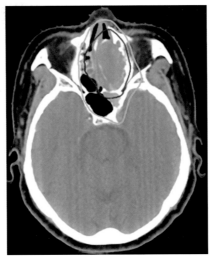

B. 眼眶层面靶区勾画：CTV1 包括双侧筛窦、左侧眼眶内侧壁、蝶窦、左侧海绵窦；

B

图 12-3-4　不同层面靶区勾画（续）　　　● GTV1（肿瘤）　● CTV1（高危）　● CTV2（低危）

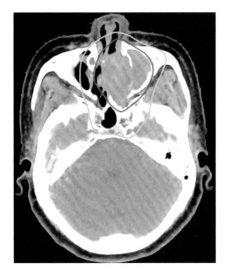 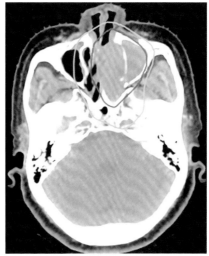

C. 鼻腔层面靶区勾画，病灶累及鼻中隔，CTV1 包括双侧鼻腔、右侧上颌窦内侧壁、左侧上颌窦、左侧翼腭窝、左侧破裂孔；

C

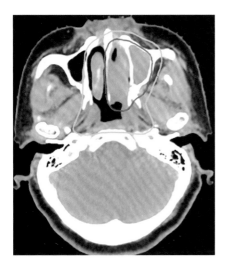 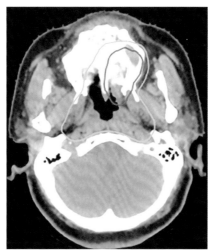

D. 鼻底层面靶区勾画，左后鼻孔病灶突入鼻咽腔，鼻咽左侧受累不排除，CTV1 包括双侧鼻腔、右侧上颌窦内侧壁、左侧上颌窦、左侧翼腭窝、鼻咽、双侧咽后淋巴结；

D

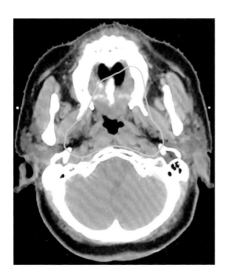 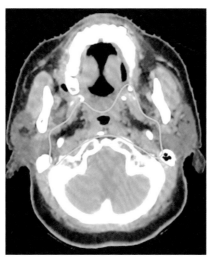

E. 硬腭层面靶区勾画，CTV1 包括左上颌窦底部、双侧咽后淋巴结、Ⅱa 区淋巴结起始部；

E

图 12-3-4　不同层面靶区勾画（续）　　　　● GTV1（肿瘤）　● CTV1（高危）　● CTV2（低危）

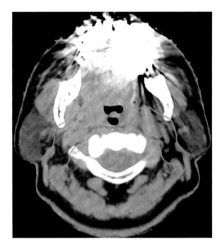 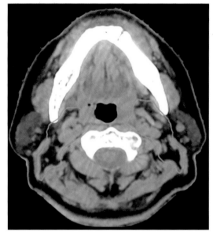

F．颌骨上缘层面靶区勾画，CTV2 包括双侧咽后淋巴结、Ⅱ区淋巴结；

F

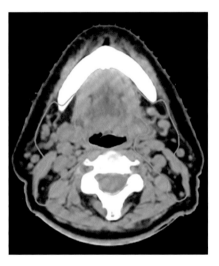 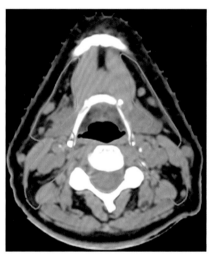

G．下颌骨至舌骨层面靶区勾画，考虑鼻咽有累及，CTV2 包括双侧颈部Ⅰb区、Ⅱ区、Ⅴa区淋巴结；

G

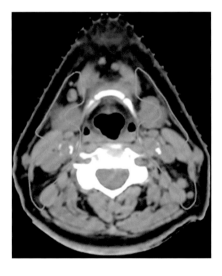 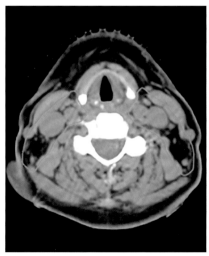

H．舌骨及以下层面靶区勾画，CTV2 包括双侧颈部Ⅰb区、Ⅱ区、Ⅲ区、Ⅴa区淋巴结；

H

图 12-3-4　不同层面靶区勾画（续）　　● GTV1（肿瘤）　● CTV1（高危）　● CTV2（低危）

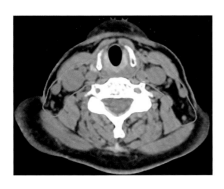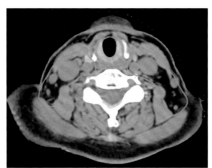

I. 环状软骨层面靶区勾画，CTV2 包括双侧颈部Ⅲ区、Ⅴa区淋巴结，下界至环状软骨下缘。

二、鼻腔黑色素瘤术后放疗

（一）案例1

【病历摘要】

1. **基本临床信息**　患者，男性，67岁。因"鼻出血1天"就诊，检查发现左侧鼻腔新生物。

2. **诊断与分期检查**

（1）鼻内镜检查：鼻中隔左侧后段紫黑色新生物，表面血痂、脓性分泌物。

（2）术前鼻窦CT检查：鼻中隔后端见一软组织结节影，大小约11mm×8mm，边缘清晰，表面波浪状，增强后较明显强化。

3. **手术**　鼻内镜下行左侧筛窦蝶窦开放 + 鼻腔肿物切除术，术中见鼻中隔后端左侧肿物，呈暗黑色，对周边组织未见侵犯。术中切除大部分左侧中甲，去除中隔后端，清除全部肿瘤。

4. **术后病理检查**　（左鼻中隔后端）黑色素瘤。Vimentin（+），HMB45（部分+），Melan-A（+），S100（部分+），CD56（少量+），Ki67（40%~50%+）。

5. **术后MRI检查**　术腔周壁软组织轻度增厚，双侧颈部数个小淋巴结。

6. **PET/CT检查**　术区黏膜增厚伴FDG代谢增高，双侧颈部多发小淋巴结伴FDG代谢增高，建议随访。全身未见远处转移。

7. **诊断与分期**　左鼻腔黑色素瘤（$pT_3N_1M_0$）。

8. **治疗策略**　术后4周起行放疗，放疗结束建议辅助化疗或免疫治疗。

（1）射野范围：双鼻腔、筛窦、双侧上颌窦内侧壁、鼻咽 + 双侧咽后淋巴结、双颈部Ⅰb区、Ⅱa区、Ⅱb区、Ⅲ区、Ⅳ区、Ⅴa区、Ⅴb区。

（2）放疗剂量：采用IMRT技术，处方剂量为GTV2 2.2Gy×30fx=66Gy；CTV1 2.0Gy×30fx=60Gy；CTV2 1.8Gy×30fx=54Gy。

【治疗前影像】

治疗前影像见图12-3-5。

【靶区勾画】

不同层面靶区勾画见图12-3-6。

（二）案例2

【病历摘要】

1. **基本临床信息**　患者，男性，71岁。因"左侧鼻塞渐加重2年，伴左鼻出血"在外院就诊。查体发现左中鼻道灰白色新生物。外院鼻腔肿物活检后病理检查示黑色素瘤，Vimentin（部分+），HMB45（-），Melan-A（+），S100（-），CD56（-），Ki67（30%~40%+）。

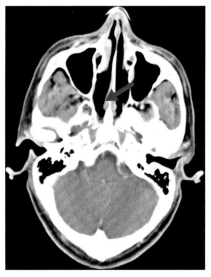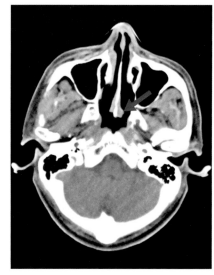

图12-3-5 术前横断位CT增强
影像
鼻中隔后端见一软组织结节影，
大小约11mm×8mm，边缘清
晰，表面波浪状，增强后较明显强
化（红色箭头所指）。

A｜B

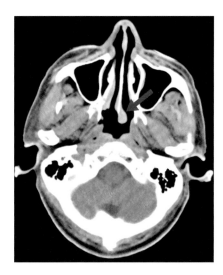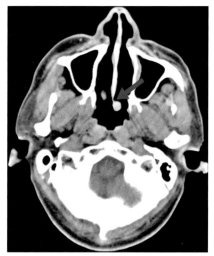

C｜D

图12-3-6 不同层面靶区勾画

● GTV2（淋巴结） ● CTV1（高危） ● CTV2（低危）

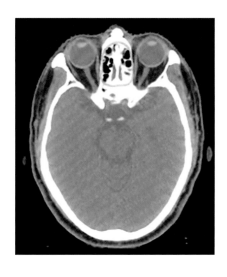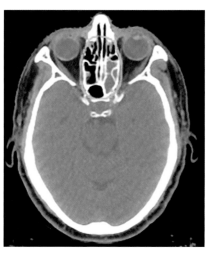

A. 筛窦层面靶区勾画，CTV1上
界包括双侧筛窦；

A

图 12-3-6　不同层面靶区勾画（续）　　　　● GTV2（淋巴结）　● CTV1（高危）　● CTV2（低危）

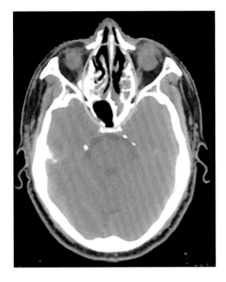
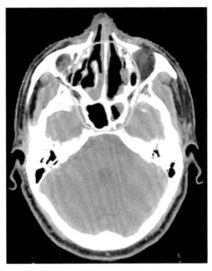

B. 筛窦、蝶窦层面靶区勾画，CTV1 包括双侧筛窦、蝶窦；

B

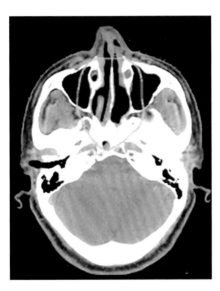
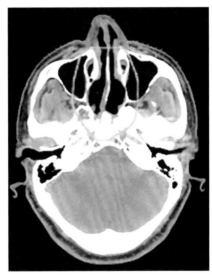

C. 鼻腔层面靶区勾画，考虑瘤床位于鼻中隔后部，CTV1 包括双侧鼻腔、双侧上颌窦内侧壁、鼻咽顶部；

C

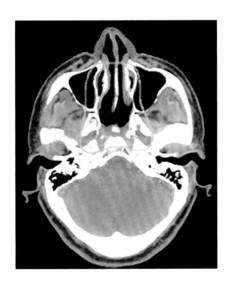
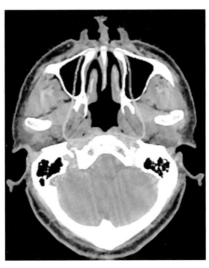

D. 鼻咽层面靶区勾画，CTV1 包括双侧鼻腔、双侧上颌窦内侧壁、鼻咽；

D

图 12-3-6　不同层面靶区勾画（续）　　● GTV2（淋巴结）　● CTV1（高危）　● CTV2（低危）

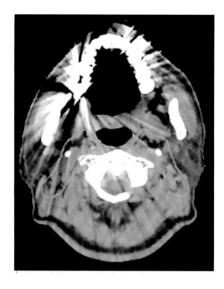
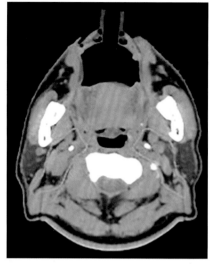

E. 上颌骨层面靶区勾画，CTV2
包括双侧咽后淋巴结、Ⅱ区淋巴
结；

E

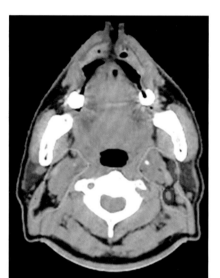
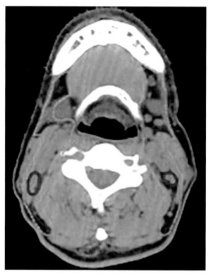

F. 舌骨层面靶区勾画，CTV2 包
括双侧Ⅰb区、Ⅱ区、Ⅴa区淋巴结；

F

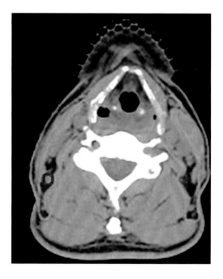
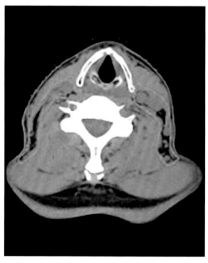

G. 甲状软骨层面靶区勾画，
CTV2包括双侧Ⅲ区、Ⅴa区淋巴结；

G

图12-3-6 不同层面靶区勾画（续）   ● GTV2（淋巴结） ● CTV1（高危） ● CTV2（低危）

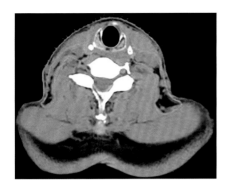
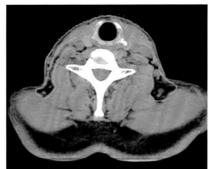

H．环状软骨层面靶区勾画，CTV2包括双侧Ⅲ区、Ⅳ区、Ⅴ区淋巴结；

H

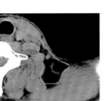
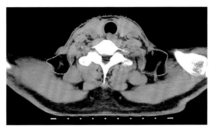

I．锁骨上区层面靶区勾画，CTV2包括双侧Ⅳ区、Ⅴb区淋巴结。

I

2. 诊断与分期检查

（1）术前鼻窦CT检查：左侧鼻腔、筛窦软组织肿块，累及双侧后鼻孔区、鼻咽腔、左侧上颌窦内侧区，左侧额窦、蝶窦和上颌窦阻塞性炎症；右侧上颌窦、筛窦黏膜稍增厚。

（2）术前鼻窦MRI检查：左侧鼻腔、筛窦弥漫不规则软组织增生，涉及左侧上颌窦内侧区、翼腭窝、鼻泪管区、后鼻孔、鼻咽腔，伴左侧鼻窦积液。

3. 手术情况
活检术后26天行鼻内镜术，术中见左鼻腔豆腐脑样新生物，伴黑色素沉着，鼻中隔及鼻底近后鼻孔处有黑色素沉着。切除左中甲及钩突，开放左全组鼻窦，见肿瘤来自筛窦，上颌窦黏膜有可疑侵犯，眶骨质及上颌窦后壁骨质吸收。术中切除肿瘤及有黑色素沉着的黏膜。

4. 术后病理检查
（左鼻腔、左蝶窦）黑色素瘤。

5. 术后MRI检查
术后左侧鼻腔、筛窦肿块大部分切除，术腔顶外侧壁弥漫软组织稍厚强化，涉及左侧下鼻道、上颌窦内后壁、翼腭窝、眶下裂及颞下窝。

6. 术后PET/CT检查
左侧上颌窦前上壁软组织影伴FDG代谢异常增高，考虑肿瘤性病变可能大。双肺多枚结节影、右下局部肋胸膜结节样增厚，FDG增高，考虑转移瘤。余全身未见明显转移灶。

7. 诊断
左鼻腔鼻窦黑色素瘤 $pT_{4b}N_0M_1$（肺）。

8. 治疗策略
术后姑息放疗联合化疗、免疫检查点抑制剂。

（1）术后2周余行同步化疗联合免疫治疗：采用替莫唑胺（100mg，每日1次）联合帕博利珠单抗（200mg，每3周1次）。在放疗结束前复查肺部CT提示肺部转移病灶出现明显进展，停用替莫唑胺，改用帕博利珠单抗（200mg，每3周1次）联合安罗替尼（10mg，每3天1次）。至放疗结束2个月，术后残留病灶明显消退，肺部转移灶完全退缩。目前无瘤生存近1年。

（2）放疗方案

1）射野范围：双鼻腔、筛窦、蝶窦、左侧上颌窦、左侧翼腭窝、鼻咽 + 双侧咽后淋巴结、Ⅰb区、Ⅱa区、Ⅱb区、Ⅲ区、Ⅴa区。

2）放疗剂量：采用VMAT技术，GTV1 2.2Gy×31fx=68.2Gy；CTV1 2.0Gy×31fx=62Gy；CTV2 1.8Gy×31fx=55.8Gy。

【治疗前后影像】

治疗前后MRI影像见图12-3-7。

图12-3-7 MRI 增强 T$_1$WI 扫影像

放疗前，术腔顶外侧壁弥漫软组织稍厚强化，涉及左侧下鼻道、上颌窦内后壁、翼腭窝、眶下裂、颞下窝、鼻咽左侧壁，如红色箭头所示；放疗结束2月余，原术腔顶外侧壁弥漫软组织强化明显减轻；

A、C、E、G、I、K、M、O. 放疗前横断位 MRI；

B、D、F、H、J、L、N、P. 放疗后横断位 MRI。

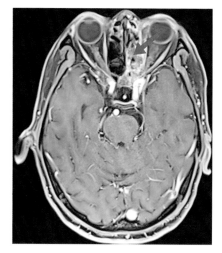
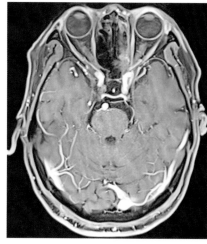

A | B

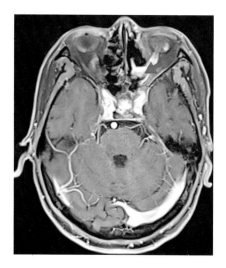
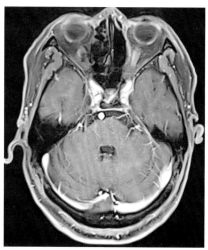

C | D

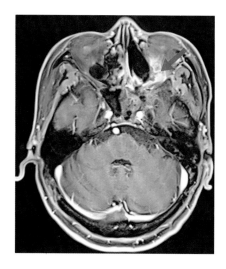
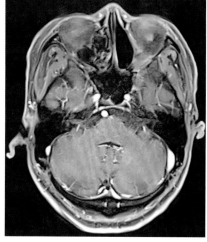

E | F

图 12-3-7　MRI 增强 T₁WI 扫影像（续）

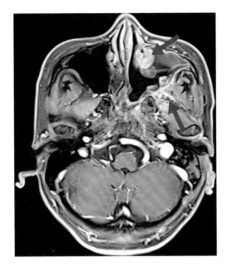
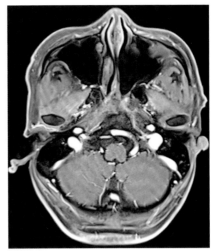

G | H

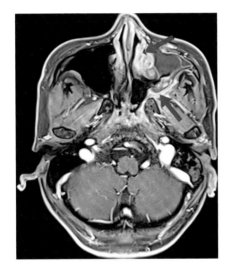
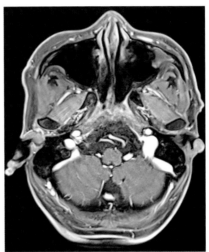

I | J

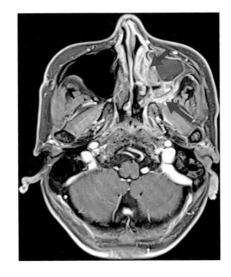
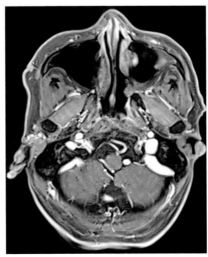

K | L

图 12-3-7　MRI 增强 T₁WI 扫影像（续）

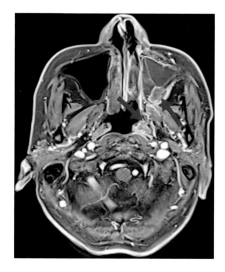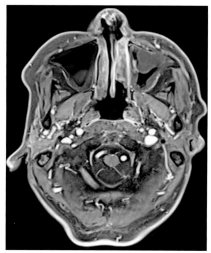

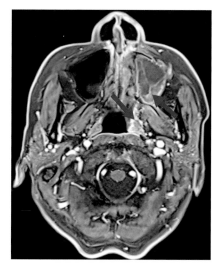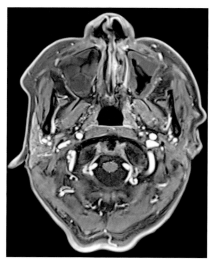

【治疗前后肺 CT】

治疗前后肺 CT 影像见图 12-3-8。

【靶区勾画】

不同层面靶区勾画见图 12-3-9。

图 12-3-8 肺 CT 平扫影像

放疗结束前,两肺多发结节,右肺中叶显著,较前片部分增大,右肺下叶新增一小结节,右下肺胸膜局部结节状增厚,如红色箭头所示;放疗结束 2 月余,肺部转移灶完全消退;

A、C、E、G、I、K、M. 放疗结束前肺 CT 平扫;

B、D、F、H、J、L、N. 放疗结束 2 个月余的肺 CT 平扫。

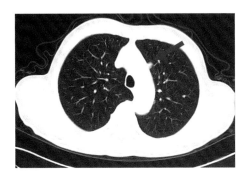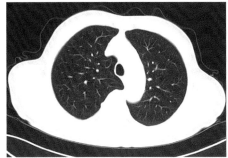

A | B

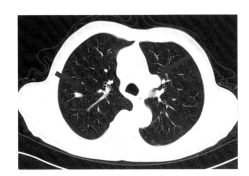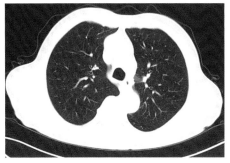

C | D

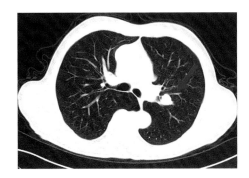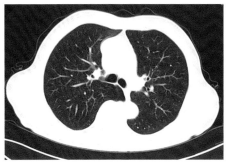

E | F

图12-3-8 肺CT平扫影像（续）

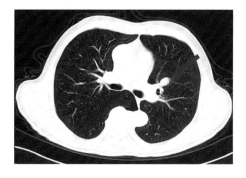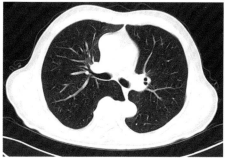

G｜H

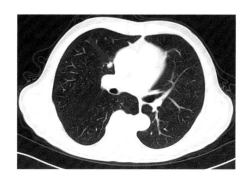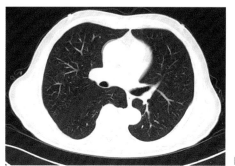

I｜J

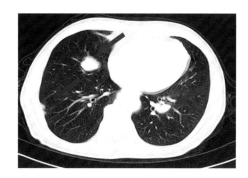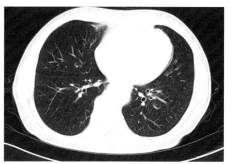

K｜L

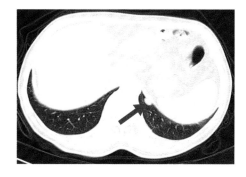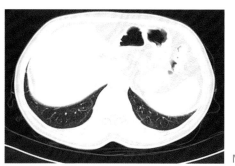

M｜N

图 12-3-9　不同层面靶区勾画　　　　　● GTV2（淋巴结）　● CTV1（高危）　● CTV2（低危）

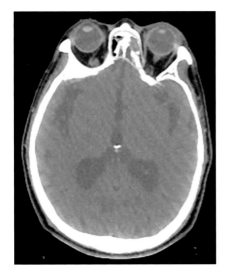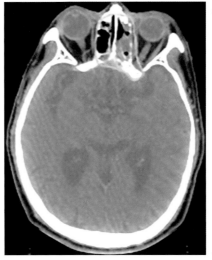

A. 筛窦层面靶区勾画；

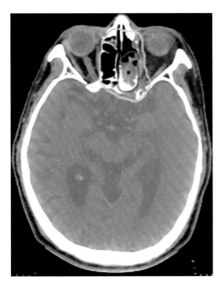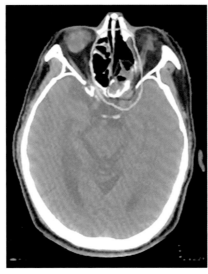

B. 眼眶层面靶区勾画，CTV1 包括双侧筛窦、左眼眶内侧壁；

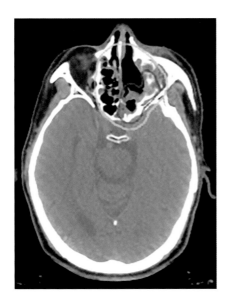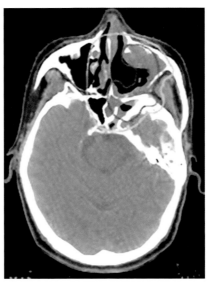

C. 眶底、鼻腔层面靶区勾画，CTV1 包括双侧鼻腔、双侧筛窦、左侧上颌窦、蝶窦、左侧翼腭窝；

图 12-3-9　不同层面靶区勾画（续）

● GTV2（淋巴结）　　● CTV1（高危）　　● CTV2（低危）

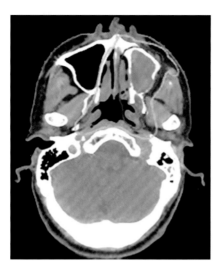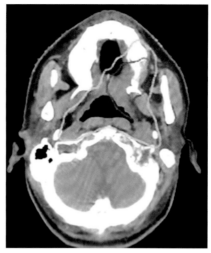

D

D. 上颌窦及硬腭层面靶区勾画，CTV1 包括双侧鼻腔、左侧上颌窦、鼻咽、双侧咽后淋巴结；

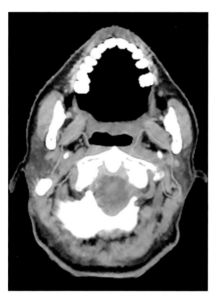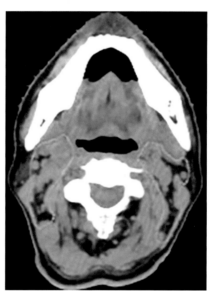

E

E. 下颌骨层面靶区勾画，CTV2 包括双侧咽后淋巴结、Ⅱ区淋巴结；

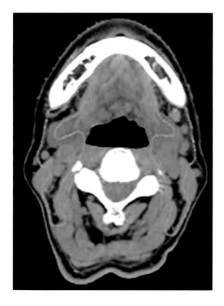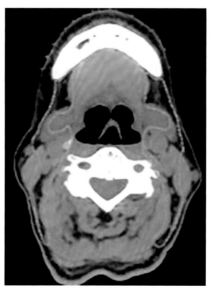

F

F. 下颌骨下缘层面靶区勾画，CTV2 包括双侧Ⅰb 区、Ⅱ区、Ⅴa 区淋巴结；

图12-3-9 不同层面靶区勾画（续）　　● GTV2（淋巴结）　● CTV1（高危）　● CTV2（低危）

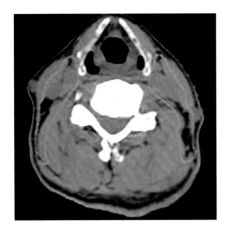
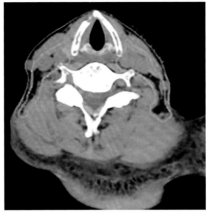

G．甲状软骨层面靶区勾画，CTV2包括双侧Ⅲ区、Va区淋巴结；

G

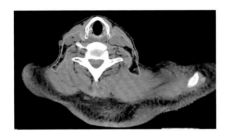
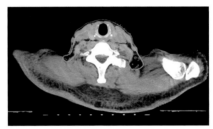

H．环状软骨层面靶区勾画，CTV2包括双侧Ⅲ区、Va区淋巴结，下界至环状软骨下缘。

H

（王伟芳　燕丽）

参考文献

［1］MARCUS D M，MARCUS R P，PRABHU R S，et al. Rising incidence of mucosal melanoma of the head and neck in the United States［J］. J Skin Cancer，2012，2：231693.

［2］ASCIERTO P A，ACCORONA R，BOTTI G，et al. Mucosal melanoma of the head and neck［J］. Crit Rev Oncol Hematol，2017，112：136-152.

［3］BACHAR G，LOH K S，O'SULLIVAN B，et al. Mucosal melanomas of the head and neck：experience of the Princess Margaret Hospital［J］. Head Neck，2008，30（10）：1325-1331.

［4］LAI Y，MENG X，LIU Q，et al. Impact of adjuvant therapy on survival for sinonasal mucosal melanoma［J］. Acta Otolaryngol，2020，140（1）：79-84.

［5］LAWAETZ M，BIRCH-JOHANSEN F，FRIIS S，et al. Primary mucosal melanoma of the head and neck in Denmark，1982-2012：Demographic and clinical aspects. A retrospective DAHANCA study［J］. Acta Oncol，2016，55（8）：1001-1008.

［6］MCLEAN N，TIGHIOUART M，MULLER S. Primary mucosal melanoma of the head and neck. Comparison of clinical presentation and histopathologic features of oral and sinonasal melanoma［J］. Oral Oncol，2008，44（11）：1039-1046.

［7］FLUKES S，LOHIA S，BARKER C A，et al. Primary tumor volume as a predictor of distant metastases and survival in patients with sinonasal mucosal melanoma［J］. Head Neck，2020，42（11）：3316-3325.

［8］SI L，KONG Y，XU X，et al. Prevalence of BRAF V600E mutation in Chinese melanoma patients：large scale analysis of BRAF and NRAS mutations in a 432-case cohort［J］. Eur J Cancer，2012，48（1）：94-100.

［9］ANNUNZIATA S，LAUDICELLA R，CAOBELLI F，et al. Clinical Value of PET/CT in Staging Melanoma and Potential New Radiotracers［J］. Curr Radiopharm，2020，13（1）：6-13.

［10］FRANZKE A，PROBST-KEPPER M，BUER J，et al. Elevated pretreatment serum levels of soluble vascular cell adhesion molecule 1 and lactate dehydrogenase as predictors of survival in cutaneous metastatic malignant melanoma［J］. Br J Cancer，1998，78

（1）：40-45.

［11］GAO D, MA X. Serum lactate dehydrogenase is a predictor of poor survival in malignant melanoma［J］. Panminerva Med, 2017, 59（4）: 332-337.

［12］BUNNELL A M, NEDRUD S M, FERNANDES R P. Classification and staging of melanoma in the head and neck［J］. Oral Maxillofac Surg Clin North Am, 2022, 34（2）: 221-234.

［13］LIAN B, CUI C L, ZHOU L, et al. The natural history and patterns of metastases from mucosal melanoma: an analysis of 706 prospectively-followed patients［J］. Ann Oncol, 2017, 28（4）: 868-873.

［14］DE VIRGILIO A, COSTANTINO A, CANZANO F, et al. Regional disease control in sinonasal mucosal melanoma: Systematic review and meta-analysis［J］. Head Neck, 2021, 43（2）: 705-715.

［15］ARNOLD A, ZIGLINAS P, OCHS K, et al. Therapy options and long-term results of sinonasal malignancies［J］. Oral Oncol, 2012, 48（10）: 1031-1037.

［16］ALMUTUAWA D M, STROHL M P, GRUSS C, et al. Outcomes of sinonasal mucosal melanomas with endoscopic and open resection: a retrospective cohort study［J］. J Neurooncol, 2020, 150（3）: 387-392.

［17］FARBER N I, BAVIER R D, CRIPPEN M M, et al. Comparing endoscopic resection and open resection for management of sinonasal mucosal melanoma［J］. Int Forum Allergy Rhinol, 2019, 9（12）: 1492-1498.

［18］WANG T, HUANG Y, LU J, et al. Sinonasal mucosal melanoma: a 10-year experience of 36 cases in China［J］. Ann Transl Med, 2020, 8（16）: 1022.

［19］JARROM D, PALERI V, KERAWALA C, et al. Mucosal melanoma of the upper airways tract mucosal melanoma: A systematic review with meta-analyses of treatment［J］. Head Neck, 2017, 39（4）: 819-825.

［20］LI W, YU Y, WANG H, et al. Evaluation of the prognostic impact of postoperative adjuvant radiotherapy on head and neck mucosal melanoma: a meta-analysis［J］. BMC Cancer, 2015, 15: 758.

［21］LAI Y, MENG X, LIU Q, et al. Impact of adjuvant therapy on survival for sinonasal mucosal melanoma［J］. Acta Otolaryngol, 2020, 140（1）: 79-84.

［22］刘志萍, 王凯, 黄晓东, 等. 52例原发鼻腔鼻窦黏膜恶性黑色素瘤疗效分析［J］. 中华放射肿瘤学杂志, 2016, 25（4）: 327-331.

［23］LIAN B, SI L, CUI C, et al. Phase Ⅱ randomized trial comparing high-dose IFN-alpha2b with temozolomide plus cisplatin as systemic adjuvant therapy for resected mucosal melanoma［J］. Clin Cancer Res, 2013, 19（16）: 4488-4498.

［24］CUI C, MAO L, CHI Z, et al. A phase Ⅱ, randomized, double-blind, placebo-controlled multicenter trial of Endostar in patients with metastatic melanoma［J］. Mol Ther, 2013, 21（7）: 1456-1463.

［25］BAI X, MAO L L, CHI Z H, et al. BRAF inhibitors: efficacious and tolerable in BRAF-mutant acral and mucosal melanoma［J］. Neoplasma, 2017, 64（4）: 626-632.

［26］FUJISAWA Y, ITO T, KATO H, et al. Outcome of combination therapy using BRAF and MEK inhibitors among Asian patients with advanced melanoma: An analysis of 112 cases［J］. Eur J Cancer, 2021, 145: 210-220.

［27］SCHAEFER T, SATZGER I, GUTZMER R. Clinics, prognosis and new therapeutic options in patients with mucosal melanoma: A retrospective analysis of 75 patients［J］. Medicine（Baltimore）, 2017, 96（1）: e5753.

［28］HODI F S, CORLESS C L, GIOBBIE-HURDER A, et al. Imatinib for melanomas harboring mutationally activated or amplified KIT arising on mucosal, acral, and chronically sun-damaged skin［J］. J Clin Oncol, 2013, 31（26）: 3182-3190.

［29］GUO J, SI L, KONG Y, et al. Phase Ⅱ, open-label, single-arm trial of imatinib mesylate in patients with metastatic melanoma harboring c-Kit mutation or amplification［J］. J Clin Oncol, 2011, 29（21）: 2904-2909.

［30］NEWELL F, KONG Y, WILMOTT J S, et al. Whole-genome landscape of mucosal melanoma reveals diverse drivers and therapeutic targets［J］. Nat Commun, 2019, 10（1）: 3163.

［31］ZHOU R, SHI C, TAO W, et al. Analysis of mucosal melanoma whole-genome landscapes reveals clinically relevant genomic aberrations［J］. Clin Cancer Res, 2019, 25（12）: 3548-3560.

［32］SCHACHTER J, RIBAS A, LONG G V, et al. Pembrolizumab versus ipilimumab for advanced melanoma: final overall survival results of a multicentre, randomised, open-label phase 3 study（KEYNOTE-006）［J］. Lancet, 2017, 390（10105）: 1853-1862.

［33］ROBERT C, RIBAS A, SCHACHTER J, et al. Pembrolizumab versus ipilimumab in advanced melanoma（KEYNOTE-006）:

post-hoc 5-year results from an open-label, multicentre, randomised, controlled, phase 3 study[J]. Lancet Oncol, 2019, 20(9): 1239-1251.

[34] YOKOTA K, UCHI H, UHARA H, et al. Adjuvant therapy with nivolumab versus ipilimumab after complete resection of stage Ⅲ/Ⅳ melanoma: Japanese subgroup analysis from the phase 3 CheckMate 238 study[J]. J Dermatol, 2019, 46(12): 1197-1201.

[35] FREEMAN-KELLER M, WEBER J S. Anti-programmed death receptor 1 immunotherapy in melanoma: rationale, evidence and clinical potential[J]. Ther Adv Med Oncol, 2015, 7(1): 12-21.

[36] ASCIERTO P A, DEL V M, MANDALA M, et al. Adjuvant nivolumab versus ipilimumab in resected stage Ⅲ B-C and stage Ⅳ melanoma(CheckMate 238): 4-year results from a multicentre, double-blind, randomised, controlled, phase 3 trial[J]. Lancet Oncol, 2020, 21(11): 1465-1477.

[37] D'ANGELO S P, LARKIN J, SOSMAN J A, et al. Efficacy and safety of nivolumab alone or in combination with ipilimumab in patients with mucosal melanoma: A pooled analysis[J]. J Clin Oncol, 2017, 35(2): 226-235.

[38] SI L, ZHANG X, SHU Y, et al. A Phase Ib Study of Pembrolizumab as Second-Line Therapy for Chinese Patients With Advanced or Metastatic Melanoma(KEYNOTE-151)[J]. Transl Oncol, 2019, 12(6): 828-835.

[39] HAMID O, ROBERT C, RIBAS A, et al. Antitumour activity of pembrolizumab in advanced mucosal melanoma: a post-hoc analysis of KEYNOTE-001, 002, 006[J]. Br J Cancer, 2018, 119(6): 670-674.

[40] SHENG X, YAN X, CHI Z, et al. Axitinib in combination with toripalimab, a humanized immunoglobulin g4 monoclonal antibody against programmed cell death-1, in patients with metastatic mucosal melanoma: An open-label phase IB trial[J]. J Clin Oncol, 2019, 37(32): 2987-2999.

[41] HANAOKA Y, TANEMURA A, TAKAFUJI M, et al. Local and disease control for nasal melanoma treated with radiation and concomitant anti-programmed death 1 antibody[J]. J Dermatol, 2020, 47(4): 423-425.

[42] LI J, KAN H, ZHAO L, et al. Immune checkpoint inhibitors in advanced or metastatic mucosal melanoma: a systematic review[J]. Ther Adv Med Oncol, 2020, 12: 431430228.

[43] TEMAM S, MAMELLE G, MARANDAS P, et al. Postoperative radiotherapy for primary mucosal melanoma of the head and neck[J]. Cancer, 2005, 103(2): 313-319.

[44] AMIT M, TAM S, ABDELMEGUID A S, et al. Approaches to regional lymph node metastasis in patients with head and neck mucosal melanoma[J]. Cancer, 2018, 124(3): 514-520.

[45] 彭瑞清, 伍国号, 陈文宽, 等. 44 例原发性鼻黏膜恶性黑色素瘤的临床特征及预后分析[J]. 癌症, 2006, 25(10): 1284-1286.

第十三章　原发性鼻型结外NK/T细胞淋巴瘤放疗靶区勾画

第一节　综合治疗进展

鼻型结外 NK/T 细胞淋巴瘤既往被称为恶性肉芽肿、中线恶性网织细胞增生症等,是修正欧美淋巴瘤分类(Revised European-American Lymphoma,REAL)和世界卫生组织(World Health Organization,WHO)淋巴瘤分类中独立的病理类型。其在欧美少见,而在东亚及拉丁美洲常见。在我国,鼻型结外 NK/T 细胞淋巴瘤是最常见的外周 T 细胞淋巴结瘤,占全部淋巴瘤的 11%~14%,占外周 T 细胞淋巴瘤的 47%~55%[1,2]。鼻型结外 NK/T 细胞淋巴瘤最常见的原发部位是鼻腔,其次是韦氏环[3-5]。本章重点讨论原发鼻腔的鼻型结外 NK/T 细胞淋巴瘤。

一、临床特征与诊断分期

(一)临床特征

原发鼻腔的鼻型结外 NK/T 细胞淋巴瘤具有自己独特的临床特征[4],男性多见,男女比 2~3∶1,中位发病年龄 40~45 岁,25%~30% 的患者有 B 组症状或 LDH 增高。相较于原发于韦氏环的患者,原发性鼻腔鼻型结外 NK/T 细胞淋巴瘤,Ⅰ~Ⅱ期比例更加常见,占 80%~90%,而Ⅰ期可占 70%~80%。1/2~2/3 患者的病灶超出鼻腔范围,其中最常见的侵犯部位是鼻翼及鼻背皮肤、筛窦、硬腭等[3-15]。

患者的临床症状体征与侵犯范围相关,最常见的是鼻塞。病变侵犯的范围与对应临床症状体征如表 13-1-1 所示,同时以下侵犯途径在勾画局部放疗靶区时应遵循规律,并注意延伸临床靶区(clinical target volume,CTV)范围。

表 13-1-1　临床实践中原发鼻腔 NK/T 细胞淋巴瘤易侵犯方向及具体表现

侵犯方向	具体表现
对侧	病变可原发双鼻腔,也可一侧病灶侵透鼻中隔达对侧鼻腔,临床可见到鼻中隔穿孔
向上	侵及筛窦时可出现头痛;部分病变可再次沿筛窦向上进入额窦;病变也可经筛窦向后上侵及蝶窦,但较少发生
向前上	沿鼻泪管可侵及眼眶内,出现内眦占位、眼球突出、眼睑红肿;病变极少向前上穿透骨质侵入眼眶
向前	侵及鼻翼及鼻背皮肤时可出现鼻背皮肤红肿,严重者可出现破溃,部分患者可沿皮下组织向两侧颜面皮肤蔓延,从而形成颜面部肿胀
向两侧	沿上颌窦开口侵入上颌窦内侧壁内,同时合并上颌窦炎症,从而形成上颌窦压痛,也可出现颜面水肿
向后	沿后鼻孔向后及后上侵及鼻咽侧壁、顶壁及顶后壁;向后下方可侵及软腭;部分病灶可侵及咽后壁达口咽
向后外	局部较晚期的患者可向后外侧侵及翼内肌、翼外肌,并易沿肌肉间隙蔓延至颞下窝,通常肿瘤极少直接侵透肌肉,通常沿肌肉间隙蔓延
向下	向下侵透硬腭进入口腔,临床可见到硬腭穿孔,部分肿瘤可沿硬腭前方的切牙孔(腭前孔)进入口腔而不形成硬腭穿孔

除了上述肿瘤侵及的区域所出现的症状,结外鼻型 NK/T 细胞淋巴瘤是以血管中心性坏死为特征,故多数患者肿瘤局部溃疡坏死,具有特征性的恶臭。

原发鼻腔 NK/T 细胞淋巴瘤晚期患者可出现远处器官受累,最常见的转移部位是皮肤,其次是肝、肺和骨。

(二)病理特征

原发鼻腔鼻型结外 NK/T 细胞淋巴瘤具有以下病理特征如下。

1. 病理形态　表现为以血管中心性坏死为特征。

2. **免疫组化表型** T 细胞抗原 CD2+，胞质 CD3+，表面 CD3-；NK 细胞抗原 CD56+；细胞毒相关蛋白颗粒酶 B+，TIA-1+，穿孔素 +（至少一项阳性）；其他 T 细胞和 NK 细胞相关抗原常为阴性：CD4、CD5、CD8、CD16 和 CD57 阴性；B 细胞相关抗原 CD19、CD20、CD22 和 CD79a 阴性。

3. **EBER** 鼻型结外 NK/T 细胞淋巴瘤与 EB 病毒显著相关，>80% 的原发鼻腔 NK/T 细胞淋巴瘤 EBER+。

4. **TCR 重排** 鼻型结外 NK/T 细胞淋巴瘤 80%~90% 来源于 NK 细胞，10%~30% 来源于细胞毒性 T 淋巴细胞，后者表现为 TCR 基因重排。

（三）检验与辅助检查

基于前述临床和病理特征，原发鼻腔鼻型结外 NK/T 细胞淋巴瘤的检验项目包括血常规、肝肾功能（含 LDH）、血沉、EB 病毒抗体、EBV-DNA 检测。检查项目包括：

1. **局部病灶情况** 电子 / 纤维鼻咽喉镜、头颈部增强 MRI，两者不能互相替代，电子纤维鼻咽喉镜更易于评估黏膜病变情况，而头颈部增强 MRI 对局部病灶的侵犯范围的显示显著优于 CT，对于无法行 MRI 检查者才行局部 CT 检查。

2. **全身肿瘤情况** 颈胸腹盆增强 CT 检查用于明确颈部淋巴结及全身转移情况，对于经济条件可以的患者，建议行全身 PET/CT 检查，后者一方面有利于全身更准确的分期，另一方面更有利于明确局部病灶的情况。

3. **骨髓穿刺活检** 晚期原发性鼻型结外 NK/T 细胞淋巴瘤可出现骨髓受侵，建议作为常规分期检查项目。

4. **体格检查与问诊重点** 头颈部查体，尤其是口腔、口咽、下咽的直视及间接镜检查尤为重要，部分原发于鼻腔的鼻型结外 NK/T 细胞淋巴瘤可见牙龈及颊黏膜等多原发病灶，此外口腔检查明确牙齿情况，并于口腔科行放疗前口腔处理；问诊重点注意 B 组症状（有以下任何症状之一者均定义：连续 3 天不明原因发热超过 38℃；6 个月内不明原因体重减轻 >10%；盗汗），对于 B 组症状中的盗汗的问诊要以患者夜间睡眠棉被浸湿为准，要避免患者出一点汗就定义为盗汗。

（四）临床分期

原发性鼻腔鼻型结外 NK/T 细胞淋巴瘤临床常规采用 Ann Arbor 分期，其与预后显著相关。I 期指原发鼻腔病灶伴有或无周围邻近器官侵及，但无淋巴结或远处受侵；II 期指合并有膈上淋巴结受侵；III 期指合并有膈下淋巴结受侵；IV 期指合并远处结外器官受侵。

二、预后因素与综合治疗原则

（一）预后因素

鼻型结外 NK/T 细胞淋巴瘤目前国际上存在多个预后模型，包括 IPI（International Prognostic Index）、KPI（Korean Prognostic Index）、PINK（Prognostic Index of Natural Killer Lymphoma）和修正 NRI（Nomogram-Revised Risk Index）[10, 16, 17] 等，结合各预后模型，总体的预后不良因素包括 Ann Arbor 分期 II 期及 III/IV 期、ECOG 评分 ≥2、B 组症状、LDH 升高、年龄 >60 岁和广泛原发肿瘤浸润（primary tumor involvement，PTI）。各预后模型独立因素有所不同，尤其 B 组症状较有争议，除 KPI 外，多数研究结果并未将 B 组症状作为独立预后因素。

（二）综合治疗原则

如表 13-1-2 所示，实际临床治疗中，根据不同的危险度分组，鼻型结外 NK/T 细胞淋巴瘤的综合治疗策略不同。早期低危组，采用单纯放疗为主；早期中高危组，采用放化疗的综合治疗；有远处受累的晚期患者，则以化疗为主，化疗有效可行局部区域放疗的治疗策略。

1. **早期低危组患者** 对于 I 期原发上呼吸消化道的鼻型结外 NK/T 细胞淋巴瘤单纯放疗 5 年局部控制率可以达 93%，5 年总生存率可以达 80%[18]。而无危险因素的 I 期患者 5 年生存率可达 85%~87%。对于早期 NK/T 细胞淋巴瘤，放疗联合以阿霉素为基础的传统化疗与单纯放疗相比并未提高生存[19]，而放疗联合以吉西他滨、门冬酰胺酶为基础的新化疗方案，对于无危险因素的早期 NK/T 细胞淋巴瘤也未见到生存收益[16, 20]。同时，对于无危险因素的 I 期原发鼻腔 NK/T 细胞淋巴瘤，其预后更优于原发韦氏环的 NK/T 细胞淋巴瘤。因此，单纯放疗是 I 期原发鼻腔 NK/T 细胞淋巴瘤的根治性治疗手段。

表 13-1-2   临床实践中原发鼻腔 NK/T 细胞淋巴瘤的预后分组与综合治疗原则

预后分组	分组定义	治疗原则
早期低危组	符合以下全部条件者:Ann Arbor 分期 I 期,ECOG 评分 0~1 分,LDH 正常,无 PTI	单纯放疗
早期中高危组	符合如下一种以上情况者:Ann Arbor 分期 II 期,或者 ECOG 评分 ≥ 2,或者 LDH 升高,或者有 PTI	以放疗为主,辅以全身化疗
晚期患者	符合如下条件者:III/IV 期,有远处受累者	以全身化疗为主,在化疗有效的情况下,局部区域可行放疗

年龄 >60 岁是鼻型结外 NK/T 细胞淋巴瘤的预后不良因素,但主要是患者耐受性差导致,而对于无其他危险因素的年龄 >60 岁的 I 期患者,高龄并不影响单纯放疗的强度,因此年龄 >60 岁并不是无其他危险因素的 I 期患者的不良因素,单纯放疗可以使该组患者生存达到与自然人群同样的生存预期。对于年龄 >60 岁的无其他危险因素的患者,建议行单纯根治性放疗[21]。

2. **早期中高危组患者**   不同预后不良因素对患者的实际预后临床影响不同,总体来说,ECOG 评分 ≥2、LDH 升高、Ann Arbor 分期 II 期、PTI 均是远处失败的高危因素。前两个因素较易区分,后两个因素需要在临床实践中具体判断,且后两者是局部区域失败的高危因素。Ann Arbor 分期 II 期主要表现为原发鼻腔 NK/T 细胞淋巴瘤出现颈部淋巴结受累的情况,同时也包括纵隔淋巴结受累的情况,但 95% 以上的患者为颈部淋巴结受累,而具体转移区域预后也有不同,例如双上颈淋巴结受累与双锁骨上淋巴结受累本身的预后是不同的。PTI 主要是指局部肿瘤侵及周围邻近器官,但具体侵及范围不同,预后也不同。如表 13-1-1 所示,肿瘤可以侵犯极大的范围,也可以局部受累,其预后必然不同,例如筛窦是最容易受累的区域,仅筛窦受累的患者的预后必然会优于大面积侵犯的病变。因此,部分学者将 NK/T 细胞淋巴瘤以 TNM 分期来预测预后。II 期淋巴结受累的范围不同,PTI 的受侵范围不同,远处转移风险是有差异的。但总体来说,由于该病为淋巴瘤,为血液系统疾病,简单按是否为 II 期和是否有 PTI,也能够满足临床诊疗的要求。

在以阿霉素为基础的传统化疗时代下,早期中高危组患者放疗与化疗联合治疗的顺序,应首选放疗,先放疗较先化疗可以显著提高患者的 OS 和 DFS。而在以吉西他滨、门冬酰胺酶为基础的新化疗方案时代下,化疗的有效率提高,放疗与化疗的顺序目前尚存在较大争议。如果从方案的 PD 率来说,放疗局部肿瘤的 PD 率显著的低于化疗。结合笔者个人的临床经验,倾向于 II 期患者淋巴结转移局限于上中颈,而局部 PTI 相对较局限的患者,首选放疗,建议放疗 + 化疗的序贯治疗;而对于 II 期患者淋巴结转移较广泛达锁骨上甚至上纵隔者(远处转移风险高),或者 PTI 的范围较广泛,例如鼻腔、鼻咽、口咽甚至下咽广泛受侵进展较快者(局部进展快,放疗需一定的等待时间),首选化疗,建议化疗 + 放疗的序贯治疗。对于先化疗患者,即使达到 CR,也应该行局部区域放疗,对该类患者,放疗不仅可以提高局部区域控制,同时也可以显著提高总生存率[22]。

3. **晚期患者**   Ann Arbor III/IV 期患者定义为晚期患者,该类患者应以全身化疗为主要治疗手段,对于全身治疗疗效佳者,局部原发灶及区域淋巴结可以考虑放疗,放疗可提高局部区域控制。晚期鼻型结外 NK/T 细胞淋巴瘤化疗建议采用以吉西他滨、门冬酰胺酶为基础的新化疗方案。

第二节   放疗靶区勾画概述

原发鼻腔 NK/T 细胞淋巴瘤的靶区勾画应全面结合头颈部 MRI 和 PET/CT 影像、电子 / 纤维鼻咽喉镜、前鼻镜及间接鼻咽喉镜所示肿瘤范围勾画,疗前的检查对于靶区勾画极为重要,尤其是对于先化疗的患者,化疗前的全面细致的检查对于化疗后靶区的精准勾画是极其重要的参考资料。

一、放疗靶区勾画前的资料准备

原发鼻腔 NK/T 细胞淋巴瘤以鼻腔病变为中心，部分较早期患者表现为黏膜病变，其在头颈部 MRI 检查时显示并不显著，而对于黏膜病变，本身鼻腔、鼻咽、口咽黏膜就有生理性代谢升高，因此，在 PET/CT 上也不能准确判断病变范围，此时直视下的电子/纤维鼻咽喉镜、前鼻镜及间接鼻咽喉镜检查就更为重要，而对于浸润深部组织的病变，直视下的电子/纤维鼻咽喉镜并不能满足病变范围判断的要求，头颈部 MRI 检查更为重要，要想精准地勾画靶区，前期资料的充足准备非常重要，其次才是基于这些资料基础上的靶区勾画。

靶区勾画前的资料准备原则如下。

1. 在所有治疗前应该予以充分完善的检查。尤其对于先化疗的患者，部分单位往往在治疗前仅做一个 CT 检查就开始行化疗，化疗后若肿瘤退缩，等放疗勾画靶区时则完全不知道肿瘤具体的侵及范围。

2. 尽量行头颈部 MRI 检查，MRI 对于肌肉浸润及肌肉间隙间的肿瘤生长显示较 CT 清晰，对咽后淋巴结及颈部淋巴结的显示也较 CT 清晰，即使患者已行 PET/CT 检查，也应该在疗前行头颈部 MRI 检查，除了确认肿瘤侵犯的范围外，头颈部 MRI 是极佳的疗效评价工具，因此基线检查头颈部 MRI 是必需的。当然，对于无法行 MRI 者，只能选择头颈部增强 CT 检查。

3. PET/CT 为推荐检查，对靶区勾画有一定的参考价值，尤其若采用同期加量，则价值更大，PET/CT 的另一项作用是判断远处受累情况。对于较早期无条件的患者，颈胸腹盆增强 CT 可替代选择。

4. 电子/纤维鼻咽喉镜是必需的检查，原发鼻腔 NK/T 细胞淋巴瘤是以黏膜病变为基础，电子/纤维鼻咽喉镜直视下能够清晰地显示病变范围，对于靶区勾画极为重要，部分 NK/T 细胞淋巴瘤为多中心起源，可同时伴有鼻咽、口咽、舌根、下咽等的多原发病灶，鼻咽喉镜可以进一步明确。此外，电子/纤维鼻咽喉镜结合头颈部 MRI 是最佳的疗效评价手段，也是最佳的随诊观察手段。

5. 头颈部常规查体，包括前鼻镜检查、口腔检查、间接鼻咽喉镜等，可以明确齿龈、口腔、口咽、舌根、下咽黏膜等是否有多中心病变，此外也是治疗过程中观察疗效的最便捷手段。对于没有头颈部查体经验的医师或机构，至少应进行直视下的齿龈、口腔、黏膜的检查。

6. 放疗前建议行放疗前口腔处理。

7. 先行化疗的患者，靶区勾画需要结合化疗前肿瘤原发灶侵及的范围，同时结合化疗后的肿瘤情况进行勾画，靶区 CTV 范围以化疗前检查的侵犯范围进行勾画，但要注意肿瘤退缩后正常解剖结构的回位。

二、体位固定与模拟定位

1. **张口含"瓶"及压舌板制作**　由于肿瘤位于口腔的上半部分，极少侵及舌体与口底，因此原发鼻腔 NK/T 细胞淋巴瘤通常在定位时需张口含瓶，以保护舌体与口底。含瓶可以进行自制，通常可以采用压舌板制作。制作方法是取一压舌板测量患者口腔深度，通常不要过长，一般仅占据口腔的前 1/3~1/2，长度通常不超过 6cm，以免过长导致患者放疗过程中出现黏膜炎，出现恶心症状而无法继续使用，然后使用 10~12 个压舌板剪切叠加成口腔斜面的形状，为提高患者舒适度可在斜面上用胶布缠绕纱垫，此外在患者牙齿位置做出凹槽，以便患者每次张口含在同一位置，保证重复性。

2. **体位固定与定位扫描**　患者采用头颈肩架，B 枕，仰卧，头颈肩面罩固定，固定面罩前，将新头颈肩面罩面对患者头部，取大概对应口部的位置开一个约 1cm×1cm 大小的口，然后再给面罩加热。固定面罩时，先让患者张口含上述制作的张口压舌板，再扣面罩，将上述对应口部开的 1cm×1cm 大小的口拉开张口压舌板的大小，从压舌板处套入固定，这样制作出来的头颈肩模不需要后续再剪切，边缘光整，适形性好。

定位扫描建议采用 CT 增强定位扫描，扫描范围上至头顶，下至气管分叉处，若淋巴结侵犯范围较广达纵隔，则下界包全。对于有 MRI 模拟定位机的单位，建议第二日进行 MRI 模拟定位，将 CT 模拟定位图像与 MRI 模拟定位图像融合，更有利于精准靶区勾画。

三、靶区定义范围

1. 原发灶的靶区勾画　基于上述头颈部 MRI、PET/CT 与直接 / 间接鼻咽喉镜检查,按表 13-1-1 所总结的侵犯方向,全面判断原发鼻腔 NK/T 细胞淋巴瘤的局部侵犯范围并进行靶区勾画。靶区定义如下。

（1）GTV：结合 CT、MRI 及 PET/CT、直接 / 间接鼻咽喉镜等勾画的原发灶的范围。

（2）CTV：如表 13-2-1 所定义。

（3）PTV：CTV+0.3cm。

表 13-2-1　原发鼻腔 NK/T 细胞淋巴瘤原发灶 CTV 勾画建议

靶区范围	CTV
基础靶区范围	双侧鼻腔、双侧筛窦、硬腭、双侧上颌窦内侧壁;细节方面,注意包全双侧鼻泪管鼻腔部分、双侧翼腭窝
扩展靶区范围	扩大到受累的邻近器官或结构,基本原则: （1）沿空腔器官蔓延方向要包括 GTV 外全部空腔器官,或空腔器官外 1.5~2.0cm,例如双侧筛窦受累,要包括全部 GTV 上 1.5~2.0cm 的额窦;再如鼻腔肿瘤向后侵及鼻咽,要包括全面的鼻咽 （2）沿肌肉与软组织方向浸润则包括 GTV 外 1.0~1.5cm 或至解剖屏障,例如翼内肌受累要包全全部翼内肌,再例如软腭受累背面至少包括 GTV+1.0cm 的软腭甚至全部软腭,再如颜面部受累,要包括水肿的软组织外至少 1.0cm

2. 颈部淋巴结引流区的靶区勾画　原发鼻腔 NK/T 细胞淋巴瘤常规不做颈部淋巴结预防照射,因此颈部淋巴结是否转移的判断非常重要[23]。实际临床实践中,行颈 MRI 检查时很多患者会显示双颈Ⅱ区小淋巴结肿大,但绝大多数患者是良性肿大,而非淋巴瘤侵及,因此颈部淋巴结是否转移需要结合多种资料进行判断,表 13-2-2 总结了鼻型结外 NK/T 细胞淋巴瘤颈部淋巴结受侵与良性肿大判断所参考的临床指标与特征,总体要将各方面进行结合,在无法明确颈部淋巴结是否为淋巴瘤受累时,可考虑行超声引导下粗针穿刺。但由于淋巴瘤本身的特征,通常穿刺结果也不明确。在这种情况下,处理的基本原则是若鼻腔原发病灶范围广,尤其是侵及软腭、侵透硬腭、侵及鼻咽甚至口咽时,颈部的处理建议按照淋巴结受累进行处理;若局部病期早,仅局限于鼻腔,或仅侵及筛窦时,颈部的处理建议按照淋巴结未受累处理。

表 13-2-2　原发鼻腔 NK/T 细胞淋巴瘤颈部淋巴结受侵与良性肿大判断参考

判断指标	特征	淋巴结受侵	良性肿大
MRI/CT 表现	形态	多为圆形,部分较大者有中心	多为细长形,或不规则形
	大小	短径通常 >1.0cm	短径通常 <1.0cm
	数量	可为 1 个,也可为多个	通常一个区域 <3 个
	位置	双颈Ⅰb 区、Ⅱ区、Ⅲ区、Ⅳ区、Ⅴ区均可出现,咽后淋巴结可有肿大	多数位于双颈Ⅰb 区、Ⅱ区
PET/CT		明显代谢增高	轻度代谢增高
颈部超声		皮质模糊,血流丰富,淋巴门结构消失	皮质清晰,可有少量血流,淋巴门结构可见
鼻腔局部原发灶的侵犯范围		通常外侵明显,尤其是侵及软腭、鼻咽等韦氏环结构时	通常较早,局限于鼻腔内
查体触诊		双颈可触及质韧淋巴结,触之一般无痛或轻度疼痛	在颏下或下颌下可触及椭圆形淋巴结,触之疼痛

中国医学科学院肿瘤医院回顾性分析了原发上呼吸消化道 NK/T 细胞淋巴瘤的淋巴结受累规律[23],结果显示最常见的转移部位分别是咽后淋巴结（19.0%）和双颈Ⅱ区淋巴结（11.4%）,其次才是双颈Ⅰb 区（2.8%）、双颈Ⅴ

区（1.8%）和双颈Ⅲ区（0.9%）。而颈部淋巴结转移率与原发灶鼻咽、口咽、下咽的受累显著相关。因此，基于上述数据和既往的临床经验表 13-2-3 给出颈部淋巴结 CTV 的勾画建议。该建议主要依据颈部淋巴结的受累水平，以及鼻咽、口咽、下咽的原发灶受侵情况，基本原则是至少要比淋巴结受侵范围扩大一个预防区域，鼻咽受侵而没有淋巴结受累的情况要预防上颈，对于口咽及下咽受侵则要扩大在全颈部预防照射。

表 13-2-3　原发鼻腔 NK/T 细胞淋巴瘤颈部淋巴结引流区 CTV 勾画建议

颈部淋巴结情况	CTV
无颈部淋巴结受累,且鼻咽未受累	不行颈淋巴结预防照射
（1）无颈部淋巴结受累,但鼻咽受累 （2）咽后淋巴结转移,但无口咽及下咽受累	咽后淋巴结、双颈ⅠB 区、ⅡA 区、ⅡB 区,舌骨水平以上ⅤA 区
颈ⅠB 区淋巴结受累,但无口咽及下咽受累	双颈ⅠA 区、ⅠB 区、ⅡA 区、ⅡB 区、ⅤA 区、Ⅲ区(有鼻咽受侵或有咽后淋巴结则包括咽后淋巴结)
颈Ⅱ区淋巴结受累,但无口咽及下咽受累	双颈ⅠB 区、ⅡA 区、ⅡB 区、Ⅲ区、ⅤA 区(有鼻咽受侵或有咽后淋巴结则包括咽后淋巴结,有ⅠB 区淋巴结转移则包括ⅠA 区)
颈Ⅲ区淋巴结受累,或口咽及下咽受累	咽后淋巴结、双颈ⅠB 区、ⅡA 区、ⅡB 区、Ⅲ区、Ⅳ区、ⅤA 区、ⅤB 区及双锁骨上区(有ⅠB 区淋巴结转移则包括ⅠA 区)

四、处方剂量及正常组织限量

虽然多中心大数据的结果显示[24],50Gy 可以作为 NK/T 细胞淋巴瘤的根治性治疗剂量,高于 50Gy 的剂量并未提高患者的生存,反而数值上显示患者的生存下降。但该数据结果基于回顾性研究,一方面该结果提示 NK/T 细胞淋巴瘤至少应给予 50Gy 的剂量,才可能达到根治,而另一方面对于高于 50Gy 的剂量并不能说明是因为提高了剂量导致患者的生存下降。该研究为回顾性研究,从实际临床考虑,接受 50Gy 以上剂量照射的患者绝大多数都是 50Gy 后仍有局部肿瘤残存,因此给予了 50Gy 以后的序贯补量,这也代表了这批患者对治疗的抗拒性,所以并不能代表 50Gy 以上的剂量会影响生存。

结合大数据的结果与临床经验,目前可以考虑两种治疗模式,一种是序贯治疗模式,给予原发灶及颈淋巴结引流区常规分割 50Gy/2Gy/25f, 20~25 次复查,若有明确残存,则给予局部残存原发灶 6Gy/2Gy/3f 补量治疗;另一种是同期调强模式,给予原发灶 PGTV 56Gy/2.24Gy/25f, PTV 50Gy/2Gy/25f。常规采用前者治疗模式。

正常组织限量与头颈部肿瘤的限量相同,这里要注意的是若采用序贯治疗模式时,第一程治疗计划应按照 PTV 56Gy/2Gy/28f 评估正常组织限量,执行 25 次后,再做第二程计划,这样可以将正常组织限量预分配给第二程局部加量计划。

第三节　案例分析

一、鼻腔 NK/T 细胞淋巴瘤（早期低危组，局限Ⅰ期）

【病历摘要】

1. 基本临床信息　患者,男性,46 岁,因"右侧鼻塞 3 年,双鼻塞 6 个月,以左侧加重 3 个月"就诊,外院活检病理考虑结外鼻型 NK/T 细胞淋巴瘤就诊。患者自发病以来,饮食睡眠可,无发热、体重减轻、盗汗等症状。颈部查体,双颌下可触及活动有触痛的小淋巴结,约 0.5cm × 1.0cm。

2.诊断与分期检查

（1）电子鼻咽喉镜检查　鼻中隔左偏，左侧鼻腔下鼻甲明显肿胀，鼻道狭窄，右侧鼻腔鼻中隔黏膜充血，下鼻甲明显肿胀，黄褐脓性分泌物及痂附着，鼻咽部基本平整，黏膜略充血，未见明显异常，口咽及下咽未见明显异常。喉未见明显异常，声带活动正常（图13-3-1）。于左鼻中隔肿物、左下鼻甲肿物、左中鼻甲肿物、右鼻中隔肿物、右中鼻甲肿物、右下鼻甲肿物多点活检。

（2）病理学检查：（左鼻中隔肿物、左下鼻甲肿物、左中鼻甲肿物、右鼻中隔肿物、右中鼻甲肿物、右下鼻甲肿物）结合免疫组化及原位杂交结果，诊断为结外NK/T细胞淋巴瘤，鼻型。免疫组化：CD3（+），CD56（+），GrB（+），TIA1（+），CD20（−），CK（−），ALK（−），P53（−），CD30（8%+），Ki67（50%）；原位杂交：EBER（+）。

（3）全身PET/CT检查：双侧鼻腔中下鼻甲、鼻中隔黏膜代谢轻度增高；双侧鼻翼软组织略厚，代谢增高；双颈部Ⅱ区数个淋巴结，部分代谢增高。口咽双侧壁软组织略厚，代谢呈对称性增高。脂肪肝，肝囊肿。

（4）鼻咽鼻窦及颈部MRI检查：双侧中下鼻甲、鼻中隔黏膜增厚，可符合淋巴瘤，建议结合镜检，双侧颈深淋巴结可见多发淋巴结（图13-3-2）。

（5）颈部淋巴结B超检查：提示颈Ⅰ区见多发低回声结节，部分未见淋巴门，其一约0.7cm×0.3cm，未见血流信号，建议随诊；余双侧颈部、锁骨上未见异常肿大淋巴结。

（6）实验室检查结果：血常规及肝肾功能基本正常，LDH正常，EBV DNA为7.47拷贝数/mL。

3.诊断与分期　鼻型结外NK/T细胞淋巴瘤，ⅠEA期，NRI低危组。

诊断与分期讨论：该例患者的局部原发病灶为浅表糜烂和肿胀表现，未形成肿块样病灶，因此电子纤维鼻咽喉镜极为重要。该例患者的难点是颈部淋巴结的性质判断，这也是临床中最常见的实践问题，原发上呼吸消化道NK/T细胞淋巴瘤最常见的淋巴结转移部位是双颈Ⅱ区，而正常情况下多数人没有肿瘤情况下双颈Ⅱ区也有多发淋巴结，这是本例诊断分期的重点，也是靶区勾画最重要的前提条件，患者双颈Ⅱ区、Ⅰ区多发小淋巴结如何明确性质，如果想彻底明确最直接的方式是切除活检，但就该例患者而言切除是否值得，是否切取一个阴性就能代表所有的淋巴结都没有问题，这都是临床的挑战。本例患者我们通过PET-CT和MRI所显示淋巴结的代谢情况、淋巴结的形态，同时结合双颈淋巴结B超的血流情况及患者局部鼻腔原发病灶分期早，根据表13-2-2所列的参考，考虑双颈淋巴结为良性肿大，故最终分期为ⅠEA期。

4.治疗策略　根治性放疗。

（1）靶区定义与勾画：

1）GTV：根据PET/CT及腔镜、MRI所勾画的鼻腔黏膜（患者为浅表黏膜型，PET/CT主要显示病灶位于左侧鼻腔黏膜，主要代谢区位于上鼻甲，患者未超腔）。如图13-3-3所示红色靶区。

2）CTV：包括GTV，同时包括双侧鼻腔、双侧部分上颌内侧壁、筛窦、硬腭及软腭近硬腭部、双侧翼腭窝，如图13-3-3所示蓝色靶区，要注意上界应包全筛窦，下界应包全硬腭，根据表13-2-3不做颈部预防照射。

3）PTV：CTV均匀外扩0.3cm，收到皮下0.3cm，但不小于CTV。如图13-3-3所示绿色靶区。

（2）处方剂量：注意本患者为黏膜型病灶，具体病灶部位不明确，无法进行同期加量。拟计划性序贯加量，按95% PTV 56Gy/2Gy/28f做计划，先执行25次，根据20~25次复查局部鼻腔情况决定是否加量到28次。最终该患者执行25次计划。

【治疗前影像】

治疗前影像见图13-3-1~图13-3-2。

【靶区勾画】

不同层面靶区勾画见图13-3-3。

图 13-3-1　电子鼻咽喉镜示双鼻腔黏膜糜烂肿胀

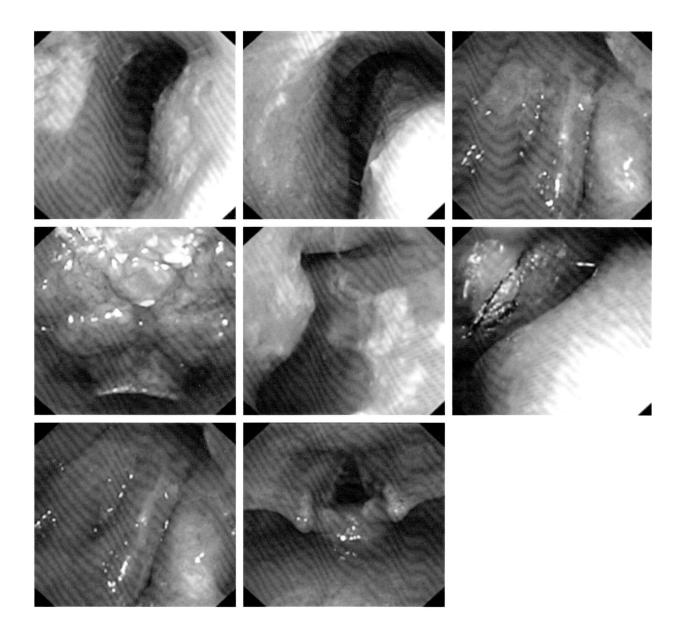

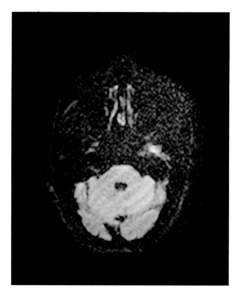
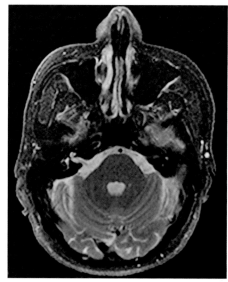

图 13-3-2　MRI 示局部鼻
腔黏膜增厚强化，双颈 Ib 区、
Ⅱ区多发小淋巴结
A. DWI；
B. 鼻腔 T₂WI；

A | B

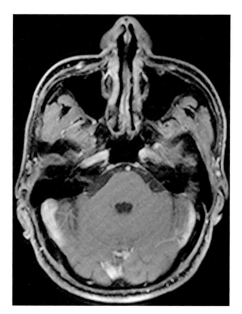
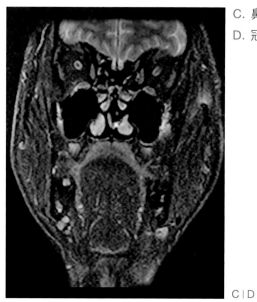

C. 鼻腔 T₁WI 增强；
D. 冠状面 T₂WI；

C | D

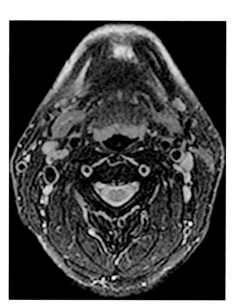
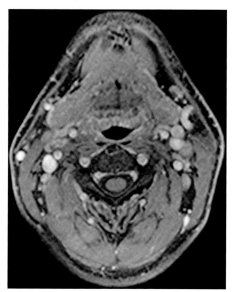

E. 颈 T₂WI；
F. 颈 T₁WI 增强。

E | F

图 13-3-3　不同层面靶区勾画　　　　　　　　　　　　　● GTV ● CTV ● PTV

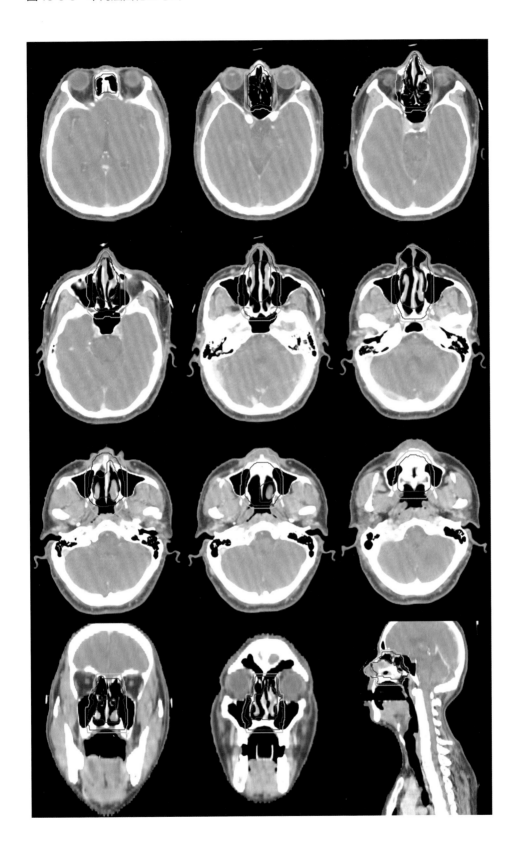

二、鼻腔NK/T细胞淋巴瘤（早期中高危组，广泛PTI伴颈淋巴结转移Ⅱ期）

【病历摘要】

1. **基本临床信息**　患者，男性，22岁，因"右侧鼻塞6年，加重4个月，外院鼻腔肿物切除后1个月"就诊。患者近4个月来间隔39℃以上高热，术后进食困难，近4个月体重减轻10kg（体重的14%）。

2. **诊断与分期检查**

（1）病理诊断：会诊（外院"右侧鼻腔肿物"）结外鼻型NK/T细胞淋巴瘤。本院免疫组化结果显示：Bcl-2（2+），CD3（3+），CD43（3+），CD5（1+），CD56（3+），Bcl-6（−），CD10（−），CD20（−），CD21（−），CD23（−），CD79a（−），CyclinD1（−），Ki-67（+80%），LEF-1（−），LMO2（−），SOX11（−），CD38（2+），CD138（−）。原位杂交结果示EBER（3+）。基因检测结果未显示B细胞及T细胞受体克隆性重排。

（2）电子鼻咽喉镜检查：右侧鼻腔被肿物完全堵塞，肿物坏死明显。左侧鼻腔可见鼻中隔偏曲，鼻道入口狭窄，内镜无法进入。经口观察，硬腭表面可见较大片溃疡，上覆盖坏死物。软腭可见肿物，明显增厚，向下延伸达会厌位置。下咽及喉部受肿物遮盖，但未见明显侵及，声带活动正常（图13-3-4）。

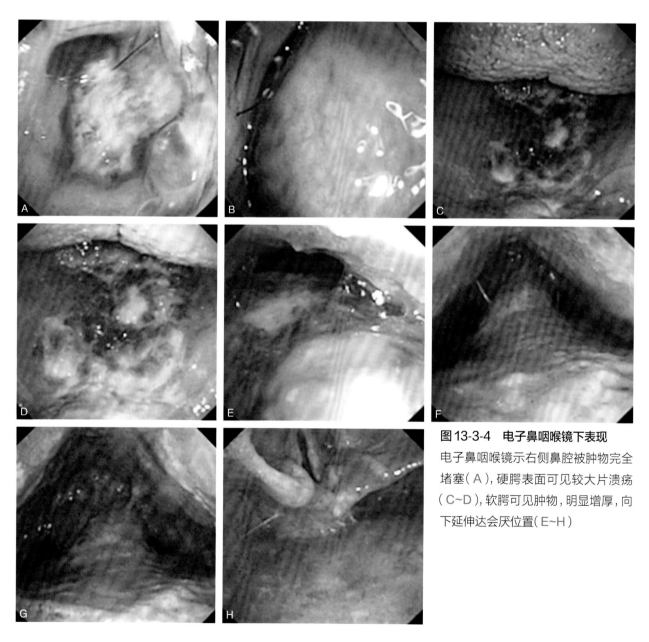

图13-3-4　电子鼻咽喉镜下表现

电子鼻咽喉镜示右侧鼻腔被肿物完全堵塞（A），硬腭表面可见较大片溃疡（C~D），软腭可见肿物，明显增厚，向下延伸达会厌位置（E~H）

（3）PET/CT 检查：双侧筛窦、右侧上颌窦、双侧鼻腔、鼻咽、口咽软组织肿物，伴代谢增高，结合病史符合淋巴瘤侵犯。病变累及右侧翼腭窝、硬腭、右侧上齿槽、颞骨岩部、右侧眼眶内侧壁、筛板、翼板、鼻中隔及双侧鼻甲骨质破坏。双侧下颌下及颈上深淋巴结，伴代谢增高，考虑受侵可能大。双侧额窦软组织影，未见代谢增高，倾向炎症。

（4）鼻咽鼻窦及颈部 MRI：双侧筛窦、右侧上颌窦、双侧鼻腔、鼻咽、口咽肿物，侵及右侧翼腭窝、硬腭、右侧上齿槽、颞骨岩部、右侧眼眶内侧壁、筛板、翼板、鼻中隔。右侧腮腺区淋巴结，双侧咽后、右颈 I b 区、双颈 II A区、II B 区、左颈 III 区淋巴结受累（图 13-3-5）。

图13-3-5　MRI 图像示局部广泛病灶同时伴双颈多发淋巴结受累

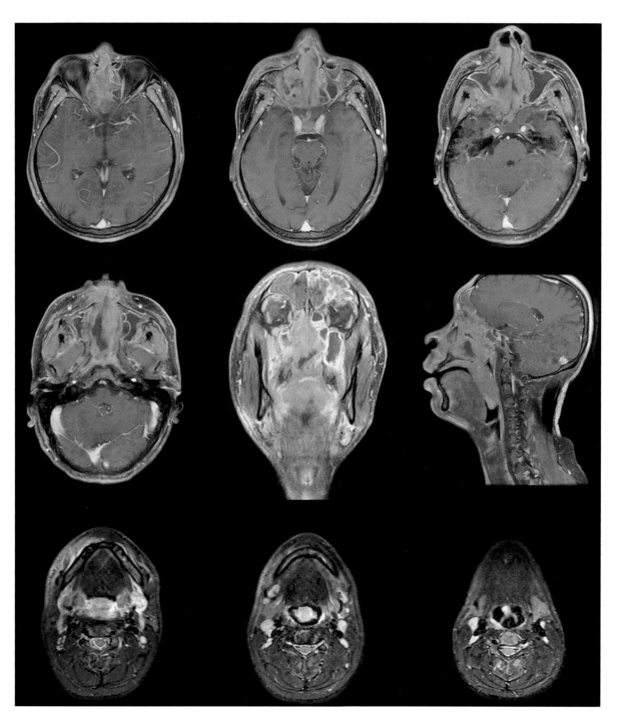

（5）检验结果：血常规及肝肾功能基本正常，LDH升高。

（6）专科查体：间接鼻咽镜示右侧鼻腔被肿物完全堵塞，肿物坏死明显，间接喉镜可见软腭肿物。

3. 诊断分期　鼻型 NK/T 细胞淋巴瘤（ⅡEB 期），侵及双侧筛窦、右侧上颌窦、双侧鼻腔、鼻咽、软腭、口咽、右侧翼腭窝、硬腭、右侧上齿槽、颞骨岩部，右侧眼眶内侧壁、筛板、翼板、鼻中隔及双侧鼻甲。NRI 极高危组。

4. 治疗策略　化疗 + 根治性放疗。

（1）化疗方案：患者局部区域病期晚，病变侵犯范围广，患者肿瘤性高热、重度疼痛、无法进食，放疗定位、勾画靶区及计划制订需要较长时间，建议先给予 2~3 周期化疗后再行放疗。建议先给予 2~3 周期化疗后再行放疗。患者给予吉西他滨 1.8g d1，奥沙利铂 180mg d1，培门冬酶 3750IU 皮下注射 d1，每 14 天一周期，化疗 1 周期后，局部肿瘤退缩显著，故给予 3 周期化疗。化疗后复查疗效评价 PR。

（2）靶区定义与勾画：该患者靶区勾画的难点是化疗后肿瘤退缩，靶区范围如何确定的问题。我们建议原发灶靶区范围参考化疗前 GTV 的侵犯范围，采用将化疗前 PET/CT 检查结果与本次化疗后的定位 CT 进行融合，融合重心位于鼻腔和鼻咽后壁。

1）GTV-prechemo：化疗前 PET/CT 所示原发灶（结合化疗前后 MRI 及腔镜，融合图像体位影响，CTV 部分缩回到 GTV-prechemo 以内），图 13-3-8 所示红色靶区。

2）GTVnd：化疗后定位 CT 及 MRI 所示双侧咽后、双颈ⅡA 区和ⅡB 区、左颈Ⅲ区肿大淋巴结，图 13-3-8 和图 13-3-9 所示橙色靶区。

3）CTV：按化疗前范围，参考 GTV-prechemo，包括双鼻腔，双筛窦，双上颌窦，部分额窦（化疗前肿瘤上 1cm），右侧眼眶内侧壁，双侧翼腭窝，双侧部分翼内肌，右侧部分翼外肌和颞下窝，双侧鼻咽，硬腭，软腭，咽后壁，部分舌根及舌会厌谷。根据表 13-2-3，淋巴结引流区包括双颈ⅠA 区（有淋巴结肿大，但不诊断）和部分ⅠB 区、ⅡA 区、ⅡB 区、Ⅲ区、Ⅳ区、Ⅴ区淋巴结引流区。图 13-3-8 和图 13-3-9 所示蓝色靶区。

4）PTV：CTV+0.3cm，收至皮下 0.3cm，但不小于 CTV。图 13-3-8 和图 13-3-9 所示绿色靶区。

（3）处方剂量：患者化疗后 PR，拟计划性序贯加量，按 56Gy/2Gy/28f 做计划，先执行 25 次，根据 20~25 次复查，根据局部肿瘤残存情况，对残存区域加量到 28 次。放疗 25 次后复查电子鼻咽喉镜和鼻窦鼻咽 MRI 示右侧鼻腔后外壁可疑肿瘤残存，勾画靶区 CTV-boost。放疗 25 次后复查 MRI 所示右鼻腔后外壁可疑肿瘤残存及危险区。PTV-boost 为 CTV-boost+0.3cm。给予 6Gy/2Gy/3f 补量。

【治疗后影像】

治疗后影像见图 13-3-6~ 图 13-3-7。

图 13-3-6　化疗 3 周期后复查评估疗效

与图 13-3-4 对比电子鼻咽喉镜示右侧鼻腔肿物消退明显（A），鼻咽及口咽肿物消退，目前未见明显肿瘤（E~G），硬腭肿物基本消退，表面变平，可见局灶充血区（H）。

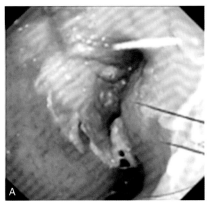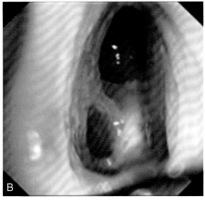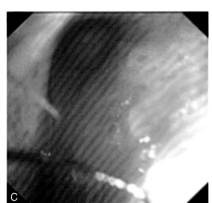

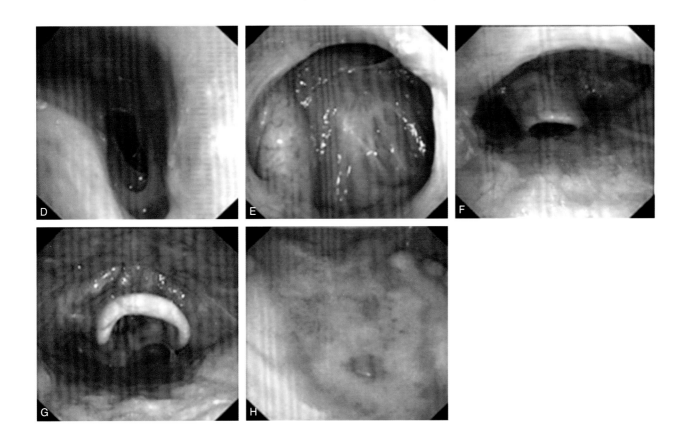

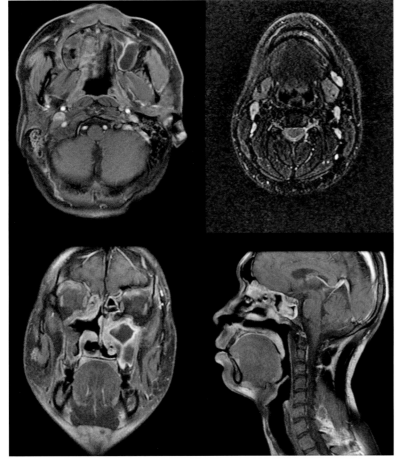

图 13-3-7　化疗 3 周期后复查评估疗效

与图 13-3-5 对比 MRI 图像示鼻腔、鼻咽及口咽肿物消退显著,疗效评价 PR。

【靶区勾画与处方剂量】

靶区定义与勾画见图 13-3-8~ 图 13-3-9。

图 13-3-8　广泛ⅡEB 期原发鼻腔 NK/T 细胞淋巴瘤结合化疗前 PET/CT 的原发灶靶区勾画

● GTV　● GTVnd　● CTV　● PTV

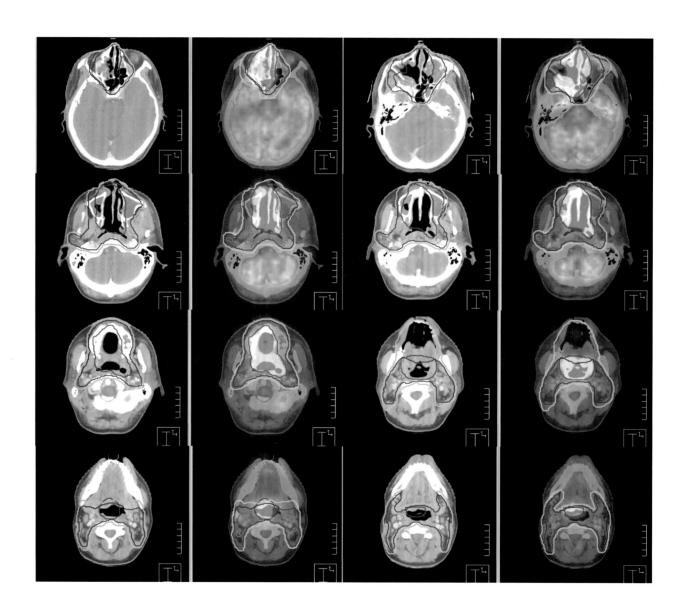

图13-3-9　广泛ⅡEB期原发鼻腔NK/T细胞淋巴瘤化疗后颈部淋巴结预防区的靶区勾画

● GTV　● GTVnd　● CTV　● PTV

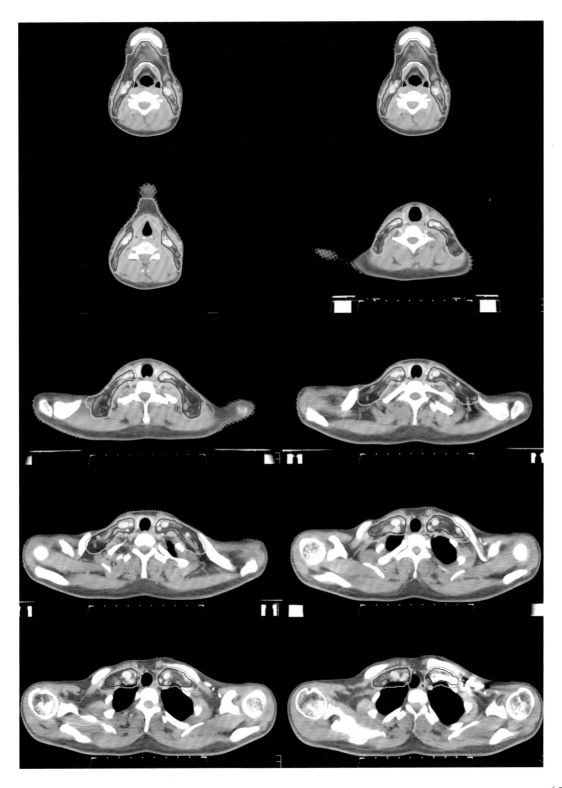

（陈波）

参考文献

［1］ YANG Q P, ZHANG W Y, YU J B, et al. Subtype distribution of lymphomas in southwest China: Analysis of 6,382 cases using WHO classification[J]. Diagn Pathol, 2011, 6: 77.

［2］ SUN J, YANG Q, LU Z, et al. Distribution of lymphoid neoplasms in China: analysis of 4,638 cases according to the World Health Organization classification[J]. Am J Clin Pathol, 2012, 138(3): 429-434.

［3］ LI Y X, FANG H, LIU Q F, et al. Clinical features and treatment outcome of nasal-type NK/T-cell lymphoma of Waldeyer ring[J]. Blood, 2008, 112(8): 3057-3064.

［4］ LI Y X, LIU Q F, FANG H, et al. Variable clinical presentations of nasal and Waldeyer ring natural killer/T-cell lymphoma [J]. Clin Cancer Res, 2009, 15(8): 2905-2912.

［5］ AU W Y, WEISENBURGER D D, INTRAGUMTORNCHAI T, et al. Clinical differences between nasal and extranasal natural killer/T-cell lymphoma: a study of 136 cases from the International Peripheral T-Cell Lymphoma Project[J]. Blood, 2009, 113 (17): 3931-3937.

［6］ LI Y X, YAO B, JIN J, et al. Radiotherapy as primary treatment for stage IE and IIE nasal natural killer/T-cell lymphoma[J]. J Clin Oncol, 2006, 24(18): 181-189.

［7］ WANG Z Y, LI Y X, WANG W H, et al. Primary radiotherapy showed favorable outcome in treating extranodal nasal-type NK/T-cell lymphoma in children and adolescents[J]. Blood, 2009, 114(23): 4771-4776.

［8］ LI Y X, LIU Q F, WANG W H, et al. Failure patterns and clinical implications in early stage nasal natural killer/T-cell lymphoma treated with primary radiotherapy[J]. Cancer, 2011, 117(22): 5203-5211.

［9］ WANG Z Y, LI Y X, WANG H, et al. Unfavorable prognosis of elderly patients with early-stage extranodal nasal-type NK/T-cell lymphoma[J]. Ann Oncol, 2011, 22(2): 390-396.

［10］ LEE J, SUH C, PARK Y H, et al. Extranodal natural killer T-cell lymphoma, nasal-type: a prognostic model from a retrospective multicenter study[J]. J Clin Oncol, 2006, 24(4): 612-618.

［11］ HUANG J J, JIANG W Q, LIN T Y, et al. Absolute lymphocyte count is a novel prognostic indicator in extranodal natural killer/T-cell lymphoma, nasal type[J]. Ann Oncol, 2011, 22(1): 149-155.

［12］ KIM T M, LEE S Y, JEON Y K, et al. Clinical heterogeneity of extranodal NK/T-cell lymphoma, nasal type: a national survey of the Korean Cancer Study Group[J]. Ann Oncol, 2008, 19(8): 1477-1484.

［13］ AVILES A, NERI N, FERNANDEZ R, et al. Combined therapy in untreated patients improves outcome in nasal NK/T lymphoma: results of a clinical trial[J]. Med Oncol, 2013, 30(3): 637.

［14］ YANG Y, ZHANG Y J, ZHU Y, et al. Prognostic nomogram for overall survival in previously untreated patients with extranodal NK/T-cell lymphoma, nasal-type: a multicenter study[J]. Leukemia, 2015, 29(7): 1571-1577.

［15］ SUZUKI R, SUZUMIYA J, YAMAGUCHI M, et al. Prognostic factors for mature natural killer(NK)cell neoplasms: aggressive NK cell leukemia and extranodal NK cell lymphoma, nasal type[J]. Ann Oncol, 2010, 21(5): 1032-1040.

［16］ CHEN S Y, YANG Y, QI S N, et al. Validation of nomogram-revised risk index and comparison with other models for extranodal nasal-type NK/T-cell lymphoma in the modern chemotherapy era: indication for prognostication and clinical decision-making [J]. Leukemia, 2021, 35(1): 130-142.

［17］ KIM S J, YOON D H, JACCARD A, et al. A prognostic index for natural killer cell lymphoma after non-anthracycline-based treatment: a multicentre, retrospective analysis[J]. Lancet Oncol, 2016, 17(3): 389-400.

［18］ LI Y X, WANG H, JIN J, et al. Radiotherapy alone with curative intent in patients with stage I extranodal nasal-type NK/T-cell lymphoma[J]. Int J Radiat Oncol Biol Phys, 2012, 82(5): 1809-1815.

［19］ YANG Y, ZHU Y, CAO J Z, et al. Risk-adapted therapy for early-stage extranodal nasal-type NK/T-cell lymphoma: analysis from a multicenter study[J]. Blood, 2015, 126(12): 1424-1432.

［20］ QI S N, YANG Y, ZHANG Y J, et al. Risk-based, response-adapted therapy for early-stage extranodal nasal-type NK/T-cell lymphoma in the modern chemotherapy era: A China Lymphoma Collaborative Group study[J]. Am J Hematol, 2020, 95(9): 1047-1056.

［21］CHEN B, ZHU S Y, SHI M, et al. Risk-dependent curability of radiotherapy for elderly patients with early-stage extranodal nasal-type NK/T-cell lymphoma: A multicenter study from the China Lymphoma Collaborative Group(CLCG)[J]. Cancer Med, 2018, 7(12): 5952-5961.

［22］DENG X W, WU J X, WU T, et al. Radiotherapy is essential after complete response to asparaginase-containing chemotherapy in early-stage extranodal nasal-type NK/T-cell lymphoma: A multicenter study from the China Lymphoma Collaborative Group(CLCG)[J]. Radiother Oncol, 2018, 129(1): 3-9.

［23］WU R Y, LIU K, WANG W H, et al. Patterns of Primary Tumor Invasion and Regional Lymph Node Spread Based on Magnetic Resonance Imaging in Early-Stage Nasal NK/T-cell Lymphoma: Implications for Clinical Target Volume Definition and Prognostic Significance[J]. Int J Radiat Oncol Biol Phys, 2017, 97(1): 50-59.

［24］YANG Y, CAO J Z, LAN S M, et al. Association of improved locoregional control with prolonged survival in early-stage extranodal nasal-type natural killer/T-cell lymphoma[J]. JAMA Oncol, 2017, 3(1): 83-91.